U0294674

食管癌

微创外科手术教程

Concise Handbook of Minimally Invasive
Surgery for Esophageal Carcinoma

主　编　赫　捷

副主编　戎铁华　高树庚　牟巨伟

人民卫生出版社

图书在版编目（CIP）数据

食管癌微创外科手术教程 / 赫捷主编 . —北京：人民卫生出版社，2016

ISBN 978-7-117-22908-1

Ⅰ.①食… Ⅱ.①赫… Ⅲ.①食管肿瘤－显微外科手术－教材 Ⅳ.①R735.105

中国版本图书馆 CIP 数据核字（2016）第 154908 号

| 人卫智网 | www.ipmph.com | 医学教育、学术、考试、健康，购书智慧智能综合服务平台 |
| 人卫官网 | www.pmph.com | 人卫官方资讯发布平台 |

食管癌微创外科手术教程

主　　编：赫　捷

出版发行：人民卫生出版社（中继线 010-59780011）

地　　址：北京市朝阳区潘家园南里 19 号

邮　　编：100021

E - mail：pmph @ pmph.com

购书热线：010-59787592　010-59787584　010-65264830

印　　刷：北京盛通印刷股份有限公司

经　　销：新华书店

开　　本：787 × 1092　1/16　印张：18

字　　数：449 千字

版　　次：2016 年 8 月第 1 版　2016 年 8 月第 1 版第 1 次印刷

标准书号：ISBN 978-7-117-22908-1/R · 22909

定　　价：168.00 元

打击盗版举报电话：010-59787491　E-mail：WQ @ pmph.com

（凡属印装质量问题请与本社市场营销中心联系退换）

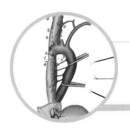

编者名单

编者（以姓氏拼音为序）

陈克能　北京大学肿瘤医院

陈龙奇　四川大学华西医院

杜　铭　重庆医科大学附属第一医院

方文涛　上海交通大学附属胸科医院

傅剑华　中山大学肿瘤防治中心

付向宁　华中科技大学同济医学院附属同济医院

高树庚　中国医学科学院肿瘤医院

韩泳涛　四川省肿瘤医院

赫　捷　中国医学科学院肿瘤医院

李　放　中国医学科学院肿瘤医院

李　宁　中国医学科学院肿瘤医院

李　印　河南省肿瘤医院

李小飞　第四军医大学唐都医院

李志刚　上海交通大学附属胸科医院

刘俊峰　河北医科大学第四医院

柳硕岩　福建省肿瘤医院

毛友生　中国医学科学院肿瘤医院

牟巨伟　中国医学科学院肿瘤医院

戎铁华　中山大学肿瘤防治中心

苏　凯　中国医学科学院肿瘤医院

孙　莉　中国医学科学院肿瘤医院

谭锋维　中国医学科学院肿瘤医院

谭黎杰　复旦大学附属中山医院

王　群　复旦大学附属中山医院

王文祥　湖南省肿瘤医院

肖高明　湖南省肿瘤医院

薛　奇　中国医学科学院肿瘤医院

杨　昆　中国医学科学院肿瘤医院

于振涛　天津医科大学肿瘤医院

张国华　中国医学科学院肿瘤医院

郑　晖　中国医学科学院肿瘤医院

绘图　何少波

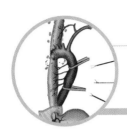

主编简介

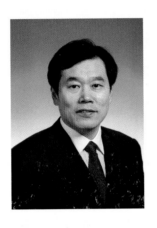

赫捷,中国科学院院士,主任医师,博士和博士后导师。现任中国医学科学院肿瘤医院院长兼党委书记、中国国家癌症中心主任。担任中华医学会胸心血管外科分会候任主任委员、中国医师协会胸外科分会候任会长、中国抗癌协会食管癌专业委员会主任委员、北京医学会胸外科分会主任委员、*ATS Journals* 中文版主编、《中华肿瘤杂志》和《中国肿瘤》杂志主编、《中华医学杂志》副主编等学术职务。先后主持"十一五"支撑计划、973 及 863 等多项国家级及省部级课题。

赫捷院士长期专注于肺癌、食管癌等胸部肿瘤的早期诊断、早期治疗、外科治疗及综合治疗,具有丰富的临床经验和精湛的手术技巧。在胸部肿瘤的基础研究,特别是肺癌、食管癌的发病机制研究,分子分期、分型和分子预后方面,亦取得了一系列的研究成果,建立了转化医学的平台。作为通讯作者在 *CA Cancer J Clin*、*Nat Genet*、*Gut*、*Clin Cancer Res*、*Mol Cell Proteomics* 及 *Cancer Res* 等国际权威杂志上发表 SCI 论文 30 余篇,主编及副主编专著 10 余部。牵头制订我国《食管癌规范化诊治指南》《肺癌规范化诊治指南》《食管癌诊断标准》及《肺癌诊断标准》等行业标准。在食管癌早期诊断、早期治疗及规范化诊治方面的系列研究成果获得 2013 年度国家科学技术进步奖一等奖等多项国家及省部级奖励。

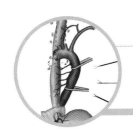

前　言

　　食管癌是全世界发病率第五、死亡率第四的恶性肿瘤。中国是食管癌大国,食管癌发病人数超过全世界的一半。食管癌主要采取外科手术为主的综合治疗。微创外科手术是食管癌外科近年来兴起的新技术,国内外报道食管癌微创外科手术可以显著降低食管癌术后尤其是呼吸系统并发症的发生率,改善食管癌患者术后的生活质量。但是目前食管癌微创外科手术在国内外仍不是外科治疗的常规术式,主要因为关键技术难度大、步骤多,不易掌握,从事食管外科医师的水平参差不齐,导致了治疗效果的差别。大量的临床实践证明,只有食管癌的规范化和个体化治疗,才能改善食管癌的生存、提高疗效。为此,主编组织了国内多家医疗中心的胸外科专家,编写了这本食管癌微创外科手术的规范化教程。目的是总结国内食管癌微创外科手术关键技术和围术期管理的成功经验,同时参考大量国外同行的文献报道,为国内微创食管癌外科治疗提供及时的信息,指导国内微创食管外科的实践,改善患者生活质量,最终延长患者的远期生存。

　　本书系统地论述了食管癌微创手术的术前准备:食管手术局部应用解剖、手术器械、麻醉和手术的适应证及禁忌证;各种术式关键技术:切口的选择、淋巴结清扫和吻合技术;围术期和术后处理:术后营养支持、并发症处理和综合治疗等。最后总结了食管癌微创手术的关键技术及发展趋势。本书图文并茂,同时扫描书中二维码可以观看手术视频,真正做到了理论和实践的结合,对于各级医师均有借鉴作用。

　　本书针对从事胸外科、普外科、肿瘤外科和麻醉科的各级医师,包括已经和准备从事微创食管癌外科治疗的医师。如前所述,微创食管癌切除技术近年来发展迅速,本书尽管已经详尽了该技术的历史和现状,但是随着时间的推移,某些方面可能会有新的发展,我们希望在今后的版本中不断完善。

国家癌症中心　主任

中国医学科学院肿瘤医院　院长

中国科学院院士

2016 年 5 月 6 日

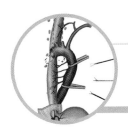

目　录

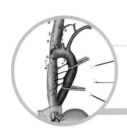

视频目录

请扫描二维码观看

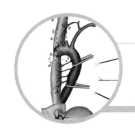

第 一 章

食管癌微创手术应用解剖

第一节　食管的应用解剖

食管是一前后扁平的肌性管状器官(图 1-1)。食管上端自第 6 颈椎体下缘平面的咽喉部开始,至下端在第 10 胸椎平面穿过膈肌与胃的贲门相连接。成年人食管长度约 25cm。临床上食管长度一般自上颌中切牙算起,至胃的贲门结合处,男性约 40cm,女性约 37cm。食管基本上位于脊柱旁,全长除沿脊柱的颈曲、胸曲相应地形成前后方向的弯曲之外,在左右方向上亦有轻度弯曲(图 1-2)。

在形态上,食管最重要的特点是有 3 个生理性狭窄:第 1 狭窄是咽与食管相接处,相当于第 6 颈椎体下缘水平,距上颌中切牙约 15cm,是胃镜插入的第一道障碍。第 2 狭窄:位于食管在左主支气管的后方与其交叉处,相当第 4、5 胸椎体之间水平,距上颌中切牙约 25cm。第 3 狭窄是食管通过膈肌的食管裂孔处,相当于第 10 胸椎体水平,距上颌中切牙约 40cm。上述狭窄部是食管异物易滞留和肿瘤好发的部位(图 1-2)。

根据国际抗癌联盟(Uninon for International Cancer Control,UICC)食管癌 TNM 分期第七版(2009 年),将食管分为颈、胸两段。颈段:自食管起始端至平对胸骨颈静脉切迹平面的一段,前面借疏松结缔组织附于气管后壁上,距上颌中切牙约 18cm。胸段分为 3 段,胸上段:自胸骨颈静脉切迹平面到气管分叉处,距上颌中切牙约 24cm;胸中段:从气管分叉处到肺静脉下缘,距上颌中切牙约 32cm;胸下段:为肺静脉下缘到食管与胃的贲门交界处(包括食管腹段),距上颌中切牙约 40cm。目前食管癌的分段诊断是以食管癌肿块上缘位于哪一段来确定,如食管癌肿块上缘位于胸上段,则为胸上段食管癌。

食管壁组织结构有 4 层:黏膜层、黏膜下层、肌层和纤维膜层(图 1-3)。黏膜层又分为上皮层、固有膜层和黏膜肌层,黏膜上皮层为非角化型鳞状细胞覆盖,处于不断更新的动态过程中。在与贲门的红色腺状上皮细胞结合处有一明显的齿状(Z 形)线。长期反流性食管炎的患者,其食管鳞状上皮被柱状上皮所替代,称之为 Barrett 食管,有恶变的可能;黏膜下层为疏松结缔组织,内含丰富的血管、淋巴管、

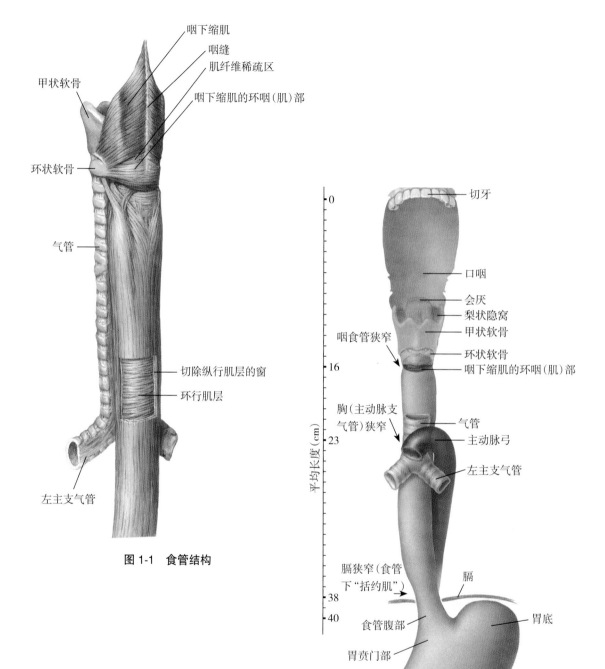

图 1-1   食管结构

图 1-2   食管生理性狭窄

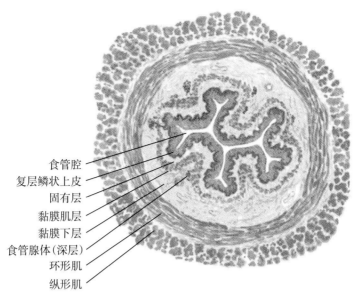

食管腔
复层鳞状上皮
固有层
黏膜肌层
黏膜下层
食管腺体(深层)
环形肌
纵形肌

图1-3 食管壁结构

神经和食管腺。黏膜下层比较疏松,在吞咽时使黏膜层易于伸展和黏膜层可与肌层相互移动。因此,手术操作时尽量轻柔,避免两层分离;肌层由较厚的外侧纵层及内侧环层肌肉组成,食管上1/3段由横纹肌组成,中1/3段由横纹肌和平滑肌混合组成,下1/3段由平滑肌组成。食管下段环形肌较厚,但不是解剖上的括约肌;纤维膜层又称外膜,由疏松结缔组织构成,内含血管、淋巴管和神经。由于其组织疏松,食管癌侵犯食管肌肉全层时,极易累及食管邻近组织和重要器官。因此,胸腔镜下行食管癌手术时应将食管肿块上、下段周围脂肪和结缔组织完整切除(即en bloc切除)。

第二节 食管的血液供应

食管的血液供应具有节段性特点。颈段食管血液供应主要来自甲状腺下动脉的分支,但较细的血管亦有来自颈总动脉、甲状腺上动脉、颈肋干发出的最上肋间动脉和椎动脉。食管胸上段的动脉支来自肋间后动脉和支气管动脉,胸中、下段的动脉支来自胸主动脉发出的多支食管动脉,食管动脉可有1~7支。食管下端(食管腹段)血液供应主要来自胃左动脉上升段的食管支和膈下动脉(图1-4)。

食管静脉引流至食管静脉丛,经相应的食管静脉支注入颈部甲状腺下静脉、胸内的奇静脉及半奇静脉,最后注入上腔静脉。食管下段包括贲门部的血液引流入胃左静脉,注入肝门静脉。胃左静脉在贲门处与奇静脉和半奇静脉的属支会合。因此,食管静脉丛形成肝门静脉系的胃左静脉与上腔静脉系的奇静脉和半奇静脉之间的交通(图1-5)。门静脉高压患者食管静脉曲张破裂可引起大出血。选择食管癌手术应谨慎,防止大出血和吻合口血运差而并发吻合口瘘。

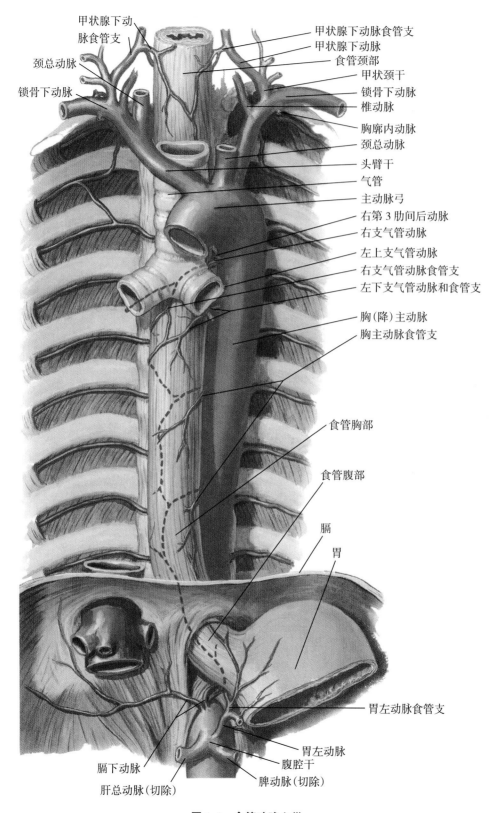

甲状腺下动脉食管支

甲状腺下动脉食管支

甲状腺下动脉

食管颈部

甲状颈干

颈总动脉

锁骨下动脉

锁骨下动脉

椎动脉

胸廓内动脉

颈总动脉

头臂干

气管

主动脉弓

右第3肋间后动脉

右支气管动脉

左上支气管动脉

右支气管动脉食管支

左下支气管动脉和食管支

胸(降)主动脉

胸主动脉食管支

食管胸部

食管腹部

膈

胃

胃左动脉食管支

胃左动脉

腹腔干

脾动脉（切除）

膈下动脉

肝总动脉（切除）

图 1-4　食管动脉血供

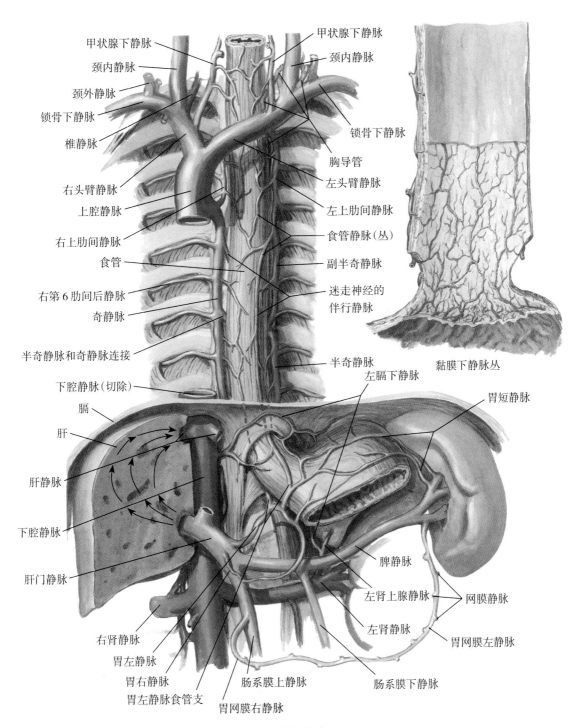

甲状腺下静脉

颈内静脉

颈外静脉

锁骨下静脉

椎静脉

右头臂静脉

上腔静脉

右上肋间静脉

食管

右第6肋间后静脉

奇静脉

半奇静脉和奇静脉连接

下腔静脉（切除）

膈

肝

肝静脉

下腔静脉

肝门静脉

右肾静脉

胃左静脉

胃右静脉

胃左静脉食管支

甲状腺下静脉

颈内静脉

锁骨下静脉

胸导管

左头臂静脉

左上肋间静脉

食管静脉（丛）

副半奇静脉

迷走神经的
伴行静脉

半奇静脉

左膈下静脉

胃短静脉

脾静脉

左肾上腺静脉

左肾静脉

网膜静脉

胃网膜左静脉

肠系膜上静脉

胃网膜右静脉

肠系膜下静脉

黏膜下静脉丛

图 1-5　食管静脉回流

第三节 食管的淋巴引流

食管有丰富的淋巴管网,淋巴管在黏膜层与黏膜下层形成的网络可自由交通,纵行淋巴管较横行淋巴管多。淋巴液通过横向淋巴管穿过肌层引流到淋巴结,也可通过纵行淋巴管引流到相应区域淋巴结(图 1-6)。食管颈段的淋巴液注入气管

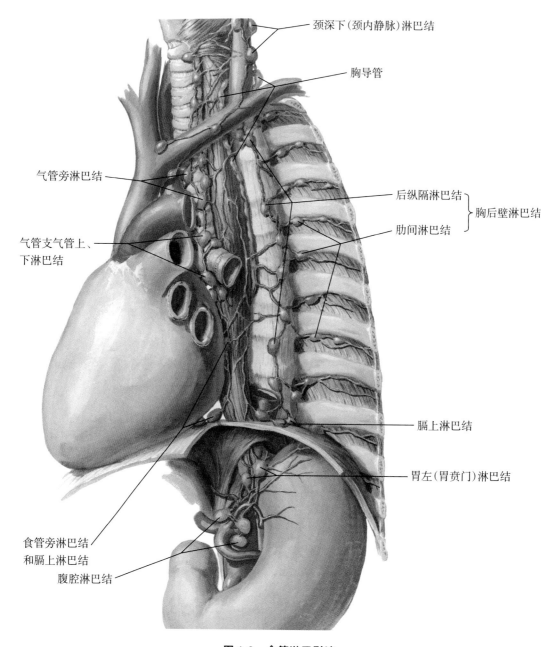

颈深下(颈内静脉)淋巴结

胸导管

气管旁淋巴结

后纵隔淋巴结

肋间淋巴结

胸后壁淋巴结

气管支气管上、下淋巴结

膈上淋巴结

胃左(胃贲门)淋巴结

食管旁淋巴结和膈上淋巴结

腹腔淋巴结

图 1-6 食管淋巴引流

旁淋巴结和锁骨上淋巴结，食管胸部的淋巴液除注入纵隔后淋巴结外，胸上段食管的淋巴液注入气管旁淋巴结和左、右下气管旁淋巴结，胸下段食管的淋巴液注入隆突下淋巴结、胃左淋巴结。食管腹部的淋巴液注入贲门周围淋巴结、胃左淋巴结。食管癌淋巴结转移途径与正常淋巴结引流相一致，由于食管黏膜层和黏膜下层的纵向淋巴管较横向淋巴管多，可发生食管癌向上或向下淋巴结转移，临床上常出现食管癌跳跃式淋巴结转移。因此，术前需做上腹部增强 CT 和颈部（锁骨上区域）B超或增强 CT。食管癌淋巴结清扫时应注意相邻食管段的淋巴结清扫，尤其是左、右喉返神经旁淋巴结清扫。食管的部分淋巴管直接注入胸导管，故食管癌细胞可不经淋巴结转移而直接进入血液循环，造成远处器官转移，术前应做脑 MRI 和骨扫描。

第四节 食管的神经支配

　　食管的神经支配来自副交感神经、交感神经和肌内神经丛。副交感神经主要有迷走神经和喉返神经。交感神经节后纤维纵行至食管。肌内神经丛是位于食管环形肌与外纵行肌之间的肠肌丛（Auerbach）。左迷走神经在左颈总动脉与左锁骨下动脉之间下行，越过主动脉弓的左前方，经左肺根的后方下行至食管前面分成许多细支参与构成左肺丛和食管前丛。在食管下段分散的神经丛又逐渐集中延续为迷走神经前干，进而随食管穿膈肌的食管裂孔进入腹腔。右迷走神经经右锁骨下动、静脉之间，沿气管右侧下行，于右肺根后方达食管后面，分支参与形成右肺丛和食管后丛，分散的神经丛在食管下段后面集中构成迷走神经后干，继续下行穿膈肌的食管裂孔进入腹腔（图 1-7）。因此，在食管癌手术时注意迷走神经的肺丛保护，减少术后肺部并发症。

　　左、右喉返神经的起始和行程有所不同，右喉返神经在右迷走神经干经过右锁骨下动脉前方发出，然后向下后方勾绕此动脉上行，返回颈部。左喉返神经起始点稍低，在左迷走神经干跨过主动脉弓左前方时发出，勾绕主动脉弓下后方上行，沿气管与食管之间的沟内返回颈部。喉返神经在行程中还发出食管支（图 1-8）。食管癌手术时勿损伤喉返神经，尤其是左、右喉返神经旁淋巴结清扫时应高度警惕。一侧喉返神经损伤可导致声嘶，喝水呛咳；若双侧喉返神经同时损伤，可引起失声、呼吸困难，甚至终身气管切开。胸腔镜下清扫右喉返神经旁淋巴结时，先打开纵隔胸膜找到右迷走神经，在右锁骨下动脉下缘与右迷走神经交界附近钝性分离，解剖出右喉返神经，用剪刀锐性或超声刀清除右喉返神经旁淋巴结、脂肪和结缔组织，慎用电刀或电钩。清扫左喉返神经旁淋巴结时，先在气管与左主支气管交界附近，沿左侧气管间隙解剖，然后在与气管分开的软组织中钝性分离，找出左喉返神经起始部，沿左喉返神经走向向上钝性分离至颈根部。至于是否完全游离左喉返神经有不同看法，以完全清扫胸段全程左喉返神经旁淋巴结为准。

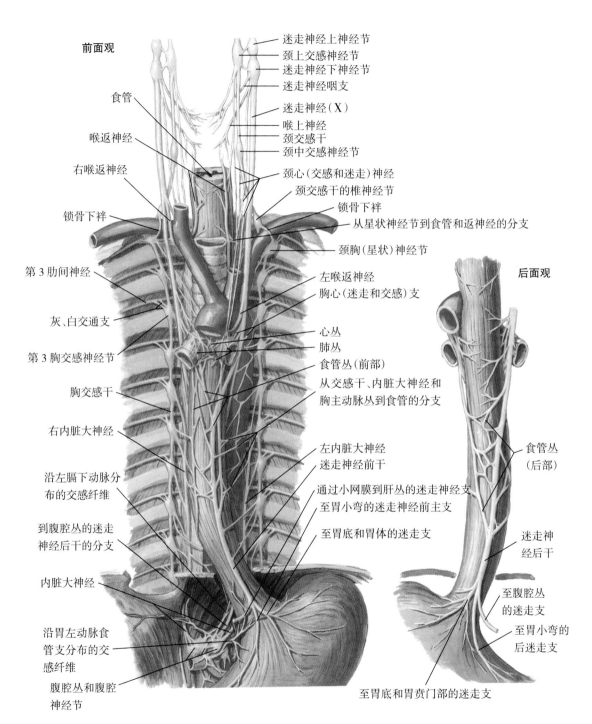

前面观

迷走神经上神经节
颈上交感神经节
迷走神经下神经节
迷走神经咽支
食管
迷走神经（Ⅹ）
喉返神经
喉上神经
颈交感干
右喉返神经
颈中交感神经节
颈心（交感和迷走）神经
颈交感干的椎神经节
锁骨下袢
锁骨下袢
从星状神经节到食管和返神经的分支
颈胸（星状）神经节
第3肋间神经
左喉返神经
胸心（迷走和交感）支
灰、白交通支
心丛
肺丛
第3胸交感神经节
食管丛（前部）
从交感干、内脏大神经和
胸交感干
胸主动脉丛到食管的分支
右内脏大神经
左内脏大神经
迷走神经前干
沿左膈下动脉分
布的交感纤维
通过小网膜到肝丛的迷走神经支
至胃小弯的迷走神经前主支
到腹腔丛的迷走
神经后干的分支
至胃底和胃体的迷走支
内脏大神经
沿胃左动脉食
管支分布的交
感纤维
腹腔丛和腹腔
神经节

后面观

食管丛
（后部）

迷走神
经后干

至腹腔丛
的迷走支
至胃小弯的
后迷走支

至胃底和胃贲门部的迷走支

图 1-7　食管的神经支配

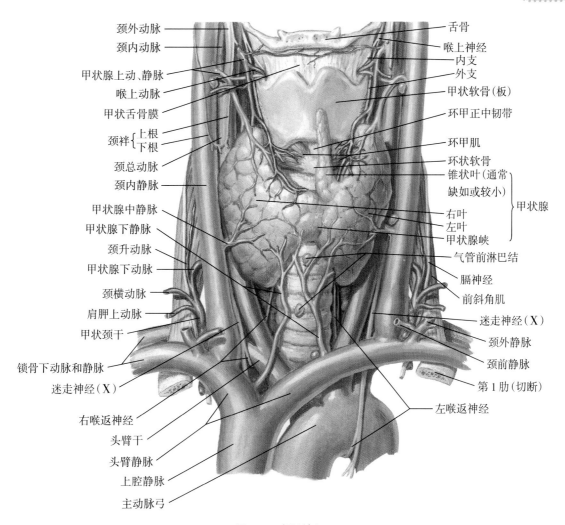

颈外动脉
颈内动脉
甲状腺上动、静脉
喉上动脉
甲状舌骨膜
颈襻{上根 下根
颈总动脉
颈内静脉
甲状腺中静脉
甲状腺下静脉
颈升动脉
甲状腺下动脉
颈横动脉
肩胛上动脉
甲状颈干
锁骨下动脉和静脉
迷走神经（Ⅹ）
右喉返神经
头臂干
头臂静脉
上腔静脉
主动脉弓

舌骨
喉上神经
内支
外支
甲状软骨（板）
环甲正中韧带
环甲肌
环状软骨
锥状叶（通常
缺如或较小）
右叶
左叶
甲状腺峡
气管前淋巴结
膈神经
前斜角肌
迷走神经（Ⅹ）
颈外静脉
颈前静脉
第1肋（切断）
左喉返神经

甲状腺

图 1-8　喉返神经

第五节　食管胃交界区（贲门部）解剖

食管胃交界（EGJ）指食管胃解剖交接线上方 5cm 的远端食管和 EGJ 下方 5cm 的近端胃的解剖区域（图 1-9）。EGJ 不是指鳞 - 柱状上皮的交界线（即所谓的 Z 线），而是指食管与胃的解剖交界线。食管胃交界组织结构分为：黏膜层、黏膜下层、肌层和外膜层。其解剖和组织特点如下：①被覆上皮由食管的鳞状上皮变为单层柱状上皮，两者间无移行关系；②鳞状上皮与柱状上皮分布形成犬牙交错状分界线，称为齿状线（Z 线）；③肌层由斜行肌（最内层）、环形肌（中层）和纵行肌（最外层）三层平滑肌组成；④外膜层为疏松结缔组织，外表面覆盖浆膜，表面光滑。食管胃交界区肿瘤的定义为：凡肿瘤位于 EGJ 上方或侵犯 EGJ 的肿瘤均按食管下段腺癌进行 TNM 分期，而肿瘤发生于 EGJ 下方 5cm 内的近端胃但未侵犯 EGJ 则称为贲门癌。

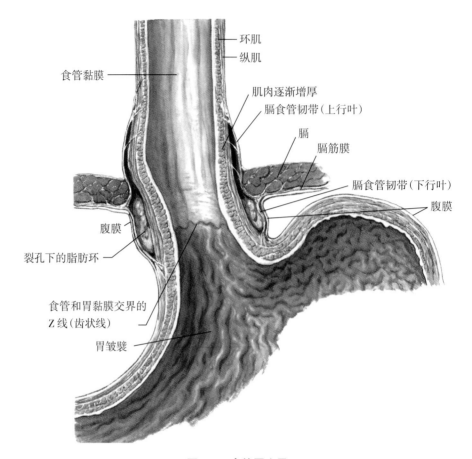

环肌

纵肌

食管黏膜

肌肉逐渐增厚

膈食管韧带（上行叶）

膈

膈筋膜

膈食管韧带（下行叶）

腹膜

腹膜

裂孔下的脂肪环

食管和胃黏膜交界的
Z线（齿状线）

胃皱襞

图 1-9　食管胃交界

第六节　胸部食管毗邻重要器官的解剖

1. **食管毗邻**　食管颈段稍偏左侧,前方为气管颈部,后方为颈长肌和脊柱,后外侧隔椎前筋膜与颈交感干相邻,两侧为甲状腺侧叶、颈动脉鞘等;食管胸段前方有气管、气管杈、左主支气管、左喉返神经、左肺动脉、迷走神经的食管前丛、心包、左心房和膈,后方有迷走神经的食管后丛、胸主动脉、胸导管、奇静脉、半奇静脉、副半奇静脉和右肋间后动脉,左侧有左颈总动脉、左锁骨下动脉、主动脉弓、胸主动脉及胸导管上段,右侧有奇静脉弓;食管腹部穿膈的食管裂孔进入腹腔,其前面有迷走神经前干经过,后面有迷走神经后干,均由腹膜覆盖。在胸腔镜手术时,常将奇静脉结扎横断,有利于手术操作和管状胃上提至颈部;同时要注意保护迷走神经发出的支气管支,有利于患者术后咳嗽排痰,减少肺部并发症。在奇静脉下的隆突区域,迷走神经发出气管支约1~3小支,紧贴右主支气管伴行。分离奇静脉下纵隔胸膜、组织结缔和清扫隆突下淋巴结时容易损伤这些分支(图1-10)。

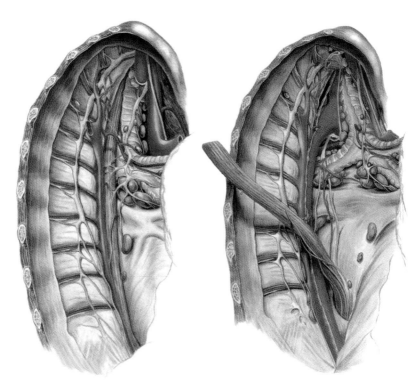

图 1-10　食管的毗邻（右胸入路）

2. **食管裂孔**　食管约在第 10 胸椎水平穿过膈裂孔,由膈食管韧带附着。位于主动脉裂孔左前方,其右前上方的中心腱内有腔静脉孔。食管裂孔内有食管和迷走神经前干、迷走神经后干、胃左血管的食管支和来自肝后部的淋巴管通过。膈右脚的部分纤维围绕食管形成肌环,对食管裂孔起钳制作用。吸气时肌环收缩,将裂孔向下及向后拉,食管因受到钳夹作用而变窄,是食管生理括约肌的一部分。在食管癌手术中,如果较短的管状胃上提使胃幽门位于食管裂孔附近时应将腹腔胃与膈肌固定,防止胃的幽门拖入胸腔,造成胃排空障碍;同时也防止腹腔脏器疝入胸腔。

3. **胸导管**　是全身最大的淋巴管,在第 1 腰椎前方由左、右腰干和肠干汇合而成(图 1-11)。其起始部膨大,称为乳糜池。胸导管经主动脉裂孔进入后纵隔,沿脊柱右前方、食管后方、主动脉和奇静脉之间上行,至第 5 胸椎水平经食管与脊柱之间向左侧斜行,然后沿脊柱左前方上行,经胸廓上口至颈根部。在左颈总动脉和左颈内静脉的后方转向前内下方,注入左静脉角。胸导管解剖变异较多,大多数人(约 2/3)为单一胸导管,少部分人可有两根或多根胸导管。一般在第 5 胸椎水平以下损伤胸导管时产生右侧乳糜胸,第 5 胸椎水平以上损伤胸导管时产生左侧乳糜胸。乳糜胸手术结扎胸导管时要注意其解剖和变异。在食管癌合并有肝硬化所致门脉高压时,结扎胸导管要谨慎。

4. **颈部应用解剖**　颈段食管自食管起始端(与咽相连)至平对胸骨颈静脉切迹平面的一段,前面借疏松结缔组织附于气管后壁上。其相邻组织和器官较多。

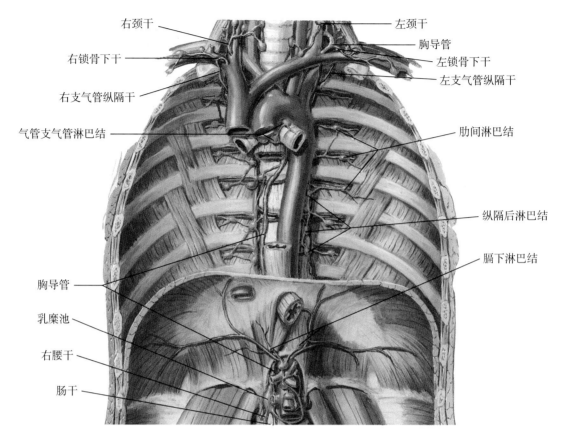

右颈干
右锁骨下干
右支气管纵隔干
气管支气管淋巴结

左颈干
胸导管
左锁骨下干
左支气管纵隔干
肋间淋巴结

纵隔后淋巴结

膈下淋巴结

胸导管
乳糜池
右腰干
肠干

图1-11　胸导管

前为气管,后为椎体。两侧为颈血管鞘。颈根部由前至后分别为胸锁乳突肌、胸骨舌骨肌、胸骨甲状肌、甲状腺、气管及颈血管鞘等。左、右喉返神经分别行于两侧气管与食管之间的沟内或附近,在甲状腺两侧叶深面入喉。有甲状腺下动脉伴行,约在甲状腺侧叶中、下 1/3 处与喉返神经交叉。食管癌行颈部吻合时,由于颈段食管位于人体中心线偏左,一般采用左侧颈部切口,常在颈血管鞘与甲状腺侧叶中部(切断甲状腺中静脉)进入游离食管,防止损伤左喉返神经。

颈根部的主要淋巴结为气管旁淋巴结和锁骨上淋巴结。气管旁淋巴结位于颈血管鞘内侧,气管和食管之间的侧沟内,沿喉返神经排列;而锁骨上淋巴结位于颈血管鞘外侧斜角肌前方,沿颈横血管分布,是食管癌颈部淋巴结转移的常见部位,也是颈野淋巴结清扫的要求区域,注意颈丛皮支的分支锁骨上神经的保护(图1-12)。

5. **胃的应用解剖**　胃的贲门和幽门的位置比较固定,贲门位于第 11 胸椎体左侧,幽门约在第 1 腰椎右侧,依靠胃膈韧带、肝胃韧带、胃脾韧带、胃胰韧带以及大网膜、小网膜与周围器官或组织相连。其血液供应主要来源于胃左动脉、胃右动脉、胃网膜右动脉、胃网膜左动脉、胃短动脉和胃后动脉。胃的静脉多与同名动脉伴行(图1-13)。胸下段食管癌淋巴引流到贲门周围淋巴结和胃左淋巴结。在食管

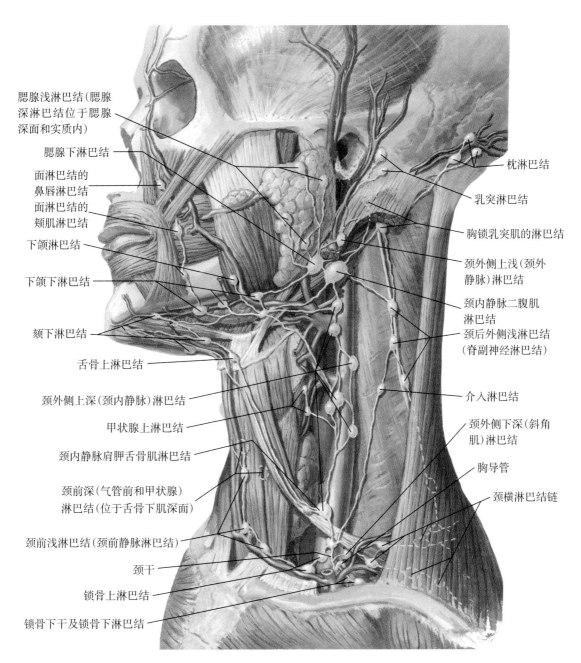

腮腺浅淋巴结(腮腺
深淋巴结位于腮腺
深面和实质内)

腮腺下淋巴结

面淋巴结的
鼻唇淋巴结
面淋巴结的
颊肌淋巴结

下颌淋巴结

下颌下淋巴结

颏下淋巴结

舌骨上淋巴结

颈外侧上深(颈内静脉)淋巴结

甲状腺上淋巴结

颈内静脉肩胛舌骨肌淋巴结

颈前深(气管前和甲状腺)
淋巴结(位于舌骨下肌深面)

颈前浅淋巴结(颈前静脉淋巴结)

颈干

锁骨上淋巴结

锁骨下干及锁骨下淋巴结

枕淋巴结

乳突淋巴结

胸锁乳突肌的淋巴结

颈外侧上浅(颈外
静脉)淋巴结

颈内静脉二腹肌
淋巴结

颈后外侧浅淋巴结
(脊副神经淋巴结)

介入淋巴结

颈外侧下深(斜角
肌)淋巴结

胸导管

颈横淋巴结链

图 1-12 颈部解剖

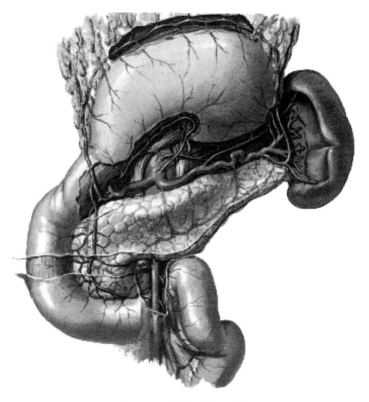

图 1-13　胃的动脉血供

癌手术游离胃时要确保胃大弯侧血管弓的完整,其余血管均可切除。因此,目前大多数医师将胃制成宽约 4~5cm 以内的胃管,减少了胃酸分泌,防止了胸腔胃扩张和食管反流。胃管制作过程中,由于胃黏膜下血管丰富、较粗,有时切缘渗血,要缝合止血,防止切缘包埋后形成积血造成胃瘘。胃与肝、脾、胰和肠等相邻,术前应做增强上腹部 CT,了解有无门脉高压(如脾大、肝脏缩小及血液侧支循环等)和胃左淋巴结、腹膜后淋巴结是否肿大,增强上腹部 CT 优于腹部彩色 B 超。

（肖高明）

参 考 文 献

1. 柏树令.系统解剖学.第 2 版.北京:人民卫生出版社,2013.

2. Collard JM,Lengele B,Otte JB,et al. En bloc and standard esophagectomies by thoracoscopy. Ann Thorac Surg,1993,56(3):675-679.

3. 顾凯时.胸心外科学.上海:上海科学技术出版社,2003.

4. 陈跃军,肖高明,邹求益,等.胸段食管癌淋巴结转移特点的临床研究.中华胃肠外科杂志,2013,16(9):835-837.

5. 刘树伟,李瑞锡.局部解剖学.第 8 版.北京:人民卫生出版社,2013.

6. Tsujimoto H,Takahata R,Nomura S,et al. Video-assisted thoracoscopic surgery for esophageal

cancer attenuates postoperative systemic responses and pulmonary complications. Surgery,2012,151(5):667-673.

7. 邵铁良,李鹏飞,胡新月,等.管状胃在食管癌手术重建中的应用.中国当代医药,2011,(08):155-156.

8. 赫捷,高宗人.食管癌规范化诊治指南.北京:中国协和医科大学出版社,2011.

9. 黄震,胡梅齐,徐伟刚.甲状腺肿瘤手术中解剖喉返神经的意义.中国癌症杂志,2006,(08):670-671.

10. Richard L. Drake, A. Wayne Vogl, Adam W. M. Mitchell. Gray's Anatomy for Students. New York: Churchill Livingstone,2009.

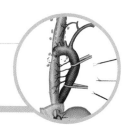

第二章

食管癌微创手术器械

腔镜系统是目前食管癌微创手术的核心设备。腔镜系统的照明工具和摄像头通过很小的手术切口进入胸腔或腹腔,拍摄胸、腹腔内的影像,通过显示器显示出来。外科医师和助手通过显示器同时观察到体腔内的情况,引导手术操作。腔镜观察与直视观察相比影像可以放大,影像更清晰,观察死角更少,影像信息可以存档永久记录、反复观看,实现多人同时观看手术过程,让主刀和助手同时获得良好视野,甚至进行远程传输实现手术远程实时转播或远程手术操作。腔镜系统的优势使得手术操作更精确,过程更安全,术者本人技术的提升和他人学习的进步更迅速,技术的传播更快速便捷。

第一节 腔镜及其辅助设备

腔镜系统主要包括腔镜、光源、高清摄像头、主机、高清监视器及气腹机等。它们通常可以集中摆放在一台设备推车中便于移动和使用(图 2-1),也可以通过吊臂系统整合入手术室中实现一体化手术系统控制。

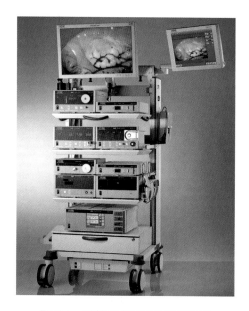

一、常规腔镜

1. **镜头** 目前镜头通过光学透镜组将视野内影像从物镜端导入目镜端,称为光学镜。另外还有电子镜,将在后面介绍。目前最好光学镜采用柱状透镜系统(图 2-2),这样的腔镜具有透光能力好,视野大,周边视野失真小的优点。

常见的腔镜镜头直径 10mm,可通过

图 2-1 腔镜手术系统移动设备车

12mm Trocar 进入体腔 镜头角度有 0°、30°、45° 和 70° 等。目前常用的是 0° 和 30° 镜。0° 镜视野方向为镜身正前方。30° 镜视野为镜身斜侧方 30°，更有利观察侧面和后面的解剖结构(图 2-3)。

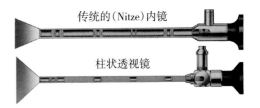

图 2-2　柱状晶体系统

儿童、肋间隙较小的成年患者或期望切口更小的腔镜手术时，可以应用直径更小的 5.5mm 镜头(图 2-4)。小直径镜头可以通过 6mm Trocar，损伤更小。但镜头直径小，因此光通量更少，光线可能偏暗，使用中也更容易损坏。

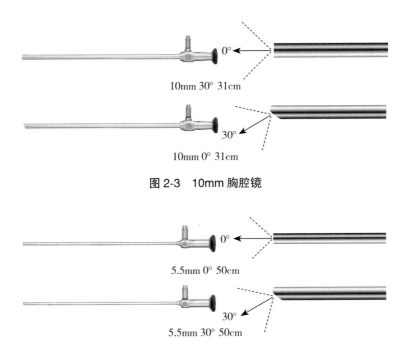

图 2-3　10mm 胸腔镜

图 2-4　5.5mm 胸腔镜

成角度的腔镜通过镜身的旋转比 0° 镜观察到体腔内更多位置，留有更少的盲区。腔镜具有放大效应，距离越近，放大倍数越高，一般会放大 4~6 倍。

操作者要理解并熟悉镜头的性能，培养良好的空间解剖感觉，熟练的通过摆动、进退、旋转镜头，利用已有的多个不同开口位置获得理想的视野，减少盲区，避免和其他器械干扰。

平时应注意镜头养护，特别是镜头连接光纤的接口，不易清洁，积累污物过多可使通光量下降，造成术野昏暗，需要特别擦拭。

目前常用的腔镜的不足之处有：①镜头为直线刚性，不可弯曲，好比是早先应用的硬质气管镜，镜头操作者使用时动作幅度大干扰术者操作，造成更多伤口创伤，同时不可避免地存在视野盲区。②镜头角度固定，要使用不同角度镜头必须重新更换连接镜头，造成术者从新寻找解剖定位，延长手术时间。③显示画面为 2D，图像缺少立体感,使术者不易分辨组织间的层次,影响术者判断,不利于精细操作,增加操作失误可能。④术中影像的稳定性完全依赖扶镜者双手、身体的稳定性及镜身依托于患者身体。长时间手术易使扶镜者肌肉疲劳造成画面晃动或某些特殊角度需使镜身悬空没有依托时,很难保持影像稳定。镜身依托于患者身体会造成更多损伤,引起更多术后疼痛。解决的方案是制造可弯曲的镜头,可变换角度的镜头,以及镜头悬架协助固定镜头位置。

2. **光源**　体腔内几乎是完全无光的,必须引入外来光源才能拍摄到影像。光源种类主要有氙灯、LED灯、卤素灯和弧光灯(图2-5)。光源通过导光束与镜头相连。目前普遍采用的光源为氙灯,色温5600K,接近日光。使用时注意亮度不要开到最大。亮度最大时视野过亮,不利于长时间观看。氙灯工作中发热量大,长期处在最大亮度挡位时可引起导光束过热。氙灯为消耗器材,灯泡寿命为500~1000小时,应在光源内安装备用灯泡,以便在关键手术步骤中发生灯泡损坏后能及时切换备用灯泡。

导光束材料为玻璃纤维或液态水晶,前者更易折断,其直径越大导光能力越强。注意线缆平时养护应当盘卷放置,避免折断(图2-6)。

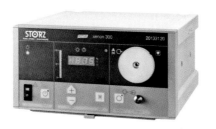
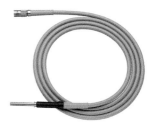

图2-5　氙灯300W光源(电子调光)　　　　图2-6　导光束

LED灯具有光效率高,发热少,寿命长,色温大于6500K,比氙灯更接近日光等优点。LED灯泡寿命可达2万小时。LED灯的稳定性问题没有完全解决现在还不是光源的主流,但是很有前景的技术。卤素灯和弧光灯目前已很少采用。

3. **高清摄像系统**　目前高清摄像头和摄像机可以达到的水平解析度已经超过了人眼可以分辨的能力。高清的影像可以增强画面的空间感和色彩对比,提高术者的术中判断,增加手术安全性,减少术者视力疲劳。

高清摄像系统包括高清摄像主机和高清摄像头。摄像头将镜头传来的光学影像转换为电信号,通过线缆传入主机再转换为视频信号,可以通过高清显示器显示输出,通过通讯线路远程传输或通过存档设备记录在闪存、光盘等存储介质中。

摄像头通过光电耦合器(charged coupled device,CCD)晶片将光线转换为电信号。CCD由许多光敏元件组成,每个光敏元件产生最小图像单位——像素(pixel)。CCD内光敏元件越多,图像分辨率越高,图像越清晰。目前有单CCD晶片和3CCD晶片之分。CCD晶片置于镜头目镜后的称为光学镜(图2-7),CCD晶片置于镜头物镜前端的称为电子镜(图2-8)。高清摄像系统可以采集1080×1920分辨率的图像,

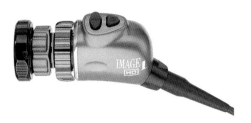

图 2-7　高清光学摄像头（CCD 晶片位于手柄处）

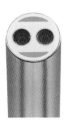

图 2-8　3D 电子腔镜（镜头前端装有两套 CCD 系统）

配合相应的显示屏幕可以得到清晰的术野图像。而更高分辨率的摄像系统也已经应用于临床，可以显示术野的更多细节。

使用多块显示屏，摆在适当位置可以保证助手和主刀均能方便地看到图像，减少肌肉疲劳。术前注意调节摄像头白平衡，防止图像色彩失真。镜头刚进入胸腔容易起雾，可用温水加热，使其接近人体温度。

一体化手术间包含了多块显示屏，采用吊臂悬挂设备，可以安全整洁的摆放设备，最大限度地减少了地面线缆。同时可以集成手术室准备计划控制系统、手术床控制、照明摄像控制、档案管理、视频转播和视频会议系统等（图 2-9）。

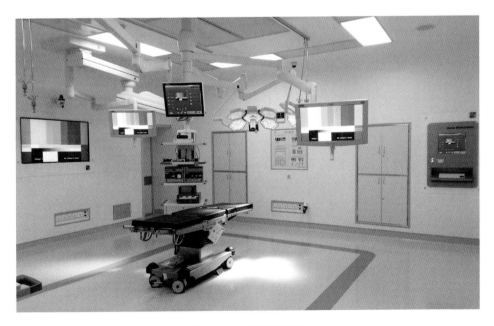

图 2-9　一体化手术间

二、腔镜发展趋势

因为现有腔镜的一些不足，生产厂家已经在改进，部分产品已经用于临床，未来可能有更广阔的应用前景。

1. 3D 腔镜 通过两套独立的传输介质将镜头前端两个独立摄像头拍摄的影像组成立体视频源显示在高清 3D 显示器中,术者需像在影院观看 3D 电影时一样佩戴专门的眼镜看到立体影像(图 2-10~ 图 2-12)。立体影像术野有纵深感和距离感。术中更易判断解剖结构间的距离及和器械之间的位置关系,避免损伤重要脏器,使手术更安全。这种立体感尤其有利于缝合操作,解剖游离食管、胃和血管等精细操作。目前的 3D 显示技术需要佩戴专门的眼镜,不方便佩戴近视镜的术者,也限制了在手术间观看手术的人员。观看 3D 影像更易产生视力疲劳。存档为 3D 视频文件也需要特殊的屏幕和眼镜才能回看。未来需要发展更好的 3D 显示系统,减少视觉疲劳。

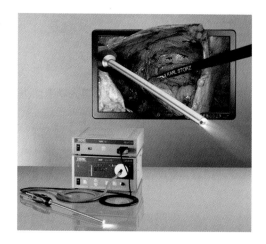

图 2-10　3D 胸腔镜系统

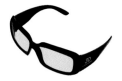

图 2-11　3D 眼镜

图 2-12　3D 光学镜头和电子镜头(有 0° 和 30°)

2. 可变镜头角度腔镜 可变镜头角度腔镜通过旋转镜头手柄旋钮使镜头与镜身的角从 0° 到 120° 变换,获得更大的观察范围,减少观察死角,增加手术安全性(图 2-13)。此外,还有通过弯曲镜体前部达到改变观察角度的方案(图 2-14)。但这类胸腔镜增加了结构复杂性,使保养难度增大,容易损坏。

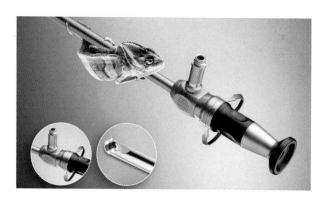

图 2-13　镜头角度可调胸腔镜(0°~120° 视角可调)

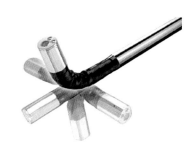

图 2-14　前端可上下、左右转动的镜头

3. 超高清摄像头　使用更高分辨率的摄录技术可以采集更清晰的图像,显示更多细节,增加手术安全性。

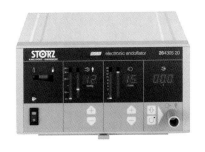

三、气腹机

气腹机可以向胸腔或腹腔充气(图 2-15)。气腹机充气速率可达 15L/min 以上。气体采用二氧化碳,腹部充气压力一般设为 16mmHg 左右,胸部设为 8mmHg 左右。气腹机具有加温功能可减少镜头起雾。

图 2-15　加温气腹机
充气速率 20L/min 和 30L/min

第二节　能量器械

一、超声刀

超声刀通过刀头 55.5kHz 的高频振动将组织氢键断裂并重组,使得蛋白变性达到切割凝血同步完成(图 2-16)。优势是没有电流通过身体;产生较少的烟雾,利于在不能使用吸引器的人工气腹、气胸环境使用;止血效果比较满意,可以闭合 5mm 以下血管,术野比较干净,是腔镜下游离食管、胃及清扫淋巴结的主要工具。

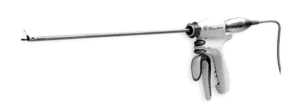

图 2-16　超声刀手柄

需要注意的是超声刀头的工作面温度较高,热量会随振动侧向传导一定距离,停止击发后刀头工作面还会保持一段时间的余温。游离重要神经(如喉返神经)时工作面应远离神经操作,避免神经侧向热损伤。保持刀头工作面在视野范围内避免接触周边神经、血管、脏器造成附带损伤。术中可准备湿纱布垫随时降低刀头温度。一定要注意超声刀的正确安装和养护,避免损坏超声刀头和线缆,否则影响止血效果,增加出血风险。

二、电外科器械

电外科的基本工作原理指的是将 220V/60Hz 的低压低频电流通过高频能量发生器变频变压,变频为频率 0.3~5MHz、电压为千伏以上的高频交流电,这种高频交流电能量作用于组织后仅产生热效应,达到对组织的切割和凝血效果,而不会对人体产生电击风险。电外科设备切割和凝血所使用的电压应尽量选择临床所需的尽可能低的电压,以减少对医师及精密仪器的影响(图 2-17)。

1. 单极电凝　单极技术通常由设备主机(电外科设备)、作用电极(单极器械)

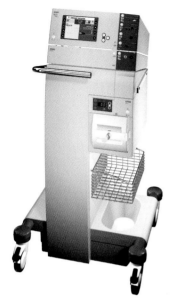

图 2-17　电外科工作站

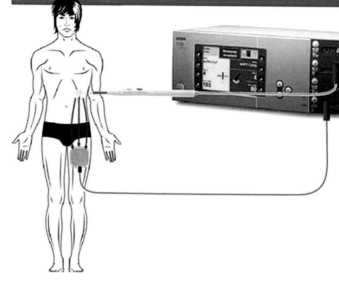

图 2-18　单极电刀回路

和中性电极(负极板)三部分组成(图 2-18)。工作时,设备主机产生的高频电流通过单极手柄传导至靶组织,再通过人体传导至负极板,最终流回设备主机,形成一个工作回路。负极板可将电能量高效分散,减小电流密度,减少负极板处组织发生热损伤的风险。

　　当电外科设备作切割使用时,作用电极处的切割电流使细胞膨胀、破裂、汽化,产生切割带,达到对组织切割效果;作电凝使用时,电极处的凝固电流则使细胞干燥凝固、达到止血目的。电外科设备可通过改变输出电流波形达到以上目的。

　　电钩为最常用电外科器械。刀头为 L 形,根据个人习惯刀头有细微变化(图 2-19)。依据医师喜好可以采用手控或脚控。电钩操作简单,可以挑起组织,产生安全距离,达到安全分离、止血的效果。操作者应当熟悉电钩设置,

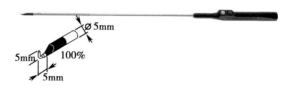

图 2-19　L 形电钩

达到最佳切割凝血效果。使用电钩时容易产生烟雾,因为在气胸或气腹条件下无法持续使用吸引器,限制了其应用。

　　其他还有铲形刀头和球形刀头。一些分离钳和吸引器也可以接单极电凝,在钳夹血管或压迫吸引血管的同时进行凝固止血达到很好的效果。

　　2. 双极电凝　双极技术工作时通常由设备主机(电外科设备)和作用电极(双极器械)两部分组成。工作时,设备主机产生的高频电流通过双极器械的一极发出,通过人体组织到达另一极,最终回流至设备主机,形成工作回路。它的作用只限于器械两极间,对人体组织的影响范围远比单极模式小,常用于手术中对出血组织的止血。

3. **结扎速**　结扎速(Ligasure)高能电刀,通过融合血管壁胶原封闭血管,再通过刀刃切断,7mm以下血管止血效果确实。但刀头较粗大,不利精细解剖,多用在游离胃网膜(图2-20)。

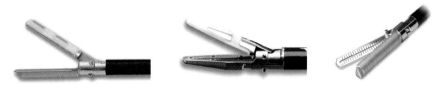

图2-20　结扎速各种刀头

4. **氩气刀**　氩气刀原理是惰性气体氩气在高频高压的作用下,被电离成氩等离子,通过传到高频电流至靶组织产生热效应,达到治疗或止血的效果,是一种非接触式的电凝技术,避免了电极与组织的直接接触。氩等离子束可以避开高阻抗区域,而自动流向低阻抗区域,实现对靶组织浅表均匀的电凝效果,有效控制凝固深度,避免穿孔和过度电凝(图2-21)。由于氩气刀的特点和优势,在手术中可对胸膜、肺创面及纵隔渗血进行弥散性止血,可获得满意效果。对于经过内镜黏膜剥离术治疗后的食管癌残余病变,也可通过氩气刀治疗进行灭活,降低其复发率。此外,还可以进行氩气保护下的电切,在切割靶组织的同时喷出氩气从而隔绝周围空气,减少组织的氧化、炭化(烟雾、焦痂、异味)。

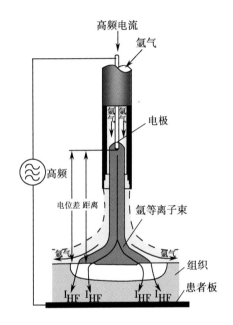

图2-21　氩气刀原理

第三节　闭合器械

一、腔内器械

1. **腔内直线切割闭合器**　可通过10mm Trocar,切割闭合较大的血管,制作管状胃。头部可旋转在腔内操作更简便安全。直线切割闭合器还可以进行食管胃三角吻合。最新的电动直线切割闭合器可以增加击发过程的稳定性(图2-22)。

2. **经口圆形吻合器**　Orvil圆形缝合器可以实现全腔镜下胸内食管-胃吻合。

3. **腔内缝合器**　Endo-Stitch可通过Trocar,在腔内实现手工缝合,多用于腔内缝合胃残端、包埋吻合口及其他缝合操作,方便腔镜下打结。但使用的针、线型号固定,限制了其使用。

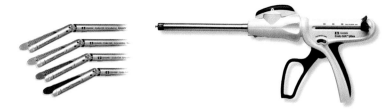

图 2-22   内镜用旋转头切割闭合器

二、开放器械

开放式器械同样可以应用于腔镜食管切除的体外步骤,如腹腔外管状胃制作及颈部食管胃吻合。甚至某些腔镜下部分也可以使用开放器械,如胸腔内食管胃吻合(图 2-23 和图 2-24)。

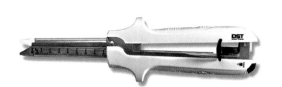

图 2-23   开放手术直线切割闭合器

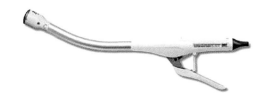

图 2-24   开放手术圆形吻合器

三、辅助器械

1. **荷包钳**   荷包钳方便制作食管荷包(图 2-25)。

2. **三叶钳**   三叶钳用于控制颈段食管断端,方便手工吻合。

3. **Hem-o-lok**   Hem-o-lok 有大小不同型号,可以闭合血管,根据血管粗细选择相应型号,可以闭合奇静脉、胃左动脉等血管。注意操作时减少对其触动,避免脱落。

4. **连发钛夹**   连发钛夹可以不用更换钉仓进行连续击发,闭合较小血管,尤其在紧急止血时有优势。但其较 Hem-o-lok 更易脱落,钳夹达到止血目的后换用其他更稳固方式加固止血(图 2-26)。

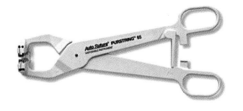

图 2-25   一次性自动荷包钳

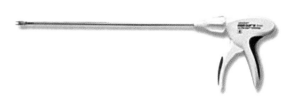

图 2-26   腔镜用连发钛夹

第四节 抓持分离及其他辅助器械

一、无损伤抓持钳、弹簧钳

食管癌手术中需要钳夹胃和食管以利牵拉和显露。术中应当选用长头无损伤抓持钳进行钳夹和牵拉(图 2-27)。

二、分离钳、剪刀和持针器

分离钳用作分离使用,特别在游离血管神经当中(图 2-28 和图 2-29)。腔镜下剪刀应用于锐性分离,特别是游离喉返神经不能用能量器械,剪刀锐性分离是主要游离方法(图 2-30)。腔镜下持针器可以夹持针线在腔镜下缝合(图 2-31)。

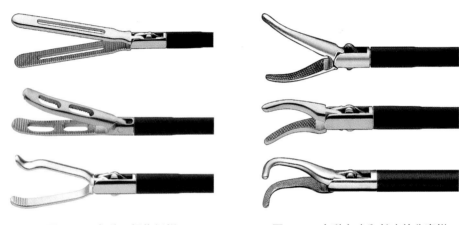

图 2-27 各种无损伤抓钳　　　　图 2-29 各种角度和长度的分离钳

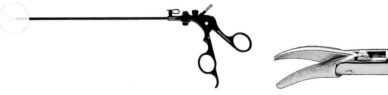

图 2-28 分离钳手柄,可外接单极电凝　　　图 2-30 腔镜下剪刀

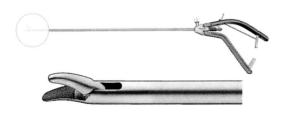

图 2-31 腔镜下持针器

三、牵引器

牵引器可以辅助牵引肺叶、支气管和肝脏等,有利术野显露(图 2-32)。

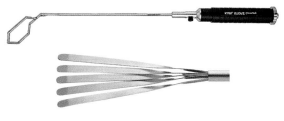

四、穿刺器

图 2-32　各类牵引器

穿刺器(Trocar)分为一次性和可重复使用的两种。穿刺器是手术气胸进出体腔的通道,具有密封功能,还可以外接气腹机(图 2-33 和图 2-34)。

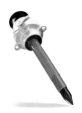

图 2-33　一次性无刃穿刺器

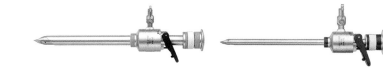

图 2-34　可重复使用金属穿刺器

五、吸引器

吸引器备有控制阀门,控制吸力开闭和大小。吸引器头端应圆钝,可以减少组织损伤,还可以作为钝性分离、压迫止血和牵引显露的重要工具。因腔镜食管手术要求气胸或气腹,吸引器不能开放过大或使用时间过长(图 2-35)。

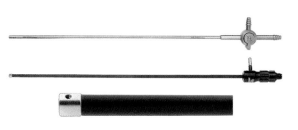

图 2-35　吸引和电凝套管
直径 5mm,与冲洗吸引管手柄配合使用

第五节　达芬奇手术机器人系统

1999 年,Intuitive Surgery 在 ZEUS 手术机器人基础上发展出了达芬奇机器人手术系统(Da Vinci),并于 2001 年通过 FDA 批准。达芬奇是目前安装最多的机器人系统。达芬奇机器人最早应用于心脏外科领域。在胸外科领域,2000 年 Yoshino 完成了第 1 例胸腺切除,2001 年 Melfi 报道了第 1 例肺叶切除,同年 Melvin 报道了第 1 例食管肌层切开术,2002 年 Kernstine 完成了第 1 例食管切除术,2009 年,Boone 报道了 47 例食管切除术。

3D 摄像头采集两路独立的高清视频信号,分别传输到操控台的双目镜显示器上产生高清立体影像。术者坐在操控台前,直接看目镜内的 3D 影像而不用另戴 3D 眼镜。术者用双手操控指套式控制器控制机械臂进行手术。机械臂的尖端器械有 7 向转腕活动度,操作它们的方式接近人们的直觉。视频塔中整合了光源、摄像主机、存储设备、电外科设备及显示器等。手术组其他成员通过另外显示器了解手术进行情况。新一代的达芬奇系统可以连接第 2 套医师控制台,允许第 2 名医师操纵第 3 只机械臂或接管主要的两个机械臂,从而充当助手角色或进行教学操作。

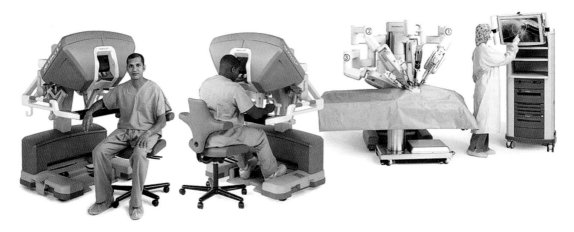

图 2-36　达芬奇手术机器人系统

达芬奇系统由两套医师控制台、手术臂和视频塔 3 个部分组成。

(薛奇　苏凯)

参 考 文 献

1. Frantzides CT, Carlson MA. Atlas of Minimally Invasive Surgery. Philadelphia:Saunders,2009.

2. Ikeda Y, Tamura M, Umezu H, et al. Usefulness of mini loop retractor in video-assisted thoracic surgery. Kyobu Geka,2003,56(3):199-202.

3. Schoofs, Gossot. A neglected but frustrating ergonomic issue:the thoracoscopic trocar. Minim Invasive Ther Allied Technol,2004,13(3):133-137.

4. Sato Y, Tezuka Y, Kanai Y, et al. Novel retractor for lymph node dissection by video-assisted thoracic surgery. Ann Thorac Surg,2008,86(3):1036-1037.

5. Kondo K, Adachi H.[Minimally invasive surgery for lung cancer using thoracoscope as a 'microscopic surgery';for the safety endoscopic surgery]. Kyobu Geka,2006,59(8 Suppl):703-709.

6. Gossot D, Merlusca G, Tudor A, et al. Pitfalls related to the use of endostaplers during video-assisted thoracic surgery. Surg Endosc,2009,23(1):189-192.

7. Molnar TF, Benko I, Szanto Z, et al. Lung biopsy using harmonic scalpel:a randomised single institute study. Eur J Cardiothorac Surg,2005,28(4):604-606.

8. Sakuragi T, Okazaki Y, Mitsuoka M, et al. The utility of a reusable bipolar sealing instrument,

BiClamp（（R）），for pulmonary resection. Eur J Cardiothorac Surg，2008，34（3）：505-9.

9. Santini M，Vicidomini G，Baldi A，et al. Use of an electrothermal bipolar tissue sealing system in lung surgery. Eur J Cardiothorac Surg，2006，29（2）：226-30.

10. Santini M，Vicidomini G，Fiorello A，et al. Electrothermal bipolar tissue sealing systems in lung surgery. Multimed Man Cardiothorac Surg，2008 Jan 1；2008（915）：mmcts.2007.003111. doi：10.1510/mmcts. 2007.003111.

11. Manouras A，Markogiannakis HE，Kekis PB，et al. Novel hemostatic devices in thyroid surgery：electrothermal bipolar vessel sealing system and harmonic scalpel. Expert Rev Med Devices，2008，5（4）：447-466.

12. Ogura G，Nakamura R，Muragaki Y，et al. Development of an articulating ultrasonically activated device for laparoscopic surgery. Surg Endosc，2009，23（9）：2138-2142.

13. Watanabe S，Sato H，Tawaraya K，et al.［Advantages and disadvantages of harmonic scalpel in thoracic surgery］. Kyobu Geka，1998，51（5）：374-378.

14. Inderbitzi RGC，Schmid RA，Melfi FMA，et al. Minimally Invasive Thoracic and Cadiac Surgery. Berlin Heidelberg：Springer，2012.

15. George W，Holcomb I，Keith E，et al. Atlas of Pediatric Laparoscopy and Thoracoscopy. Philadelphia：Saunders Elsevier，2008.

16. Mckenna RJ，Mahtabifard Ali，Swanson SJ. Atlas of Minimally Invasive Thoracic Surgery（VATS）. Philadelphia：Saunders，2011.

17. Puntambekar S，Cuesta MA. Atlas of minimally Invasive Surgery in Esophageal.London：Springer London Ltd.

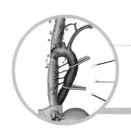

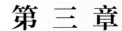

第 三 章

食管癌微创外科手术术前准备

食管癌微创手术的成功与否不仅取决于术者手术水平的高低,同时与充分的术前准备有着密不可分的关系。充分的术前准备很大程度上决定了手术能否顺利完成及术后的顺利康复。食管癌患者的术前准备包括食管癌原发肿瘤与淋巴结的可切除性评估、心肺肝肾功能的评估、营养状况的评估及准备,以及心理准备。

一、原发肿瘤与淋巴结的可切除性评估

对于术前的肿瘤与淋巴结可切除性评估,目前主要通过颈胸腹部增强 CT、颈腹部彩超、超声内镜、纤支镜、上消化道造影及 PET/CT 等检查手段进行综合评估。这是食管癌微创手术最重要的术前准备。

1. **增强 CT**　颈胸腹部增强 CT 是食管癌术前的常规检查,可显示食管壁与毗邻或周围器官(如气管、支气管、大血管、心包及肝脏等)的关系,并可测量食管壁的厚度,若 >5.0mm,常提示有局部病变的可能。CT 还可显示肿瘤的大小与长度。对肿瘤的分类、分期、肿瘤是否有外侵及外侵的严重程度、淋巴结是否有肿大及个数、预后的评估均有帮助(图 3-1 和图 3-2)。CT 是发现食管癌肝、肺转移的最佳影像

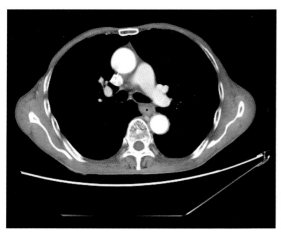

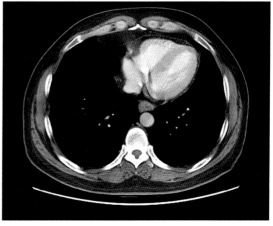

图 3-1　早期食管癌 CT 表现

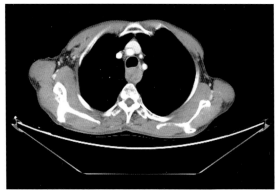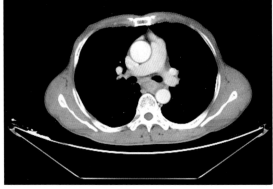

图 3-2　中期食管癌 CT 表现

方法。在兰春慧等人的报道中曾提出术前 CT 检查对 T 期总准确率为 58.8%，对 N 期总准确率为 70.6%。

2. 颈腹部彩超　颈部彩超对颈部转移性淋巴结的诊断准确率达 92.00%。颈部转移淋巴结主要表现为：最大长径 / 最大短径 <2，呈低回声，内部回声不均匀，淋巴门结构偏移或消失，血流类型以混合型为主。

腹部彩超对腹部转移性淋巴结大小、部位与肝脏、胰腺的关系及肿瘤肝转移的诊断非常有帮助。

3. 食管超声内镜　食管超声内镜（EUS）作为一种新型的术前评估肿瘤分期的方法，目前越来越广地运用于临床。EUS 主要是在进行食管内镜检查时，通过微型高频率探头在食管腔内对病灶进行断层扫描，可较准确地判断食管癌在壁内的浸润深度、是否侵及食管周围器官（主动脉、气管）、显示病变周围肿大的淋巴结、区分浅表型与非浅表型食管癌，以及预测手术切除可能性等（图 3-3）。相加庆对 EUS 的诊断标准进行研究提示淋巴结短径≥1cm 者或淋巴结短径≥0.5cm 且 <1.0cm 且淋巴结短长径比例（S/L）>0.5 这一诊断准确率、灵敏度及阴性预测值均较高。它对肿瘤浸润深度（T）分期判断的正确率达 76.5%，优于 CT；而其 N 分期总准确率为

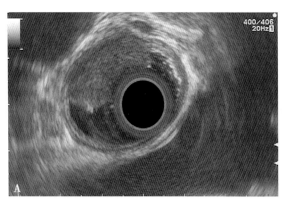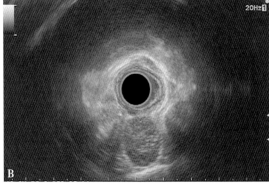

图 3-3　食管癌超声内镜图像

A. 食管癌；B. 食管旁肿大淋巴结

41.2%,较 CT 差。

另外,EUS 可引导细针穿刺吸引可疑的组织或淋巴结,进行组织细胞学检查。

但当食管腔内病变段严重狭窄而探头不能通过时,均影响其诊断的准确率。因此,EUS 仅用于食管癌的 TN 分期,远处转移(即 M 期)如肝、腹膜或腹膜后、肺和其他位置由于超声穿透深度的限制而不易被发现。

4. 纤维支气管镜　它主要用于评估食管癌肿侵犯或压迫气管、支气管的状况。虽然支气管被侵袭常见,但侵入到支气管腔内罕见。因此,支气管镜通常仅提供支气管浸润的间接证据,如管腔切迹、凹陷或狭窄等(图 3-4)。

5. 上消化道造影　上消化道造影不

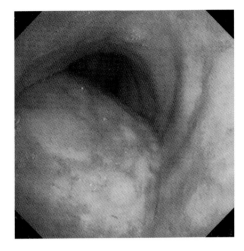

图 3-4　气管镜显示气管膜部受压

仅可以了解患者局部病变情况,病变长度,同时可以了解患者胃部有无病变以及胃的大小,方便估计术中管状胃的制作长度,是否需要行结肠或空肠准备(图 3-5)。

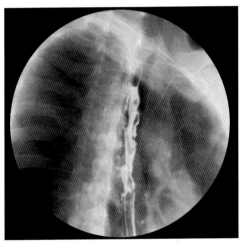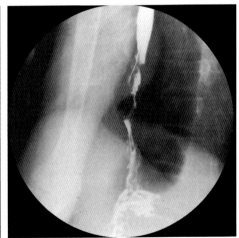

图 3-5　食管造影

6. PET/CT　目前,PET/CT 已逐步运用于临床。PET/CT 主要根据示踪剂来选择性地反映组织器官的代谢情况,从分子水平上反映人体组织的生理、病理、生化及代谢等改变,同时融合 CT 功能提高了图像分辨率;PET/CT 从根本上解决了核医学图像解剖结构不清楚的缺陷,同时又采用 CT 图像对核医学图像进行全能量衰减校正,使核医学图像真正达到定量的目的并且提高诊断的准确性,实现了功能图像和解剖图像信息的互补。PET/CT 评价食管癌远处转移、发现早期病变均较 CT 准确(图 3-6)。

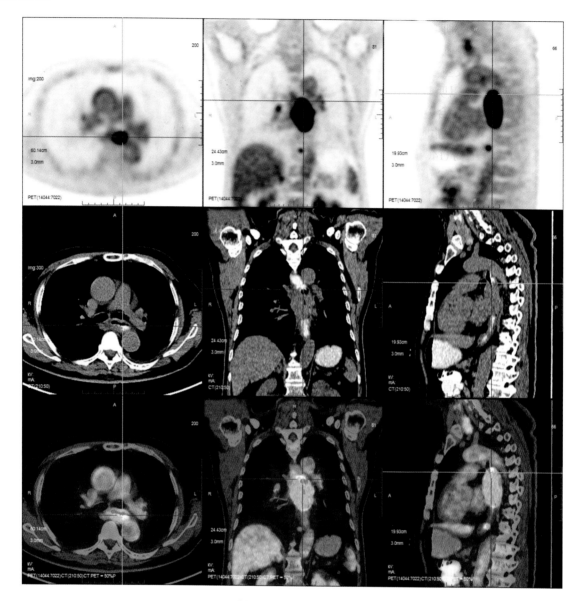

图 3-6　PET-CT 图像

综上所述,通过以上检查手段综合评估:当肿瘤与重要组织器官(气管、支气管、奇静脉、主动脉、右锁骨下动脉及胰腺)解剖层次相对清晰,淋巴结直径≤1.5cm,没有解剖变异时,均可采用微创食管癌根治术。当原发病灶与周围组织关系密切或淋巴结肿大明显,建议行术前放化疗或开放手术。

二、心血管功能评估与准备

心脏功能决定了患者是否能承受手术,同时术后心脏并发症的发生风险,对术前心功能的判断以及采取必要的预防或治疗措施可以减少术中术后心血管并发症发生的风险。

心脏功能的评估主要从症状、体征、静态心电图、24小时动态心电图、心脏彩超及心脏负荷试验等方面来进行,对于心功能评估为Ⅰ/Ⅱ级的患者可以耐受手术,术后发生心脏并发症的可能性较小。对于心功能评估为Ⅲ/Ⅳ级的患者需进一步检查,以明确引起心功能不全的原因。

1. 合并高血压病者　对于患者合并高血压者,术前需详细询问其高血压病史,如诊断时间、最高血压、服用药物及控制水平等,同时需对患者血压进行监测。血压为(140~159)/(90~99)mmHg者为轻度高血压,血压为(160~179)/(100~109)mmHg者为中度高血压,血压≥180/110mmHg者为重度高血压。对于轻、中度高血压规律服用降压药后基本可控制在130/90mmHg左右,而对于重度高血压者,血压控制较差,同时若患者合并心、脑、肝、肾器官的器质性病变者,其术后出现心脑血管并发症风险较高。另外,对于利血平等降压药降压速度快,容易造成低血压,且血压不易回升,在麻醉过程中易致低血压,需慎用。

2. 合并冠心病者　对于近1个月曾发生过心肌梗死者须谨慎行手术治疗,术中及术后发生再次心肌梗死等心脏并发症的风险较大。而对于心肌梗死3~6个月后行手术治疗比较安全。如术前心电图提示严重心动过速者,需查找并纠正其原因;如术前心电图提示合并窦性心动过缓者,需进一步行24小时动态心电图排除病窦综合征;合并Ⅱ度Ⅱ型或Ⅲ度房室传导阻滞、病窦综合征、阿-斯综合征等,需术前安置临时起搏器。对于严重心律失常(如阵发性心律失常心室率>160次/分,房颤心室率>100次/分)则需积极控制心室率在80~100次/分后再手术。

三、肺功能评估与准备

术前肺功能评价可以初步判定患者能否耐受手术,食管癌术后虽然未伤及肺叶,但研究表明各种方式的食管癌手术术后肺功能均有一定程度下降。毛伟敏在研究中发现术前肺功能重度受损患者术后发生心律失常的概率明显增加。因此对于术前肺功能重度受损患者尽量避免开胸手术。

1. 静态肺功能评价指标　术前评估肺功能的主要指标有 FEV_1、$FEV_1/FVC\%$、MVV 和 VC。

(1) 1秒用力呼气容积(FEV_1):深吸气后,第1秒末,尽力用最快速度呼出的最大气量,主要反映大气道的阻力变化。当 FEV_1 小于预测值70%,表示存在阻塞性通气功能障碍;当 FEV_1 大于正常值,表示存在限制性通气功能障碍;当 FEV_1 小于50L,应该尽量避免行开胸手术。

(2) 1秒用力呼气容积/用力肺活量($FEV_1/FVC\%$):当比值小于50%时,术后发生并发症的危险性增加,因此也被认为是预示潜在术后发生呼吸功能衰竭的筛选手段。

(3) 最大通气量(MVV):深吸气后,在1分钟内尽最大努力所能够呼吸的最大气体量。当 MVV 大于80%,通气功能正常,当 MVV 在60%~80%之间时,表示通气功能轻度降低,当 MVV 在40%~60%之间时,表示通气功能中度降低,当 MVV 在40%以下时,表示通气功能重度降低。当 MVV 小于33%预计值时,患者术后清除呼吸道分泌物的能力会明显降低。

（4）肺活量（VC）：深吸气后能呼出的最大气量。当肺活量百分比 >80% 则为正常值；当肺活量百分比为 65%~80%，则肺活量轻度受损；当肺活量百分比为 50%~65%，则肺活量中度受损；当肺活量百分比为 35%~50%，则肺活量重度受损；当肺活量百分比 <35%，则肺活量严重受损。

当 VC 占预计值百分率（VC%）≤50%，MVV 占预计值百分率（MVV%）≤50%，FEV_1<1.0L 或 FEV_1%<50% 时剖胸术的危险性颇大。有人以 MVV 作为肺通气障碍的指标来判断手术的危险性，认为 MVV≥70% 者手术无禁忌，69%~50% 者应慎重考虑，49%~30% 者应尽量保守或避免手术，30% 以下者禁忌手术。

2. 动态肺功能测定　登楼试验是动态肺功能测定中较常用的试验方法。患者以匀速登楼 48 级台阶（每级台阶 0.145m），测定登楼前后心率和动脉血氧饱和度（SaO_2）及登楼所用时间，计算出登楼前、后心率变化值（HR）和登楼前后 SaO_2 变化值。

静态肺功能测定具有一定局限性，单纯依靠肺功能测定会使一部分患者失去手术机会。静态肺功能测定结果较差而进行登楼试验筛选后的部分患者可以通过功能锻炼提高心肺功能储备，从而能够接受手术治疗。

3. 肺功能准备　任何微创手术术前均应评估肺功能情况，任何一台微创手术均应满足开放手术对肺功能的要求，防止术中出现中转开胸的情况，导致肺部感染进一步加重。患者静态肺功能较差，但原发病灶有手术机会时，可行肺功能锻炼提高患者肺功能后再行手术治疗。戒烟、登楼试验、呼吸功能训练器、术前予以化痰药物并嘱患者咳嗽等均可有效地增加患者肺功能。

4. 呼吸道准备　戒烟是开胸术前的一项必要准备。目前研究均认为吸烟与肺癌的发生呈正相关。吸烟可使呼吸道黏膜运动失去活性，从而降低其净化作用，使气道阻力增大。同时，吸烟患者血液中碳酸血红蛋白明显增加。而戒烟后，呼吸道分泌物可明显减少，并且当戒烟达到 48 小时后血液碳酸血红蛋白含量会明显降低，因此，微创食管癌手术前应至少戒烟 2 周。另外，术前咳嗽、锻炼肺功能也可在一定程度上降低术后肺部并发症发生。

四、肝、肾功能评估与准备

1. 肝功能评估指标　胆红素代谢、蛋白质合成代谢及脂肪分解代谢等。肝功能出现轻度异常时一般能耐受手术，当胆红素值升高明显或转氨酶较高时，表示肝功能损害较严重，手术耐受力明显下降，需进行较长时间治疗后方可再行手术。当患者出现营养不良、腹水、昏迷前期精神症状时，则提示患者肝功能损害严重，不能行手术治疗。当患者处于肝炎急性期时，行手术治疗会加重肝功能损害，不宜做除急诊手术外的任何手术。

2. 肝功能准备　对于肝功能评估轻至中度的患者，可采用保肝药物治疗，同时予以营养支持治疗。对于肝功能损害严重者，应限制其钠盐摄入并予以利尿药物或抗醛固酮类药物治疗。

3. 肾功能评估指标　肌酐、尿素氮、内生肌酐清除率及腹部彩超。首先详细了解患者既往史，有无小便异常，最近使用药物对肾脏有无损害。血肌酐及内生肌酐清除率相对稳定,可较准确反映肾小球滤过功能。另外,肾脏彩超、肾图等均可反映肾脏功能改变。

4. 肾功能准备 术前患者出现肾功能轻、中度损害时,应积极寻找病因,并进低盐、优质蛋白饮食,减少有肾功能损伤的药物的使用。

五、营养状况评估与准备

食管癌患者出现进食梗阻,多数患者仅能进半流质饮食导致体重下降,甚至恶病质。在任中海等人的研究中显示食管癌患者中营养不足发生率为 26.7%,而营养风险发生率为 57.4%。

当患者出现营养不良时可致组织水肿,黏膜愈合差,影响术后吻合口愈合。Filip 等人的报道称营养风险是食管癌术后并发症发生率的独立预后因素,术前营养不良者术后发生并发症的风险明显增加。

对于营养风险及营养不足的评估常采用 ESPEN 2002 年制定的营养风险筛查,其中包含营养状况受损评分(0~3 分)、疾病严重程度评分(0~3 分)和年龄评分,即在前 2 项评分基础上若年龄≥70 岁加 1 分,总分为 0~7 分。其中 NRS 2002 评分≥3 分时表示有营养风险,需要根据患者临床情况,制定基于个体化的营养计划,给予营养支持治疗。另一评价指标则是体质指数(body mass index,BMI),即 BMI<18.5 为低体质量,结合患者一般状况,如较差则评定为营养不足。对于食管癌术前营养准备也可行粗略的营养评估,当患者体重下降 <5kg 时,则提示营养状况差,病变稍晚,预后不良。

对于食管癌患者术前的营养准备,除了必要的肠内营养外,也应该适当补充肠外营养,如脂肪乳、氨基酸、糖、维生素及各种微量元素等。对吞咽梗阻严重的患者,则术前以肠外营养为主。

六、心理准备

食管癌患者在得知自己的患病情况后,多数都会产生抵触、焦虑、恐惧的心情。从而对入院后的检查产生排斥,对医师的诊疗安排不配合。不仅如此,Buchanan 等人的研究指出,患者术前高度焦虑可使血压升高、心率加快。吴先群的研究更提示随着手术时间的临近,患者恐惧程度随之增加,而血压、心率等生命体征波动越大。而术前良好的心理状态对患者的手术耐受及术后恢复等均存在一定影响。同时,良好的心理状态也会增强患者克服困难的意志和治病的信心,不好的心理状态则会削弱患者对疾病的斗志,增加手术治疗的难度,同时可能增加术后并发症的发生。因此,术前与患者及家属进行一次良好又有效的沟通很有必要。

据 Bradt 等人报道音乐疗法对疏导患者的心理压力也有一定帮助。音乐可以通过心理调整而改善情绪,减轻焦虑症状,提高情绪的稳定性。

最后,当患者及家属了解并接受病情后,应详细交代患者需要配合治疗的注意事项。让患者术前练习咳嗽、适当活动。术后因治疗需要,可能会带来一些痛苦,但仍需密切配合治疗,顺利度过术后恢复期。

(韩泳涛)

参 考 文 献

1. Khanna LG, Gress FG. Preoperative evaluation of oesophageal adenocarcinoma. Best Pract Res Clin Gastroenterol, 2015, 29(1):179-191.

2. Crabtree TD, Kosinski AS, Puri V, et al. Evaluation of the reliability of clinical staging of T2 N0 esophageal cancer: a review of the Society of Thoracic Surgeons database. Ann Thorac Surg, 2013, 96 (2):382-390.

3. Godoy MC, Bruzzi JF, Viswanathan C, et al. Multimodality imaging evaluation of esophageal cancer: staging, therapy assessment, and complications. Abdom Imaging, 2013, 38(5):974-993.

4. 孙文静, 沈小春, 兰春慧, 等. 超声内镜与 CT 检查对食管癌临床 TN 分期的比较. 重庆医学, 2014, 43(7):772-774, 781.

5. 胥宝芹, 赵琼, 谢海英. 彩色多普勒超声在食管癌颈部淋巴结转移诊断中的应用. 基层医学论坛, 2012, 16(31):4168-4169.

6. 唐敏, 陈代途, 曹礼庭. 胸段食管癌颈部淋巴结转移的超声研究. 现代医学, 2012, 40(1):32-35.

7. 单娟, 袁翎, 刘琪. 彩色多普勒超声检查食管癌锁骨上淋巴结与放疗反应的关系. 郑州大学学报 (医学版), 2009, 44(4):710-712.

8. 方文涛, 张展华, 陈文虎, 等. 颈部超声评价胸段食管癌颈部淋巴结转移. 中华外科杂志, 2003, 41(7):46-48.

9. 刘健, 李敬东, 赵兴友, 等. 超声在食管癌淋巴结转移诊断中的应用价值. 中华医学超声杂志 (电子版), 2010, 7(1):78-83.

10. Tangoku A, Yamamoto Y, Furukita Y, et al. The new era of staging as a key for an appropriate treatment for esophageal cancer. Ann Thorac Cardiovasc Surg, 2012, 18(3):190-199.

11. 胡鸿, 张亚伟, 相加庆, 等. 超声内镜在判断食管癌淋巴结转移中的应用. 上海医学, 2007, 30 (2):124-127.

12. 胡祎, 傅剑华, 戎铁华, 等. 超声内镜检查在食管癌术前临床分期的应用价值. 癌症, 2005, 24 (11):72-76.

13. Shi W, Wang W, Wang J, et al. Meta-analysis of 18FDG PET-CT for nodal staging in patients with esophageal cancer. Surg Oncol, 2013, 22(2):112-116.

14. Zhu W, Xing L, Yue J, et al. Prognostic significance of SUV on PET/CT in patients with localised oesophagogastric junction cancer receiving neoadjuvant chemotherapy/chemoradiation: a systematic review and meta-analysis. Br J Radiol, 2012, 85(1017):e694-701.

15. 中国抗癌协会食管癌专业委员会. 食管癌规范化诊治指南. 北京: 中国协和医科大学出版社, 2011.

16. Crozier TA, Sydow M, Siewert JR, et al. Postoperative pulmonary complication rate and long-term changes in respiratory function following esophagectomy with esophagogastrostomy. Acta Anaesthesiol Scand, 1992, 36(1):10-15.

17. 吕岩, 杜贾军, 孟龙, 等. 登楼试验在低肺功能食管癌患者术前心肺功能评估中的作用研究. 医学与哲学(临床决策论坛版), 2008, 29(1):34-35.

18. 韩东景, 赵楠, 任中海, 等. 食管癌患者术前营养不足和营养风险发生率及临床营养支持现状调查. 中华肿瘤防治杂志, 2013, 20(16):1274-1278.

19. Filip B,Scarpa M,Cavallin F,et al. Postoperative outcome after oesophagectomy for cancer: Nutritional status is the missing ring in the current prognostic scores.Eur J Surg Oncol,2015,41(6): 787-794.

20. Gnagnarella P,Misotti AM,Santoro L,et al. Nutritional Online Information for Cancer Patients: a Randomized Trial of an Internet Communication Plus Social Media Intervention. J Cancer Educ, 2015,（doi:10.1007/s13187-015-0820-5）

21. Buchanan A,Davies A,Geerling J. Breakthrough cancer pain:the role of the nurse. Int J Palliat Nurs,2014,20(3):126-129.

22. Yang YL,Sui GY,Liu GC,et al. The effects of psychological interventions on depression and anxiety among Chinese adults with cancer:a meta-analysis of randomized controlled studies. BMC Cancer, 2014,14:956.

23. Baider L,Peretz T,Hadani PE,et al. Psychological intervention in cancer patients:a randomized study. Gen Hosp Psychiatry,2001,23(5):272-277.

24. Zachariae R,O'Toole MS. The effect of expressive writing intervention on psychological and physical health outcomes in cancer patients-a systematic review and meta-analysis. Psychooncology,2015, 2015 Nov;24(11):1349-59. doi:10.1002/pon.3802.

25. Bradt J,Potvin N,Kesslick A,et al. The impact of music therapy versus music medicine on psychological outcomes and pain in cancer patients:a mixed methods study. Support Care Cancer, 2015,23(5):1261-1271.

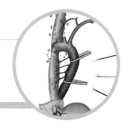

第 四 章

食管癌微创手术适应证和禁忌证

第一节 食管癌微创手术适应证

食管癌微创手术适应证的选择与把握与术者所掌握的胸腔镜/腹腔镜的技术和熟练程度有关。一般分为三个不同阶段,即经验技术初步探索期、上升期、成熟期。在刚接触胸腔镜的初期,由于经验不足,技术不成熟,宜选择偏早期病例为妥($T_{1b\sim2}N_0M_0$)或病变长度较短的 T_3N_0 病例较合适(图4-1)。当积累一定程度的胸腔镜操作经验和掌握一定的胸腔镜操作技术后可以逐步放宽手术指征和扩大病例选择范围($T_{1b\sim3}N_{0\sim1}M_0$)(图4-2)。在对左侧气管食管沟淋巴结清扫技术尚未成熟前,仍不建议选择左侧气管食管沟(左喉返神经旁)有肿大淋巴结的病例。在完全掌握胸腔镜技术和经验成熟后,手术技巧优秀和经验丰富的外科医师可以开展一些在放/化疗前胸腔镜切除较困难(图4-3),经术前放化疗后病变有降期和退缩的食管癌病变进行胸腔镜手术切除(图4-4)。由于左侧气管食管沟即左喉返神经旁淋巴结清扫在腔镜下有一定难度,若术前CT和EUS显示有肿大淋巴结而自我评估胸腔镜下清扫有困难者,为达到根治的目的,宜选择常规开胸手术进行清扫更为妥当。目前,大多数学者认为胸腔镜手术治疗食管癌应限于只累及到深肌层但尚未侵及周围组织的病变较为合适,尤其对于心肺功能较差难以耐受传统开胸根治手术的患者更为合适,因此,食管癌胸腔镜微创手术切除肿瘤的适应证如下:

1. 术前心、肺、肝、脑、肾功能评估可耐受开胸手术者或心肺功能较差但可耐受胸腔镜微创手术切除者。

2. 食管病变期别为 $T_{1b\sim3}N_{0\sim1}M_0$,病变长度 <5cm,CT和超声内镜显示病变无明显外侵且可完全切除者。

3. 局部晚期病例($T_{3\sim4a}N_{0\sim1}M_0$)经术前化疗或放疗或放化疗后降期者。

4. 右侧胸腔无既往外伤或手术史或严重胸膜炎病史者。

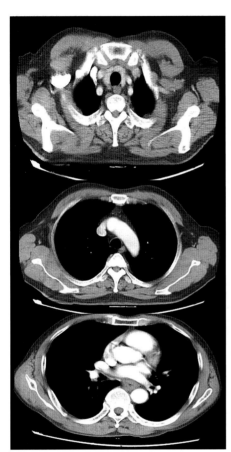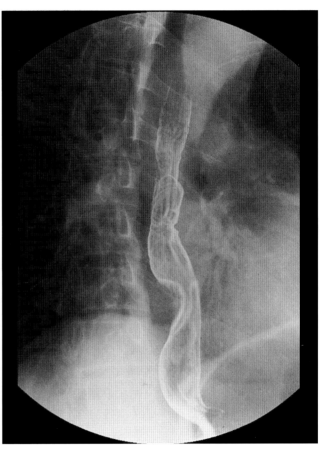

图 4-1　适合胸腹腔镜微创食管癌手术切除病例

宋××,男,55 岁;主诉:进食胸骨后不适 1 个月;食管镜检查:距门齿约为 30~33cm,7~10 点位食管可见一溃疡性肿物,活检鳞癌,病变主要位于食管左侧壁的固有肌层,食管外膜尚完整;CT:食管下段可见长约 2.5cm 管壁增厚,外缘尚光整,纵隔、双肺门未见肿大淋巴结;经胸腔镜微创食管病变切除,术后病理:食管髓质型低分化癌,肿瘤浸透肌层达纤维膜;淋巴结转移性癌(1/23)(右喉返神经旁淋巴结 1/4)

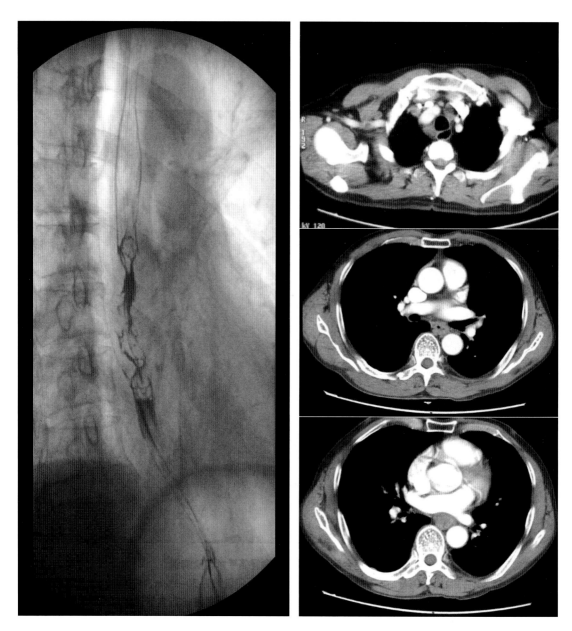

图4-2　胸腔镜微创手术切除较困难病例

哈××,男,50岁,主诉:吞咽不顺3个月;镜检:距门齿约为29~35cm可见一溃疡性肿物,活检鳞癌;EUS示部分层次病变浸透食管外膜,病变旁、隆突旁及左侧气管食管沟可见肿大淋巴结,考虑转移,胃窦部前壁可见1cm早期癌;CT:食管中段管壁不规则增厚,与心包、胸主动脉关系密切;行右胸两切口手术治疗,术中见病变与左主支气管及心包粘连致密,可疑外侵及残存;术后病理:中分化鳞状细胞癌,癌组织浸透肌层达外膜;胃Ⅱb型早期低分化腺癌,淋巴结未见转移癌(1/59),右喉返神经旁淋巴结转移

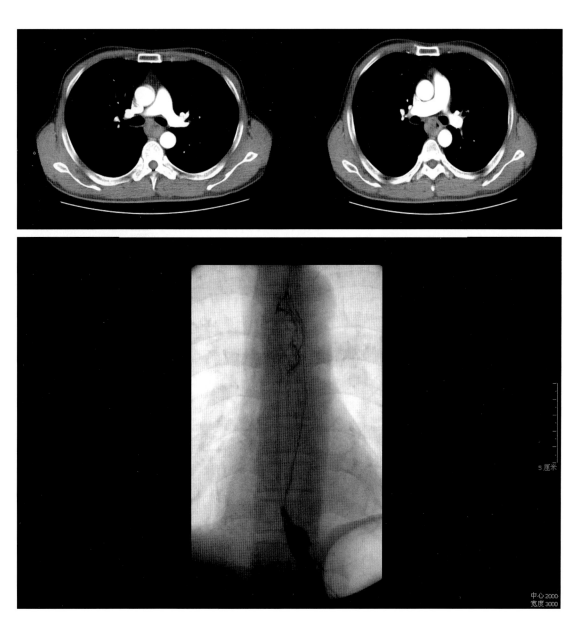

图 4-3 放化疗前（胸腔镜手术切除较困难）

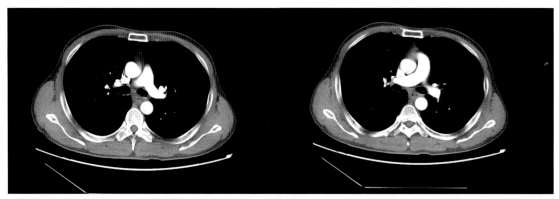

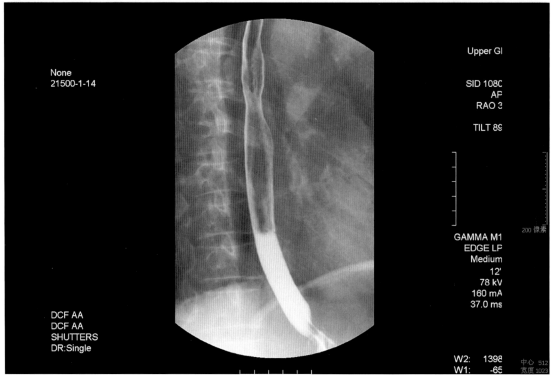

图 4-4　术前放化疗后(适合胸腔镜手术切除)

张 ××,男,49 岁,主诉:吞咽不顺 4 个月,FOE 检查见距门齿 25~30cm 菜花样肿物,活检为鳞癌,术前 CT 示肿物与左主支气管及主动脉关系密切,考虑行胸腔镜手术切除较困难,且右侧气管食管沟与胃左动脉旁有可疑肿大淋巴结,不除外转移;给予术前同步放化疗(紫杉醇 + 奈达铂化疗 3 周期加同步适形放疗 40Gy),休息 1 个月后复查 CT 显示病变退缩明显,给予胸腔镜微创手术治疗,术中见病变退缩,无明显外侵;术后病理示:食管中低分化鳞癌,符合轻、中度治疗反应,病变累及浅肌层,淋巴结转移(2/22),胃左动脉旁 1/9,右侧气管食管沟喉返神经旁 1/2

第二节　食管癌微创手术禁忌证

食管癌微创手术和开放手术的禁忌证基本相同,如凝血功能障碍、心肺功能低下、肝肾功能中重度以上障碍等常规手术的禁忌证也是微创食管癌手术的禁忌证。但两者又有所区别。既往常规右侧开胸三切口食管癌切除手术对心肺功能要求更高,一般需要患者心肺功能达到能耐受全肺切除的标准（$FEV_1 \geqslant 1.80L$,$FEV_1\% \geqslant 50.0\%$,$DL_{CO}\% \geqslant 50.0\%$）。但胸/腹腔镜微创食管癌手术对心肺功能要求可以降低一些,依据以往的临床经验,达到肺叶切除标准即可以考虑行胸/腹腔镜微创食管癌手术（$FEV_1 \geqslant 1.20L$,$FEV_1\% \geqslant 40.0\%$,$DL_{CO}\% \geqslant 40.0\%$）。包括:

1. 胸/腹腔既往有严重外伤或手术史或胸膜炎（腹膜炎）史导致胸腔/腹腔严重粘连游离食管或胃有困难者。

2. 心肺功能差不能承受双腔管麻醉下单肺通气或单腔管麻醉下人工气胸者。

3. 肿瘤期别较晚外侵严重或肿大淋巴结与周围组织粘连紧密分离困难者;病变过长或瘤体较大游离有困难者。

4. 过度肥胖导致腹腔空间狭小。

5. 术前行根治性放化疗后未控或复发者。

6. 有凝血功能障碍者。

第三节　食管癌微创手术适应证选择原则

由于胸/腹腔镜微创食管癌手术是建立在一定开放食管癌手术的经验之上的,尤其是经右胸食管癌手术操作的经验基础尤为重要。因此,所有开展胸/腹腔镜微创食管癌手术的医师应先通过常规开放食管癌手术的严格训练之后再开始探索胸/腹腔镜微创食管癌手术。而且需要循序渐进地开展此项技术,应该遵循由开放到微创,由简单到复查,由杂交到全腔镜的顺序探索发展胸腹腔镜食管癌微创手术切除技术。因此,其适应证和式式的选择也应依据术者所处的不同技术阶段而做出不同的选择。在选择术式和微创手术过程中,始终需要牢记的第一原则是安全,第二原则是根治,第三原则才是微创。只有建立在前两个原则之上的微创手术才是真正的微创手术。而不能单纯为追求微创而选择不合适的病例进行微创手术,这样会适得其反,使手术变得被动和困难,不但达不到根治和微创目的,也容易导致围术期并发症的发生。但在如今医疗技术发展迅猛的时代,如果仍一味停留在既往的常规技术层面而不发展追求新的微创技术肯定会被时代所淘汰。

既往临床经验和胸/腹腔镜技术是食管癌微创手术成功与否的关键所在。在刚接触胸腔镜的初期,由于经验不足,技术不成熟,除选择偏早期病例（$T_{1b\sim2}N_0M_0$）外,还可以选择胸腔镜+开腹+颈部切口杂交式微创手术。如果腹腔镜经验丰富,也可以先进行腹腔镜+右开胸杂交式 Ivor-Lewis 手术来积累经验和熟悉技术。当手术积累超过一定的例数(通常在 50 例以上),胸腔镜技术和操作经验趋于稳定和熟练,则可以逐步放宽手术指征和扩大病例选择范围($T_{1b~3}N_{0~1}M_0$)。病例选择的基本原则:肿瘤长度 <5cm,早期病变可以适当延长;肿瘤大小为 $T_{1b}~T_3$,未侵及周围重要结构如气管、隆凸、主动脉等。肿瘤位置在胸中下段或胸上段但病变较早且距门齿 20cm 以上;淋巴结转移不多($N_0~N_1$)且肿大淋巴结直径 <2cm。术前估计切除有困难者或病期偏晚者可以考虑术前辅助治疗后再评估是否适合胸/腹腔镜微创食管癌手术(图 4-3 和图 4-4)。一般术前辅助治疗选用术前化疗或术前放化疗,目前术前放化疗是主要术前辅助治疗手段,其术前治疗后的 pCR 率可以达到 30%~50%,疗效最好,术前辅助治疗后的手术时间目前研究显示选择在术前辅助治疗结束后的 6~8 周内较为合适。此时,术前辅助治疗对局部造成的水肿反应基本消退,术前辅助治疗对机体造成的损害也基本恢复,患者对手术的耐受性和免疫力有所恢复,术后的并发症会相对减少。

　　虽然大多数学者认为胸腔镜手术治疗食管癌应限于只累及到深肌层但尚未侵及周围组织的病变,但当技术完全成熟后,经验丰富技术娴熟的外科医师可以探索开展一些较为复杂的微创食管手术如放/化疗后的食管癌病变切除,全腔镜下 Ivor-Lewis 手术胸内吻合,纵隔有可疑转移肿大淋巴结的食管癌病例的微创切除手术。

　　国内外文献报道胸/腹腔镜微创食管癌手术对减少术后呼吸道并发症效果显著,因此,对于心肺功能较差较难耐受传统开胸根治手术但病变适合腔镜切除的患者更为合适。总之,食管癌胸腹腔镜微创手术的适应证不是一成不变的,应该依据不同阶段和不同技术水平进行调整。

(毛友生)

参 考 文 献

1. Gossot D, Fourquier P, Celerier M. Thoracoscopic esophagectomy: technique and initial results. Ann Thorac Surg, 1993, 56: 667-670.

2. Akaishi T, Kaneda I, Higuchi N, et al. Thoracoscopic en bloc total esophagectomy with radical mediastinal lymphadenectomy. J Thorac Cardiovasc Surg, 1996, 112: 1533-1540.

3. Kawahara K, Maekawa T, Okabayashi K, et al. Video assisted thoracoscopic esophagectomy for esophageal cancer. Surg Endosc, 1999, 13: 218-223.

4. 谢绚, 傅剑华, 王军业, 等. 腔镜微创食管癌切除术的学习过程分析. 中华胃肠外科杂志, 2012, 15(9): 918-921.

5. 毛友生, 赫捷, 章智荣, 等. 胸段食管癌经胸腔镜手术与常规开胸手术淋巴结清扫程度的比较. 中华肿瘤杂志, 2015, 37(7): 1-4.

6. 茅腾, 方文涛, 谷志涛, 等. 腔镜微创与开放食管癌根治术围术期并发症和淋巴结清扫的比较研究. 中华胃肠外科杂志, 2012, 15(9): 922-925.

7. 朱成楚, 陈保富, 孔敏. 术前放化疗加胸腹腔镜联合手术在局部中晚期食管癌中的应用体会. 中华胃肠外科杂志, 2012, 15(9): 9463-9468.

8. 杨弘,傅剑华,刘孟忠. 术前放化疗并手术治疗局部晚期食管鳞癌的多中心随机对照临床研究. 中华医学杂志,2012,92(15):1028-1032.

9. van Hagen P,Hulshof MCCM,van Lanschot JJB,et al. Preoperative Chemoradiotherapy for Esophageal or Junctional Cancer. N Engl J Med,2012,366(22):2075-2084.

10. 赫捷. 食管癌规范化诊治指南. 北京:中国协和医科大学出版社,2011:31-38.

11. Mao YS,He J,Yan SP,et al. Application of cardiopulmonary exercise test in evaluation of high risk patients with lung cancer. Chinese Medical Journal,2010,123(21):3089-3094.

12. 方文涛,茅腾,谷志涛. 微创食管癌根治术——优势与风险. 中华胸心血管外科杂志,2013, 29(7):392-393.

13. 傅剑华. 食管癌微创切除术学习过程的几个问题. 中华胸心血管外科杂志,2013,29(7):388-389.

14. 张强,郭明. 胸、腹腔镜联合手术治疗食管癌的现状. 中国微创外科杂志,2013,13(9):852-854.

15. 张毅,谭黎杰,冯明祥,等. 胸腔镜食管癌切除术中广泛纵隔淋巴结清扫的可行性与安全性. 中华肿瘤杂志,2012,34(11):855-859.

16. Nagpal K,Ahmed K,Vats A,et al. Is minimally invasive surgery beneficial in the management of esophageal cancer？ A meta-analysis. Surg Endosc,2010,24:1621-1629.

17. Biere SS,Cuesta MA,van der Peet DL. Minimally invasive versus open esophagectomy for cancer:a systematic review and meta-analysis. Minerva Chir,2009,64(2):121-133.

18. Gao Y,Wang Y,Chen L,et al. Comparison of open three field and minimally-invasive esophagectomy for esophageal cancer. Interact Cardiovasc Thorac Surg,2011,12(3):366-369.

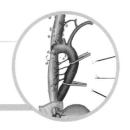

第 五 章

食管癌微创手术麻醉

随着胸科微创手术的不断发展,胸科麻醉技术也在不断提高。近年来,胸科麻醉在麻醉器械、麻醉理念和麻醉技术等方面均日臻成熟、不断完善,这为胸科微创手术的顺利实施提供了坚实的保障。良好的麻醉不仅能为术者提供良好的手术视野和手术环境,同时对于减少术后并发症、改善患者预后也具有举足轻重的作用。本章将从患者术前评估、术中麻醉处理及术后镇痛等各个环节加以阐述食管癌微创手术的麻醉方法和麻醉策略。

第一节　术前麻醉评估与术前准备

一、患者术前麻醉评估

1. **呼吸功能**　患者术前肺功能评估主要依据病史和体格检查。辅助检查措施包括肺量计肺功能测定、血气分析、胸片及心肺运动试验等。增加术后肺部并发症的易感因素包括:①患者年龄 >60 岁;②吸烟;③肥胖;④体重明显下降,营养不良;⑤手术时间 >3 小时;⑥慢性肺部疾病。目前尚没有关于食管癌患者术后肺部并发症发生风险的具体评估体系。一般认为:FEV_1 小于预计值的 70%,用力肺活量(FVC)小于预计值的 80%,则预示术后发生肺部并发症和其他并发症的发生率增加。血气分析一般不作为常规检测方法,除非患者存在慢性肺部疾病或者肺功能检查显示中、重度通气功能障碍。如果动脉血氧分压(PaO_2)低于 50mmHg,动脉血二氧化碳分压($PaCO_2$)高于 55mmHg,则预示术后极有可能出现肺部并发症。对于术前肺动脉高压(PAH)患者,术前应该常规进行心肺运动试验,以明确诊断和评估治疗效果,但其对于术后并发症的预测作用有限。一般手术后呼吸系统并发症的风险评估见表 5-1。

食管癌术后,大约44% 左右的患者会出现肺部并发症,其引起的死亡率为15%~60%。肺不张、肺水肿、支气管肺炎、纵隔综合征、肺脓肿和梗死为常见并发症。其中以肺炎最为常见。急性呼吸窘迫综合征发生率为 10%~20%。亚临床肺

表 5-1　一般手术后呼吸系统并发症的风险

	低危	中危	高危
PaO_2（mmHg）	60~70	50~60	<50
$PaCO_2$（mmHg）	45~50	50~55	>55
FEV_1/FVC（%）	>70	50~70	<50
MVV（% 预计值）	>50	33~50	<33
FEV_1（L）	1.0~1.5	0.5~1.0	<0.5
VC（L）	1.5~2.0	1.0~1.5	<1

注：胸科手术出现肺部并发症的风险更高

部损伤表现为肺通透性增加。单肺通气对萎陷肺和通气肺均有影响，单肺通气时潮气量过大会引起通气性肺损伤，萎陷肺再灌注时会出现自由基相关性肺损伤，白介素 -6 和白介素 -8 等促炎因子增加。食管癌术后肺内皮细胞通透性增加，表现为蛋白聚集增加。患者术前肺功能不全，肺活量降低、吸烟、慢性支气管炎、糖尿病、肝功能不全、低蛋白血症、术前放疗、淋巴细胞减少、严重的胸膜粘连等容易出现术后肺泡和纵隔综合征。

2. 心血管功能　患者术前心血管功能的评估主要依据病史和辅助检查。辅助检查包括心电图、心动超声、冠脉造影及心脏 CT 和心脏 MRI。一般可根据美国心脏病协会（ACC/AHA）推荐使用的非心脏手术围术期心血管评估标准来判断风险（表 5-2）。患者心功能的情况可采用代谢当量（MET）法进行分级：①高危患者：

表 5-2　美国心脏病协会（ACC/AHA）围术期心血管风险评估

高危 （围术期心脏事件发生率为 10%~15%，心源性死亡率 >5%）	不稳定型冠状动脉综合征：急性（1 周）或近期（1 个月）心肌梗死，不稳定型或严重心绞痛
	明显心律失常：重度房室传导阻滞及心脏病伴明显的室性心律失常，心室率不能控制的室上性心律失常
	严重瓣膜疾病
	失代偿性心力衰竭
中危 （围术期心脏事件发生率为 3%~10%，心源性死亡率 <5%）	轻度心绞痛
	心肌梗死病史或异常 Q 波
	代偿性心力衰竭或有心衰病史
	糖尿病（胰岛素依赖型）
	肾功能不全
低危 （围术期心脏事件发生率 <3%，心源性死亡率 <1%）	高龄（>70 岁）
	ECG 示左室肥大、左束支传导阻滞、ST-T 异常
	非窦性心律（房颤）
	心脏功能差
	脑血管意外病史
	不能控制的高血压

1~4MET,患者仅能自己吃饭、穿衣等简单活动,平地慢走(3~4km/h)或稍有活动甚至休息时即可发生心绞痛;②中危患者:4~7MET,能上三层楼,平地走 6km/h;③低危患者:7MET 以上,能短距离跑步、短时间打网球或篮球。多巴胺负荷心动超声、心肺运动试验用于高风险的人群,以评估风险的程度。心脏 CT 和心脏 MRI 检查用于评估心肺功能贮备。但是由于现有的心脏负荷试验的评定标准各不相同,所以在临床很难用于食管癌患者的评估,还需要进一步研究来确定最佳评估标准。

食管癌术后,心肌缺血的发生率为 1%~2%,心肌梗死和心律失常的发生率为 11%,心动过速发生率为 13%~46%。术中对心脏和肺部的挤压及迷走神经的损伤都可能是其中原因。迷走神经受损是房颤发生的重要因素。另外,胃管的机械性压迫也可能是其中原因之一。美国心脏学会推荐术前使用 β_1 受体阻滞剂和 α_2 受体激动剂来减少高危人群(术前存在心力衰竭、冠脉疾病和心肌梗死)的心肌梗死发生率和死亡率。

3. 术前营养状态　食管癌患者术前多有营养不良、体重下降。术前体重下降超过 10% 的患者,其术后死亡率比体重没有下降的患者明显增加。手术可使患者的营养状态和免疫功能进一步恶化。营养不良主要与术后感染性的并发症有关。但有些研究表明,营养不良对于预测术后感染性并发症的作用有限。术后第 1 天血清白蛋白的水平与术后并发症的发生具有独立相关性。细胞介导的免疫功能下降的患者是手术的高风险人群。如果术前患者的营养状态得到充分改善,那么患者的术后死亡率和营养状态之间的相关性就不存在了。胃肠外营养(TPN)多年以来一直是食管癌患者术前和术后的营养方式。但胃肠外营养在免疫学方面一直存在争议,为减少院内感染应尽量避免使用胃肠外营养。随着导管材料、高吸收性饮食以及套管针空肠造瘘术等方面的不断进展,肠内营养(EN)技术将成为热点。肠内营养有助于保持免疫功能的完整性,减少食管癌患者术后炎性细胞因子的释放,也有利于保持肠道功能的完整性和肠道的免疫功能。

4. 新辅助化疗 / 放疗　采用单一的手术治疗方法,食管癌患者的术后 5 年生存率一般不超 40%。所以,对于局部晚期食管癌的患者,采用新辅助化疗 / 放疗与手术结合的多学科治疗方式可有效提高患者的术后生存率。但是新辅助化疗或放疗可能会抑制免疫系统,增加伤口感染和肺部并发症的发生概率。所以,尚需要进一步研究来证明多学科治疗模式的潜在副作用对于患者死亡率的影响。

5. 年龄　过去一直认为高龄患者是食管癌手术的相对禁忌证,由于其术后的死亡率较高。但最近多数研究均表明,70 岁以上的老年患者在食管癌术后其并发症的发生率和死亡率分别为 25%~49% 和 2%~8%,这与年轻患者几乎相似。这主要得益于外科手术的进展和围术期护理和治疗水平的提高。但 60 岁以上老年人发生术后肺部并发症的风险明显增加,而且窦房结功能随着年龄逐渐退化,很容易出现心律失常。所以术前对于患者所有风险因素的正确评估来明确手术适应证是至关重要的。

6. 肥胖患者　目前越来越多的证据表明,贲门癌和食管腺癌的发生与肥胖相关。肥胖患者的术后心血管并发症的发生率明显增加。体重指数(BMI)>30 患者术后更容易出现呼吸系统并发症。肥胖患者的肺顺应性和胸壁顺应性下降,功能残气量和补呼气量明显降低,所以单肺通气时很容易出现血氧饱和度降低。特别是在术后早期阶段,患者恢复自主呼吸后这种现象更加明显,而且肥胖患者的颈部较粗、活动性较差,舌体相对肥大,使面罩通气和气管插管出现困难。所以术前应该准备纤维支气管镜、可视喉镜、喉罩、气管导管交换芯、支气管阻塞器等。肥胖患者的皮下脂肪较多,脂肪组织血供较差,容易出现伤口感染和愈合不良。但肥胖患者在食管癌术后的长期疗效并没有明显的不足,所以肥胖患者并不应视为手术禁忌证。

7. 阻塞性睡眠呼吸暂停综合征(OSAS)　大约 5% 的肥胖患者出现 OSAS,表现为睡眠时发生 10 秒左右的呼吸暂停。这会导致患者慢性缺氧、高二氧化碳血症、红细胞增多症、肺循环和体循环血管收缩,增加了心脑血管不良事件的发生几率。术前应该对患者是否存在 OSAS 进行评估,可采用 STOP(打呼噜、白天疲倦、呼吸暂停及高血压)-BANG(BMI>35、年龄 >50 岁、颈围 >40cm 及性别为男性)调查问卷。如果患者符合三项以上指标,则应考虑为 OSAS。对于此类患者应该在夜间采用持续气道正压通气(CPAP)以改善呼吸情况。术中应该减少使用长效镇静药物、镇痛药物和肌松剂。术后镇痛尽可能采用局部镇痛法。

8. 吸烟　吸烟对于患者的术后影响是多方面的。一氧化碳和尼古丁会增加炎性反应和氧化应激反应,使患者易出现心血管系统并发症和感染性并发症,影响伤口愈合。术前戒烟可以减少这些并发症的发生。但有些学者认为,术前短期戒烟(8 周)可使咳嗽和黏液分泌增加。不过大多数研究都不支持这一结论。所以,术前应该鼓励患者戒烟。

9. 慢性肺部疾病　如果患者术前存在慢性肺部疾病,如慢性阻塞性肺疾病(COPD),即使术前病情控制稳定,术后发生肺部并发症的风险也明显增加。气道的操作可引起支气管内细菌性炎症加重,增加气道高反应性和支气管痉挛的风险。手术操作引起的暂时性免疫抑制和患者呼吸做功的增加也使术后肺部并发症的发生几率增加。如果患者术前就存在肺动脉高压,而且在家中就需要吸氧治疗,那么术后的情况将更加不理想。一般患者都会过高估计自己的肺功能情况,所以术前医师应该评估患者的临床症状和正在采取的治疗措施,以进一步明确慢性肺部疾病的程度。

二、患者术前准备

1. 改善全身营养状况,纠正贫血和水电解质紊乱,提高免疫力。

2. 鼓励患者戒烟,至少术前 8 周以上。在术前和术后,可根据患者自身情况采用认知行为疗法和药物替代疗法帮助患者戒烟,如使用尼古丁贴剂。在术前和术后采用呼吸理疗法和呼吸肌锻炼法能够减少术后肺部并发症,如激励呼吸法、深呼吸锻炼、辅助咳嗽、体位引流、叩背法、间歇性无创性辅助通气等。

3. 对于慢性肺部疾病患者,如果术前存在低氧血症,可通过鼻导管或面罩给予氧疗。如果术前病情出现加重的迹象,则应该采用激素类药物和抗生素联合治疗,同时将手术推迟至少 1 个月后进行。如果术前肺部病情稳定,则药物治疗也应该持续至手术当日。对于有症状的肺部疾病患者,手术前至少入院 3~5 天,这样可使静脉激素类药物和吸入性支气管扩张剂按规律给药。如果术前患者接受药物治疗而咳嗽仍难以控制,可以使用镇咳药。对于气道高反应性的患者,术前 5 天给予口服激素类药物,在手术开始前给予短效吸入性 β_2 受体激动剂和抗胆碱药物,同时静脉给予激素类药物。对于慢性阻塞性肺部疾病患者,手术安排在下午比较合适,这样患者可以通过上午的活动来咳出手术前夜聚集在肺部的分泌物。术前患者口腔卫生非常重要,可以减少慢性炎症的传染源,防止气管插管时炎症扩散到气管支气管树。

4. 对于术前存在心脑血管疾病的患者,应安排专科医师术前会诊。高血压治疗应持续至手术当日。β_1 受体阻滞剂是否术前应该常规使用目前还存在争议,因为其可能造成患者心动过缓、低血压和增加脑卒中的风险。他汀类药物能够减少非心脏手术患者术后房颤的发生率,因为其具有抗炎和稳定动脉粥样斑块的作用。他汀类药物在停药后可能会增加心血管并发症的发生概率,所以术后应尽快恢复使用。抗血小板药物如阿司匹林一般在手术前 7~10 天停用。但研究表明,停用阿司匹林后术后出现血栓事件的风险高于不停用该药所引起的手术出血的风险。所以,当阿司匹林作为二线药物来预防脑卒中和心肌缺血时,术前不应该停药;而作为一线药物时,术前 1 周应该停药。B 型利钠肽(BNP)是食管癌患者术后发生房颤的一个独立预测因素,术后可根据 BNP 的水平来明确房颤的高危患者,并制定相应的治疗措施。

5. 心理学方面的准备。食管癌患者一般伴有吞咽困难,使其不愿与他人共同进餐,即使是自己亲密的家人。患者术前对于手术方式和术后的过程不甚了解,增加了患者的情绪压力。外科医师术前应该向患者解释手术过程、镇痛方式、静脉营养、胸管引流等方面的内容,使患者熟悉整个治疗过程。患者对于疾病治疗的要求会随着治疗的进展而不断改变。患者的家人和亲属对于患者的治疗可以提供强大的社会支持。但应该注意到,家人和亲属的决定会带有情感色彩,所以治疗时应考虑到家人和患者本人的心理承受能力。某些食管癌患者术前有酗酒史,在极度焦虑不安的患者,术前可不必强行戒酒。食管癌患者的最佳治疗需要多学科综合治疗团队,心理学专家可在手术前和手术后为治疗方案提供建议。

第二节　麻醉方法与麻醉药物

一、麻醉方法

1. **麻醉选择**　食管癌手术的麻醉主要采用气管插管全身麻醉,包括吸入性全身麻醉、全凭静脉麻醉和静吸复合麻醉。也可采用硬膜外阻滞、椎旁阻滞、肋间神经阻滞复合全身麻醉。近年来随着食管癌微创手术的开展,切口局部浸润阻滞复合全身麻醉的方法也逐渐被采用。而适用于某些胸腔镜辅助下肺部手术的非气管插管的麻醉方法并不适合食管癌微创手术的麻醉。硬膜外麻醉能够提供充分的镇痛,减少全麻药物的使用,特别是阿片类药物的使用,减少全麻药物的不良反应。但硬膜外穿刺本身存在一定风险,特别是神经根损伤、硬膜外血肿和感染等严重并发症,可给患者带来难以弥补的损伤。另外,硬膜外阻滞时易引起血压下降,所以液体输入量可能较多,这与术后肺部并发症的发生密切相关。椎旁阻滞相对于硬膜外阻滞而言,副作用小、不良反应发生率低,其镇痛效果与硬膜外阻滞相当。特别是近年来,在 B 超引导下的椎旁阻滞更加准确、易行。肋间神经阻滞可由术者在明视下操作完成,但其镇痛作用有限,仅能阻断手术切口部位皮肤、肌肉所产生的疼痛,对于纵隔和膈肌所产生的疼痛刺激并没有阻断作用。

2. **麻醉要点** ①加强监测:除常规监测外,有条件的情况下应进行有创动脉压监测、深静脉穿刺、肌松监测、心排出量监测、经食管心动超声监测、双频谱脑电监测等;②确保呼吸道通畅:避免缺氧和二氧化碳蓄积,避免气管导管脱位、扭曲,及时吸引分泌物和血液等;③维持适当的麻醉深度和肌松程度:保持血流动力学平稳,避免患者突然咳嗽、体动;④设置好呼吸机参数:维持良好的通气;⑤注意手术操作刺激所引起的血压、心律改变:及时寻找原因,尽快纠正;⑥注意输血、输液容量的控制:避免液体容量过多而引起肺水肿等并发症;⑦手术结束时充分膨肺:重建胸腔负压;⑧术后充分镇痛:保证呼吸功能恢复良好,避免患者谵妄、躁动;⑨老年体弱患者应注意术中保温:以避免低体温带来的不利影响;⑩充分吸引胃管和口腔:避免拔管后误吸。

3. **二氧化碳气腹 / 气胸** 食管癌微创手术需要建立二氧化碳气腹 / 气胸,为手术操作提供空间,更好地显露手术视野。但二氧化碳气腹 / 气胸可对机体产生诸多不利影响:①腹内压、胸膜腔内压增加,肺的顺应性降低 30%~50%,气道压力增加,增加肺损伤的可能性;②交感神经张力增加,血压升高、心率加快,易诱发心律失常;③静脉回流受阻,静脉回心血量减少,使心输出量降低;④头面部静脉压力升高,脑血流回流减少,可引起颅内压增高;⑤头低位和腹内压升高可能促使胃内容物反流,增加误吸风险;⑥皮下气肿、纵隔气肿,甚至致命的二氧化碳气体栓塞。二氧化碳气体栓塞的征象包括血压突然下降、心律失常、双肺啰音、肺动脉压升高。此时必须终止气腹 / 气胸,将患者置于极度头低位和左侧卧位,使二氧化碳气体由肺动脉进入右心室,通过中心静脉插管至右心房,再由中心静脉插管吸出气泡。

二、麻醉药物

1. **吸入麻醉药物** 安氟烷、异氟烷、七氟烷和地氟烷是目前常用的吸入麻醉药物。吸入麻醉药物对呼吸和循环系统都有不同程度的抑制作用,且与剂量相关。异氟烷和七氟烷能够减少机械通气引起的肺损伤,减少促炎因子的释放,对肺和心肌具有一定的保护作用。对于气道高反应性患者,地氟烷应谨慎使用,因其可引起咳嗽、喉痉挛和支气管痉挛和支气管分泌物增多。

2. **静脉麻醉药物** 丙泊酚和依托咪酯较为常用。丙泊酚对心血管系统和呼吸系统均有一定程度的抑制作用,特别是注药速度过快、剂量过大时。依托咪酯的优点是心血管系统稳定,对呼吸系统无明显抑制。但其对气管插管的应激反应抑制作用较弱,而且长时间使用可造成肾上腺皮质功能不全。一般麻醉诱导时,可联合应用丙泊酚和依托咪酯,以维持血流动力学平稳,特别是对于老年患者。

3. **阿片类药物** 目前常用的阿片类药物包括吗啡、芬太尼、瑞芬太尼和舒芬太尼及阿芬太尼。芬太尼的镇痛效果为吗啡的 100 倍,瑞芬太尼的镇痛效果与芬太尼相似。阿芬太尼的镇痛效果为芬太尼的 1/4,舒芬太尼的镇痛效果为芬太尼的 5~10 倍。阿片类药物的副作用包括恶心、呕吐、皮肤瘙痒、尿潴留等,特别是可引起明显的呼吸抑制,表现为呼吸频率减慢或"呼吸遗忘"。对于肥胖患者或阻塞性肺部疾病患者,应减少使用阿片类药物,以免引起术后呼吸功能障碍。

4. 肌松药物　包括罗库溴铵、维库溴铵、阿曲库铵、顺阿曲库铵等。肌松药物使用不当可能会造成患者术后呼吸恢复延迟、出现低氧血症,所以最好术中进行肌松监测,特别是手术时间较长时。术后应常规给予肌松拮抗药物。

5. 非甾体抗炎药物　该类药物可以和阿片类药物合用以减少阿片类药物的副作用,保证充分的术后镇痛。但此类药物对胃肠道黏膜的刺激作用、肝肾毒性作用及对心血管方面的不良反应,使得该类药物的使用备受争议。所以,对于食管癌患者的术后镇痛应该谨慎使用此类药物。

第三节　单肺通气技术及策略

一、单肺隔离技术

食管癌微创手术需要全身麻醉。手术涉及颈部、胸部及腹部,其中胸腔镜手术部分需要良好的手术野和操作空间。这就涉及在麻醉中应用不同的肺隔离技术及机械通气策略。通常以三种常用的肺隔离技术提供胸腔镜单肺通气:双腔支气管导管(double lumen tube,DLT)、支气管阻塞导管及单腔气管导管复合 CO_2 人工气胸。

(一)双腔支气管导管

1. 左、右侧 DLT 的选择　食管癌微创手术通常选择右侧胸腔镜入路。左侧 DLT 一方面比右侧 DLT 容易插入和对位;另一方面,右侧 DLT 支气管端影响气管旁淋巴结的清扫。因此食管癌微创手术麻醉时支气管导管应选择左侧 DLT。

2. DLT 型号的选择

(1)一般来讲,尽可能选用型号较大的导管,这样可减小气道压力,减轻导管扭曲及提高隔离肺脏成功率。成年男性一般选择 F37~F39 的 DLT;身材矮小的男性和一般身高女性一般选择 F35~F37 的 DLT;个别身材矮小的女性或伴有气管狭窄的患者可选择 F33 的 DLT。

(2)根据胸部 X 线片锁骨水平气管直径。所测气管直径≥18mm,选择 F41 的 DLT;所测气管直径≥16mm,选择 F39 的 DLT;所测气管直径≥15mm,选择 F37 的 DLT;所测气管直径≤14mm,选择 F35 的 DLT。

(3)根据 CT 支气管断层左主支气管直径。小于 11mm 的选择 F35;11~11.9mm 的选择 F37;12~13mm 的选择 F39;大于 13mm 的选择 F41。

(4)应用螺旋 CT 三维重建支气管解剖,将 DLT 的透明底片与支气管三维重建图像重叠,选择 DLT 型号。使 DLT 的选择达到了个体化。

3. DLT 定位方法

(1)听诊法

1) 位置正确:DLT插入后,气管、支气管套囊注气,手控呼吸。左侧通气时,左肺上下呼吸音对称,右侧无呼吸音、无漏气;右侧通气时,右侧上下呼吸音对称,左侧无呼吸音、无漏气。

2) 导管插入过深:左侧通气时,左肺上下呼吸音不对称,左上肺呼吸音减弱,右侧无呼吸音;右侧通气时,右侧上下呼吸音对称或者无呼吸音。

3) 导管插入过浅:左侧通气时,左肺上下呼吸音对称,右侧无呼吸音、无漏气;右侧通气时,左侧漏气或者右侧无呼吸音。

(2) 纤维支气管镜法

1) 位置正确:从气管腔(右侧腔)进行检查,导管的气管开口端在隆突上1~2cm,支气管气囊(蓝色)上端在隆突水平稍下方,纤维支气管镜可以顺利地进入右主支气管;从支气管腔(左侧腔)进行检查,导管末端位于左肺上下叶支气管开口上1~2cm。

2) 位置过深:从气管腔(右侧腔)进行检查,导管的气管开口端位于隆突下左主支气管内,纤维支气管镜不能看到或无法进入右主支气管;从支气管腔(左侧腔)进行检查,纤维支气管镜不能看到左肺上下叶支气管开口。

3) 位置过浅:从气管腔(右侧腔)进行检查,支气管气囊(蓝色)由左主支气管内膨出,将右主支气管开口阻塞,纤维支气管镜不能看到或无法进入右主支气管。

4. DLT 的优点

(1) 肺隔离效果确切,可以自由切换双肺或单肺通气。

(2) 左侧单肺通气是右侧可以持续正压通气。

(3) 术中可以吸除支气管内痰或分泌物。

5. DLT 的缺点

(1) 插管对位操作复杂。

(2) 术中低氧血症发生率高。

(3) 导管过粗,对气道损伤较大。

(4) 支气管套囊影响支气管旁淋巴结清除。

(5) 术后如需机械通气治疗,需要换单腔气管导管。

6. DLT 禁忌证

(1) DLT 插管路径有损伤。

(2) 不能 / 很难直视插管。

(3) 需机械通气的危重患者不能耐受换管。

(4) 体重太轻(小于 25~35kg)或者年龄太小(小于 8~12 岁)的患者。

7. DLT 并发症

(1) 缺氧。

(2) 气管损伤。

(3) 对支气管的刺激与损伤。

(4) 因供氧不足导致死亡。

(5) 感染(咽喉炎、脓肿及气管感染)。

(6) 嘴唇、舌头、上腭、扁桃体、咽喉、声门、气管、隆突等部位外表面的损伤。

(二) 支气管阻塞导管

1. 单腔双囊支气管导管　单腔双囊支气管导管(Univent 导管)是将支气管阻塞导管与单腔管结合在一起,阻塞导管可自由伸缩且前端成角导管型号齐全,内径 ID3.5~ID8.5(图 5-1)。

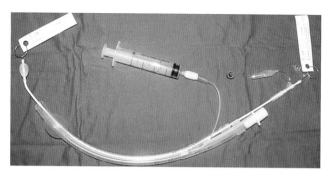

图 5-1　单腔双囊支气管导管

(1) Univent 导管的优点:

1) 易于插入和正确定位。

2) 在侧卧位时仍可进行定位。

3) 术后需要机械通气时不需要换管。

4) 可选择性地阻塞一侧肺的某些肺叶。

5) 术中可对非通气侧肺给予 CPAP。

(2) Univent 导管的缺点:

1) 导管材质较硬,在气管内旋转时可损伤气道。

2) 阻塞导管内径较小,手术侧肺萎陷慢。

3) 手术侧支气管内血及分泌物不易吸出。

4) 套囊压力高。

2. Arndt 支气管阻塞导管　Arndt 支气管阻塞导管是一种有引导线的阻塞导管(wire-guided endobronchial blocker,WEB)(图 5-2)。远端套囊为低压高容型。7F、9F 型号导管长度分别为 65cm 和 78cm,管腔内径为 1.4cm。管腔内有一根柔软的尼龙丝,从近端开口进远端开口出,且形成一个柔软的圈套。置入导管时可套在纤维支气管镜上,在纤维支气管镜引导下插入目标支气管内。定位准确后将引导线退出,其管腔可用于吸痰及加速肺萎陷,还可用于术中 CPAP(图 5-3)。另外,Arndt 导管有一种配套的多开口气道连接器,分别可与单腔管、Arndt 导管、纤维支气管镜及供气装置连接,在置入导管时可进行正压通气。这种阻塞导管主要的缺点是,引导线一旦拔出,就不可能再放回原位。如果因体位变化或术中牵拉导致导管位置发生改变,尤其是导管退入到主气管内,导管将很难复位。

3. Coopdech 支气管阻塞导管　Coopdech 支气管阻塞导管是由日本麻醉科专家 Ishizaki 医师发明的。它的外形与 Arndt 导管相似,但导管的材质较 Arndt 导管硬,最主要的是导管远端设计成弯角,可顺利地将导管插入目标支气管(图 5-4)。值得

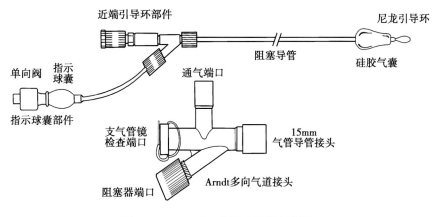

图 5-2 Arndt 支气管阻塞导管示意图

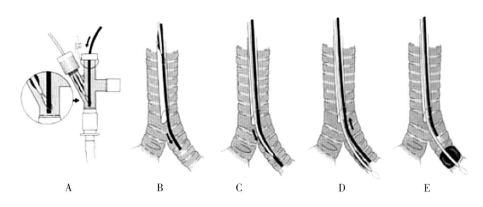

图 5-3 纤维支气管镜引导 Arndt 支气管阻塞导管插管示意图

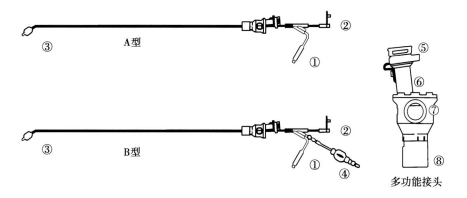

图 5-4 Coopdech 支气管阻塞导管

注:①指示球囊;②充气阀;③气囊;④气囊专用充气膜;⑤纤维镜插口;⑥气管支气管插管插口;⑦接口(锥头);⑧接口(锥套)

一提的是，Coopdech 导管的套囊采用硅材料制成，与支气管组织的接触面大，同等条件下，套囊内压力明显小于 Univent 导管和 Arndt 导管，说明对支气管黏膜损伤小。

4. Cohen Flexitip 支气管阻塞导管　Cohen Flexitip 支气管阻塞导管是由美国麻醉医师 Edmond Cohen 发明的一种头部可旋转的支气管阻塞导管（图 5-5）。它是一根长 62cm，外径为 9Fr，内径 1.6cm 的导管。其前端连接着 3cm 长的软尼龙制的可旋转头部；远端有一可旋转小轮。逆时针旋转小轮可使其头部弯曲 90°以上。在插管操作时，通过调节小轮的方向就可将阻塞导管顺利地插入目标支气管。其内腔可用于吸引分泌物，还可用于对萎陷肺进行吹氧以纠正术中低氧血症。

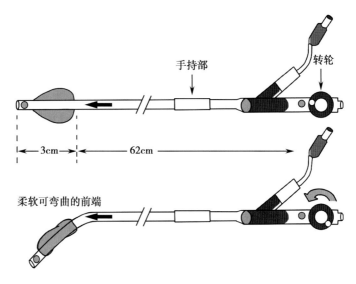

图 5-5　Cohen Flexitip 支气管阻塞导管示意图

(三) 单腔气管导管

传统意义上的开胸手术或胸腔镜手术均需要良好的术野。在 DLT 发明应用以前，胸科手术只能用单腔气管插管行双肺通气。这种麻醉方法既影响手术操作又由于患侧肺被反复牵拉，术后极易发生急性肺损伤，导致手术失败。随着胸腹腔镜技术的不断发展，一种新的通气技术应运而生——"单腔气管插管 +CO_2 人工气胸"技术。这一技术最早的报道是应用于胸腔镜交感神经离断术麻醉。目前 CO_2 人工气腹安全性和有效性已经得到公认。CO_2 建立人工气胸法的原理与人工气腹的方法相同，是向胸腔内持续吹入 CO_2，控制其流速，形成稳定的胸膜腔内持续正压，使肺萎陷，达到术野的显露。

该方法的优点在于：人工气胸建立后，肺萎陷得更加充分迅速，纵隔内脂肪组织间隙增宽，淋巴结周围组织间隙也增宽，方便游离，且出血量较少。同时在保证胸腔压力不变的情况下，可以将 Trocar 适当开放，这样有利于将超声刀和电凝钩产生烟雾排出，使术野更加清晰。

该方法的不足之处在于：人工气胸如果压力过大，会使纵隔向健侧移动，压迫心脏和大血管，导致血流动力学不稳定；长时间 CO_2 气胸，胸膜可吸收 CO_2 导致

$PaCO_2$升高;如患侧胸腔内有粘连则肺无法萎陷;胸腔内如用负压吸引装置,萎陷肺会因压力下降而复张。

研究显示,采用CO_2建立人工气胸,在充气流速3L/min、维持胸膜腔内压6~8mmHg的范围内,肺萎陷良好,血流动力学影响轻微。

二、单肺通气

不恰当的单肺通气(one-lung ventilation,OLV)设置可引起开胸术后肺部并发症,其机制可能是低氧血症、氧化应激及牵张性肺损伤等多重打击造成的。其中包括通气侧肺通气设置不当及吸入高浓度氧可引起炎症因子大量释放,中性粒细胞、巨噬细胞聚集,肺毛细血管内皮、肺泡上皮损伤,通透性增加;手术侧肺的外科操作损伤、肺萎陷/复张造成的肺缺血再灌注释放大量活性氧/活性氮,以及术前放化疗引起的全身氧化应激损伤等。保护性肺通气策略(lung protective ventilation strategy,LPVS)是20世纪90年代提出的,在应用机械通气治疗ARDS时新的通气设置。传统的大潮气量的通气模式在呼气末肺泡处于萎陷状态,在吸气末时,大潮气量使得肺泡过度膨胀,长期这样通气必然造成呼吸机相关肺损伤。应用保护性通气模式,适当的PEEP可以使呼气末的肺泡处于开放状态,而小的潮气量又不至于使肺泡过度膨胀。LPVS在ALI/ARDS治疗中已广泛应用,近年来其在OLV中的作用日益受到麻醉医师重视并已逐渐成为主流。

(一) 潮气量

传统观点认为OLV时应采用接近双肺通气时的潮气量,因为大潮气量确实能增加动脉氧分压。但早期的研究显示,在OLV时大潮气量可造成肺损伤,使ALI发病率显著增加,并明显增加某些有害炎性细胞因子的产生。近年来,多个指南建议在OLV期间应用6~8ml/kg理想体重的小潮气量,既可以满足OLV时身体的氧供需平衡,又可以避免大潮气量造成的肺损伤。

(二) 呼气末正压

通气侧给予适当的呼气末正压(positive end-expiratory pressure,PEEP)可以增加功能残气量,改善通气/血流比例失调,防止术中发生肺泡萎陷,增加肺的顺应性,可明显降低术后ALI的发生。有报道显示在食管癌手术OLV过程中,应用6ml/kg潮气量结合$5cmH_2O$的PEEP的通气模式,术后IL-6,TNF-α产生明显减少。但是最佳PEEP值的确定比较困难,在研究和监测机械通气时,最常用的方法就是压力容量曲线(图5-6)。在曲线的开始段有一向上的拐点称为

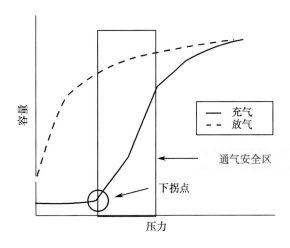

图 5-6 Cohen Flexitip 支气管阻塞导管示意图

低位拐点。代表吸气顺应性改善，是萎陷肺泡复张的点。所对应的压力（pinflex）为逐渐增加 PEEP 时肺泡突然大量开放时的压力切换点。在呼气末使用等于或略高于 pinflex 的压力水平，将会产生明显的肺泡复张作用。使较多的肺泡维持在开放状态，从而避免了终末气道和肺泡反复塌陷和复张的剪切力所致的肺损伤。目前，许多学者把［pinflex±（2~3）cmH$_2$O］的压力水平作为最佳的 PEEP（best PEEP），以此指导 PEEP 的调节。在低位拐点之后，肺顺应性最大。容积与压力呈直线关系。在曲线末可见一向下的拐点，称为高位拐点。此点提示当潮气量超过该点的容积时，大部分肺泡将处于过度扩张状态，顺应性下降，容积伤将难以避免。由于肺容积较低和较高均可引起肺损伤，所以机械通气应在上下拐点之间的"安全区"进行。

（三）容许性高碳酸血症（permissive hypercapnia，PH）

小潮气量通气时，有可能产生高碳酸血症，最近的研究表明在没有相关禁忌证时适当的高碳酸血症是有益的，它可使氧解离曲线右移，为组织提供更多的氧。Hager 等报道在肥胖患者中，轻微的高碳酸血症［呼气末二氧化碳（ETCO$_2$）= 52mmHg］可使皮下氧分压增加 22mmHg。虽然高碳酸血症对心肌有直接抑制作用，但是心肌抑制通常发生在 PaCO$_2$>75mmHg 时，在 OLV 中，轻微的高碳酸血症可增加心脏射血分数和肺血管阻力，降低微循环阻力，对缺血性肺血管收缩也有加强作用。

（四）气道内持续正压通气

气道内持续正压通气（continuous positive airway pressure，CPAP）是 OLV 期间提高氧合的首选措施，非通气肺接受合适的 CPAP 可显著提高 PaO$_2$，又不会干扰外科医师的手术操作。非通气侧肺运用 2cmH$_2$O 或 5cmH$_2$O CPAP 结合 FiO$_2$ 为 100% 的通气方式可产生较高 PaO$_2$、较低 Qs/Qt，适用于临床。

（五）压力控制通气（pressure control ventilation，PCV）

习惯上，在单肺通气时麻醉医师经常采用容量控制通气（CVC），在吸气时呼吸机以一个恒定的流速、递增的压力将设定的潮气量打入肺内。CVC 时的吸气压力取决于设定的潮气量、PEEP、气流速率、阻力及呼吸系统顺应性。除非气道压超过设定的压力限制，吸入气量尽可能达到设定的潮气量值。PCV 是一种减速的流量形式，在吸气一开始它以最大的流量达到设定的压力值，之后流量迅速下降，使肺顺应性在膨胀过程中逐渐下降。PCV 被认为是 OLV 较为合理的通气模式，因为该模式下肺内气体分布更均一并且有利于时间常数大的肺泡单位充气，提高通气/灌注比例。在 OLV 期间，PCV 模式明显改善术前低肺功能患者的 PaO$_2$，降低气道峰压，适用于限制性肺部疾病的患者；而对于术前肺功能正常的患者，两种通气模式的氧合无差异，但 PCV 模式气道压力显著降低，有利于减少气道损伤；如果 PCV 联合 4cmH$_2$O PEEP 可提高 PaO$_2$，减小 Qs/Qt，降低气道压力。

（六）肺泡复张策略

肺泡复张策略（alveolar recruitment strategy，ARS）的概念也是在治疗 ARDS 时提出的，研究结果显示 40cmH$_2$O 压力是使萎缩塌陷肺泡扩张的临界气道压力，如果将吸气压力提高到该压力水平以上并维持适当的 PEEP，可开放萎陷的肺泡，增加肺顺应性,提高通气/灌注比例、阻止肺泡表面活性物质丢失,有利于增加 PaO_2 和避免肺损伤。

在 OLV 期间,间断运用 ARS 也可提高 PaO_2,减小 Qs/Qt;有时把其作为肺保护性通气的一种补充策略,用来扩张由于小 Vt 或其他原因使呼吸管道断开所致的不能完全膨胀的通气侧肺,提高 PaO_2。

综上所述,在食管癌微创手术期间,除了要保证基本的氧合和通气要求外,还应尽量避免或加重通气相关肺损伤。一方面,应使更多肺泡维持在开放状态,以减少肺萎陷伤;另一方面,应避免吸气末肺容积和压力过高,以减少容积伤和气压伤。因此,根据目前已有的研究结果,通气侧予低潮气量结合适当的 PEEP、术侧予 CPAP 及 PH、间断应用 ARS,尽可能缩短 OLV 时间,避免吸入纯氧和液体输入过多是有效的保护性肺通气方式。在"单腔气管插管 +CO_2 人工气胸"的麻醉过程中同样可以应用低潮气量结合适当的 PEEP 的通气方法,但是要注意胸膜对 CO_2 的吸收可导致 $PaCO_2$ 升高,机械通气时要根据呼气末 CO_2($PetCO_2$)浓度调整呼吸频率,避免高碳酸血症的发生。

第四节 术后镇痛

一、术后疼痛的定义和危害

(一) 定义

术后疼痛是指手术后发生的急性疼痛,通常为伤害性疼痛,一般持续 7 天以内,是临床上常见和需紧急处理的疼痛。术后疼痛如果不能在初始状态下充分被控制,可能发展为慢性疼痛(chronic post-surgical pain,CPSP),其性质也可能转变为神经病理性疼痛或混合性疼痛。研究表明,小至腹股沟疝修补术,大到体外循环等大手术,都可发生 CPSP,其发生率高达 19%~56%,持续疼痛达半年甚至数十年。食管癌微创手术虽然较常规开胸食管癌根治术对机体的损伤显著降低,但是胸部、腹部、颈部的切口以及术后放置的引流管均会导致中度以上的急性疼痛。

(二) 术后疼痛的危害

1. 手术后疼痛可增加氧消耗,导致短期内心血管系统、呼吸系统、消化系统、泌尿系统、骨骼肌肉系统、神经内分泌系统及代谢、心理、精神的不良影响。

2. 疼痛控制不当还可导致慢性疼痛,疼痛导致的外周和中枢敏化以及中枢可塑性形成,使慢性疼痛可具有神经病理性疼痛的性质。

二、术后疼痛的监测和评估

(一) 疼痛评估

治疗疼痛前后均应进行常态和动态的疼痛评估。评估内容包括:

1. 疼痛部位。

2. 静息和运动时的疼痛强度。

3. 是否有突发性疼痛。

4. 是否伴危及生命的病理生理状态。

5. 治疗反应和副作用。

6. 患者的满意度。

(二) 疼痛强度评定

疼痛强度常采用视觉模拟评分(VAS)或数字等级量表(NRS)评定。

1. VAS 一条长 100mm 的标尺,一端指示无痛,另一端代表最剧烈的疼痛,患者依据感受的疼痛强度,标定相应位置。

2. NRS 用 0~10 等分刻度标记出不同程度的强度等级,0 为无痛,10 为最剧烈的疼痛,4 以下为轻度痛,5~6 为中毒痛,7~9 为重度痛。

(三) 多学科协作

应提倡成立包括麻醉医师、外科医师、麻醉科护士和外科护士的跨学科急性疼痛管理组(APS)以提高术后镇痛的质量和满意度,达到最大的减低副作用的目的。

(四) 注意事项

在术后镇痛过程中,应监测并记录生命体征、镇静状态、脉搏氧饱和度以及可能发生的恶心、呕吐、瘙痒、尿潴留、呼吸抑制、运动或感觉障碍等副作用,处理方法和结果。

三、镇痛药物的选择

(一) 对乙酰氨基酚和非甾体抗炎药

对乙酰氨基酚(paracetamol)和非甾体抗炎药(non-steroidal anti-inflammatory drugs, NSAIDs)是一类具有解热、镇痛、抗炎、抗风湿作用的药物。主要作用机制是抑制环氧合酶(COX)和前列腺素类(PGs)的合成。对 COX_1 和 COX_2 作用的选择性是其发挥不同药理作用和引起不良反应的主要原因之一。

1. 对乙酰氨基酚 是常用的解热镇痛药,抑制中枢的 COX_3,从而发挥抑制 COX_2 的效应,还有调节抑制下行的 5-HT 能通路和抑制中枢 NO 合成的作用。单独应用对轻至中度疼痛有效,与阿片类或曲马多或 NSAIDs 药物联合应用,可发挥镇痛相加或协同效应。

2. 非选择性 NSAIDs 和选择性 COX_2 抑制剂 原则上所有 NSAIDs 药物均可用于可口服患者的术后轻至中度疼痛的镇痛,或在术前、手术结束后即刻服用作为多模式镇痛的组成部分。由于食管癌手术后需要禁食水,故不适合应用口服止痛药物。注射药物有氯诺昔康、酮洛酸(ketoprofen)、氟比诺芬酯(flurbiprofen axetil)和帕瑞昔布(parecoxib)等。

所有非选择性 NSAIDs 和选择性 COX_2 抑制药都影响肾功能,在脱水、血容量减低等肾前性或肾实质性损害患者可能导致肾衰竭。一般而言,非选择性 NSAIDs 的消化道损害发生率高于选择性 COX_2 抑制药。由于对心脏的影响既取决于药物对前列环素、血栓素的影响,也和药物对 NO 等多重影响有关,应该重视长期、大量给予选择性 COX_2 抑制药对心血管的不利影响和对食管癌手术吻合口愈合的影响,是否选择性 COX_2 抑制药的心血管并发症发生率高于非选择性 NSAIDs 仍未确定。

非甾体抗炎药的高危因素如下：

(1) 高龄(年龄 >65 岁)

(2) 原有易损脏器基础疾病

1) 上消化道溃疡、出血。

2) 缺血性心脏病或脑血管病。

3) 肾功能障碍以及有术中可能出现的肾功能损害的因素。

4) 出凝血机制障碍。

5) 同时服用皮质激素或血管转化酶抑制剂或利尿剂。

6) 大剂量使用,合并高血糖、高血压等因素。

(二) 阿片类及类阿片类药物

1. 阿片类药物

(1) 吗啡:吗啡的主要作用是镇痛,作用于脊髓、延髓、中脑和丘脑等痛觉传导区阿片受体而提高痛阈。皮下注射吸收不恒定,肌内注射吸收良好,15~30 分钟出现作用,45~90 分钟达高峰,作用维持时间 4~6 小时。吗啡的给药途径很多,可经皮、口腔、鼻、胃肠道、直肠、静脉、肌内和椎管给药。吗啡的不良反应主要有呼吸抑制、平滑肌的激动作用、成瘾性和耐受性。吗啡对呼吸中枢有抑制作用,使其对二氧化碳张力的反应性降低,过量可致呼吸衰竭而死亡。兴奋平滑肌,增加肠道、胆道、输尿管、支气管平滑肌张力,引起恶心、呕吐、便秘、尿潴留等。连用 3~5 天即产生耐药性,1 周以上可成瘾。偶见瘙痒、荨麻疹、皮肤水肿等过敏反应。

(2) 哌替啶:又名杜冷丁,其作用机制与吗啡相同,效力约为吗啡的 1/10~1/8,与吗啡在等效剂量下可产生同样的镇痛、镇静及呼吸抑制作用,但后者维持时间较短,无吗啡的镇咳作用。有轻微的阿托品样作用,可引起心率增快。成人每次 50~100mg,肌肉或静脉注射。哌替啶也可通过椎管内给药治疗术后疼痛。急性疼痛治疗日剂量不超过 1000mg,不推荐长时间、大剂量或反复使用。不良反应与吗啡基本相似,但程度较吗啡轻,治疗剂量时可出现轻度的眩晕、出汗、口干、恶心、呕吐、心动过速及体位性低血压等,对平滑肌的激动作用弱于吗啡,故较少引起便秘和尿潴留。

哌替啶逾量中毒时可出现呼吸减慢、浅表而不规则,发绀,嗜睡,进而昏迷,皮肤湿冷,肌无力,脉缓及血压下降,偶尔可先出现阿托品样中毒症状、瞳孔扩大、心动过速、兴奋、谵妄,甚至惊厥,然后转入抑制。必要时人工呼吸、吸氧、给予升压药提高血压,β- 肾上腺素受体阻滞药减慢心率、补充液体,维持循环功能。

(3) 芬太尼及其衍生物:芬太尼是人工合成的苯基哌替啶类麻醉性镇痛药,镇痛作用机制与吗啡相似,为阿片受体激动剂,作用强度为吗啡的 80~100 倍。口服经胃肠道吸收,但临床一般采用注射给药。静脉注射 1 分钟即起效,4 分钟达高峰,维持 30~60 分钟。肌内注射时约 7~8 分钟产生镇痛作用,可维持 1~2 小时。肌内注射生物利用度为 67%,蛋白结合率为 80%,消除 $t_{1/2}$ 约 3.7 小时。主要在肝脏代谢,代谢产物与约 10% 的原形药由肾脏排出。

芬太尼适用于麻醉前、中、后的镇静与镇痛,是目前复合全麻中常用的药物。用于麻醉前给药及诱导麻醉,并作为辅助用药与全麻及局麻药用于各种手术。与氟哌利多合用,能使患者安静,对外界环境漠不关心,但仍能合作。亦用于围术期各种剧烈疼痛和癌性疼痛,常通过硬膜外腔或静脉注射连续给药,适用于患者自控镇痛。

能用于术后镇痛的衍生物主要有舒芬太尼和阿芬太尼。其中,舒芬太尼镇痛强度为芬太尼的5~10倍,作用持续时间约为其2倍,阿芬太尼的镇痛强度为芬太尼的1/4,作用时间约为其1/3。

同前面介绍的两种阿片药相比,芬太尼作用迅速,维持时间短,不释放组胺,对心血管功能影响小。对呼吸的抑制作用弱于吗啡,但静脉注射过快则易抑制呼吸。纳洛酮等能拮抗其呼吸抑制和疼痛作用。一般不良反应为眩晕、视物模糊、恶心、呕吐、低血压、胆道括约肌痉挛、喉痉挛及出汗等。偶有肌肉抽搐。严重不良反应为呼吸抑制、窒息、肌肉僵直及心动过缓,如不及时治疗,可发生呼吸停止、循环抑制及心搏骤停等。有成瘾性,但较哌替啶轻。支气管哮喘、重症肌无力患者应禁用芬太尼。妊娠妇女、心律失常患者应慎用。

(4)布托啡诺:它是一种新型的阿片类镇痛药,其激动 κ - 阿片肽受体,对 μ - 受体则具有激动和拮抗双重作用。它主要作用与中枢神经系统(CNS)中的这些受体相互作用,间接发挥其药理作用,包括镇痛作用。除此外,对 CNS 的影响包括减少呼吸系统自发性的呼吸、咳嗽、兴奋呕吐中枢、缩瞳、镇静等药理作用。其作用可能是通过非 CNS 作用机制实现的,如改变心脏血管(神经)的电阻和电容、支气管运动张力、胃肠道分泌、运动肌活动及膀胱括约肌活动。

镇痛作用一般在静脉注射几分钟,肌注 10~15 分钟后开始。30~60 分钟达到高峰,维持时间为 3~4 小时,与吗啡、哌替啶及喷他佐辛相当。主要用于治疗各种癌性疼痛、手术后疼痛。静脉注射剂量为 1mg,肌内注射剂量为 1~2mg。如需要,每 3~4 小时可重复给药 1 次。一般建议单次剂量不超过 4mg。不良反应主要为嗜睡、头晕、恶心、呕吐。对其过敏者禁用。因阿片的拮抗特征,不宜用于依赖那可丁的患者。年龄小于 18 岁的患者禁用。

(5)地佐辛:地佐辛同样是阿片受体激动剂 / 拮抗剂。该药成瘾性小,皮下、肌内注射吸收迅速,肌注 30 分钟内生效,静注 15 分钟内生效。本品 5~10mg 的镇痛效力相当于哌替啶 50~100mg。$t_{1/2}$ 为 2.2~2.8 小时。在肝脏代谢,用药 8 小时内 80% 以上经尿排泄。用于术后痛、内脏及癌性疼痛。

2. 类阿片类镇痛药　曲马多为人工合成的非阿片类中枢性强效镇痛药。作用机制与阿片类药物相似,但不完全相同,故列为非麻醉性镇痛药。它至少通过两种截然不同但又互补的作用机制产生镇痛作用,即弱阿片机制和非阿片机制。另外,它还可通过抑制神经元突触对去甲肾上腺素的再摄取,并增加神经元外 5- 羟色胺浓度,从而增强中枢神经系统对疼痛的下行性抑制作用而产生镇痛作用。镇痛强度为吗啡的 1/10,无欣快感,镇静作用较哌替啶稍弱,治疗剂量无致平滑肌痉挛和明显的呼吸抑制作用,对心血管系统基本无影响,不会引起便秘及排尿困难。肌内注射后 1~2 小时产生峰值效应,镇痛持续时间约为 5~6 小时。主要副作用为恶心、呕吐、眩晕、嗜睡、出汗和口干,其处理见阿片类镇痛药,便秘和躯体依赖的发生率远低于阿片类药物。

(三) 局部麻醉药

局部麻醉药用于术后镇痛治疗主要通过椎管内用药、区域神经丛或外周神经干阻滞以及局部浸润等方法。局麻药与阿片类药物联合应用,可增效镇痛作用并延长镇痛时间。临床上椎管内术后镇痛常合并使用局麻药和阿片类药物,既发挥止痛协同作用又可降低每种药物的毒性,而在区域神经丛,外周神经干及局部浸润时只使用局部麻醉药。

常用于术后镇痛的局部麻醉药有:布比卡因(bupivacaine)、左旋布比卡因(levobupivacaine)、罗哌卡因(ropivacaine)和氯普鲁卡因(chloroprocaine)。布比卡因作用时间长、价格低,广泛用于术后镇痛,但药物过量易导致中枢神经系统和心脏毒性。左旋布比卡因的药理特性与布比卡因类似,但其心脏毒性低于布比卡因。罗哌卡因的显著特点是产生有效镇痛的药物浓度(0.0625%~0.15%)对运动神经阻滞作用较弱,"动感分离"现象较布比卡因更明显,且毒性低于布比卡因和左旋布比卡因,是用于术后镇痛较理想的局部麻醉药。氯普鲁卡因起效迅速,低浓度时有一定的"动感分离"现象是其特点。

四、给药途径和给药方案

(一) 口服给药

适用于神志清醒的、非胃肠手术和术后胃肠功能良好患者的术后轻、中度疼痛的控制;也可在术后疼痛减轻后,以口服镇痛作为延续;用作其他给药途径的补充(如预先镇痛)或多模式镇痛的组分。

由于食管癌手术后需要禁食水,故不适合应用口服止痛药物。

(二) 肌内注射给药

由于单次肌内注射给药不能够维持体内有效的血药浓度,镇痛效果欠佳。

常用药物有 NSAIDs(酮洛酸、氯诺昔康、美洛昔康、帕瑞昔布)、曲马多、哌替啶和吗啡的注射剂。

肌注给药起效快于口服给药。但注射痛、单次注射用药量大、副作用明显,重复给药易出现镇痛盲区。

(三) 静脉注射给药

1. 单次或间断静脉注射给药 起效快,适用术后急性疼痛,但药物血浆浓度峰谷比大,易出现镇痛盲区,对术后持续痛者,需按时给药。静脉炎、皮下渗漏为常见并发症。常用药物有 NSAIDs(氟比洛芬酯、酮洛酸、氯诺昔康、帕瑞昔布)、曲马多及阿片类(哌替啶、吗啡、芬太尼、舒芬太尼)的注射剂。

2. 持续静脉注射给药 一般先给负荷量,迅速达到镇痛效应后,以维持量维持镇痛作用。但由于术后不同状态疼痛阈值变化,药物恒量输注的半衰期不等,更主张使用患者自控方法,达到持续镇痛和迅速制止爆发痛。

(四) 局部给药

局部给药镇痛优点是镇痛作用更加完善,术后应激反应较轻,炎性介质和细胞因子的异常释放减少,肺动脉栓塞的发生率较低,如采用低浓度、有感觉运动分离特性的局麻药,可达到清醒镇痛。

1. 局部浸润　局部浸润简单易行,适用于浅表或微创小切口手术,也可以切口长效局麻药浸润,减少全身镇痛药的用量。局麻药中加入阿片类药物,可增效镇痛作用并延长镇痛时间。

2. 外周神经阻滞　适用于相应神经丛、神经干支配区域的术后镇痛。例如肋间神经阻滞、椎旁神经阻滞,由于患者可保持清醒,对呼吸、循环功能影响小,特别适于老年、接受抗凝治疗患者和心血管功能代偿不良者。使用导管留置持续给药,可以获得长时间的镇痛效果。神经电刺激器和超声引导下的神经阻滞术可提高导管留置的精确性。

3. 硬脊膜外腔给药　适用于胸、腹部手术后疼痛的控制。其优点是:不影响神志和病情观察,镇痛完善,也可做到不影响运动和其他感觉功能。手术后 T_3~T_5 硬膜外腔镇痛,不仅镇痛效果确实,还可改善冠状动脉血流量,减慢心率,有利于纠正心肌缺血。腹部手术后硬膜外腔镇痛虽然可能导致胸部和下肢血管代偿性收缩,但可改善肠道血流,利于肠蠕动恢复、有利于肠功能恢复。缺点是镇痛效果与穿刺点和阻滞脊神经平面相关,由于食管癌微创手术切口多、范围广,硬膜外镇痛常存在疼痛阻滞不全;硬膜外腔给药对交感神经亦有阻滞作用,术后患者常出现持续性低血压;硬膜外穿刺、置管为有创操作,可发生感染、出血、硬膜外血肿、脊神经损伤等相关并发症。

术后硬膜外镇痛过去多采用单一局麻药,如 0.2% 罗哌卡因和 0.15% 布比卡因,但所需药物浓度较高,导致运动麻痹为其缺陷。单纯使用 1~4mg 吗啡硬膜外镇痛起效慢,可能带来延迟性呼吸抑制,加之作用时间长(12 小时以上),调整剂量不易,已较少使用。

局麻药中加入阿片类药物不仅可达到镇痛的协同作用,还可减低这两类药物的副作用,是目前最常用的配伍,多以患者自控方式给药。

(五)患者自控镇痛

患者自控镇痛(patient controlled analgesia,PCA)具有起效较快、无镇痛盲区、血药浓度相对稳定、可及时控制爆发痛以及用药个体化、患者满意度高、疗效与副作用比值大等优点,是目前术后镇痛最常用和最理想的方法,适用于手术后中到重度疼痛。

PCA 需设置负荷剂量(loading dose)术后立刻给予,药物需起效快,剂量应能制止术后痛,避免术后出现镇痛空白期,又不影响术后清醒和拔除气管导管。也可术前使用作用时间长的镇痛药物,起超前镇痛和覆盖手术后即刻痛的作用。

持续剂量(continous dose)或背景剂量(background dose)保证术后达到稳定的、持续的镇痛效果。静脉 PCA 时,对芬太尼等脂溶性高、蓄积作用强的药物应该不用恒定的背景剂量或仅用低剂量;

冲击剂量(bolus dose)使用速效药物,迅速制止爆发痛。一般冲击剂量相当于日剂量的 1/10~1/12;

锁定时间(lockout time)保证在给予第一次冲击剂量达到最大作用后,才能给予第二次剂量,避免药物中毒。有的镇痛泵还设定 1 小时限量(如吗啡 10~12mg),4 小时限量等。

PCA的镇痛效果是否良好,以是否达到最大镇痛作用、最小副作用来评定。VAS 0~1,镇静评分0~1分,无明显运动阻滞。副作用轻微或缺如,PCA泵有效按压数/总按压数比值接近1,没有采用其他镇痛药物,患者评价满意即为镇痛效果好。

根据不同给药途径分为:静脉PCA(PCIA)、硬膜外PCA(PCEA)、皮下PCA(PCSA)和外周神经阻滞PCA(PCNA)。

1. PCIA　采用的主要镇痛药有阿片类药(布托啡诺、吗啡、芬太尼、舒芬太尼及阿芬太尼)和曲马多。为防止阿片类药物的恶心、呕吐等不良反应,常可在镇痛合剂中加入抗呕吐药。

2. PCSA　适用于静脉穿刺困难的患者。药物在皮下可能有存留,生物利用度约为静脉给药的80%。起效慢于静脉给药,镇痛效果与PCIA相似,如采用留置管应注意可能发生导管堵塞或感染。常用药物为吗啡、氯胺酮和丁丙诺啡。哌替啶具有组织刺激性不宜用于PCSA。

3. PCEA　适用于术后中、重度疼痛。常采用低浓度罗哌卡因或布比卡因等局麻药复合芬太尼、舒芬太尼、吗啡、布托啡诺等药物。

4. PCNA　神经丛或神经干留置导管采用PCA持续给药。

(六) 多模式镇痛

多模式镇痛(multimodal analgesia)是联合使用作用机制不同的镇痛药物或镇痛方法镇痛,由于作用机制不同而互补,镇痛作用相加或协同,同时每种药物的剂量减少,副作用相应降低,从而达到最大的效应/副作用比。

1. 镇痛药物的联合应用

(1) 阿片类(包括激动药或激动-拮抗药,下同)或曲马多与对乙酰氨基酚联合。对乙酰氨基酚的每日量1.5~2.0g,可节俭阿片类药物20%~40%。

(2) 对乙酰氨基酚和NSAIDs联合,两者各使用常规剂量的1/2,可发挥镇痛协同作用。

(3) 阿片类或曲马多与NSAIDs联合,使用常规剂量的NSAIDs可节俭阿片类药物20%~50%,尤其是可能达到患者清醒状态下的良好镇痛。在脑脊液中浓度较高的COX_2抑制剂(如帕瑞昔布)术前开始使用具有抗炎、抑制中枢和外周敏化作用,并可能降低术后疼痛转化成慢性疼痛的发生率。

(4) 阿片类与局麻药联合用于PCEA。

(5) 氯胺酮、可乐定等也可与阿片类药物联合应用,偶尔可使用三种作用机制不同的药物实施多靶点镇痛。

2. 镇痛方法的联合应用　主要指局部麻醉药切口浸润(区域阻滞或神经干阻滞)与全身性镇痛药(NSAIDs或曲马多或阿片类)的联合应用。患者镇痛药的需要量明显降低,疼痛评分减低,药物的不良反应发生率低。

五、小结

食管癌微创治疗手术包括胸腔镜、腹腔镜、上腹部小切口及颈部切口等多处损伤,加之胸腔引流管对胸膜及肋间神经的刺激,术后如果没有有效的镇痛治疗将会给患者带来中度以上的疼痛。术后急性疼痛严重干扰患者身体各系统正常生理功能,并对患者心理及精神上造成不良影响,减慢康复过程,甚至导致多种术后并发症的发生,降低手术成功率。因此,术后镇痛是围术期必不可少的治疗措施。

由于食管癌微创治疗手术切口多、涉及的感觉神经分布广,因此,单一的药物和单一的给药途径常不能阻止复杂的疼痛机制和达到有效的术后镇痛目的。推荐多模式、多种药物平衡应用的个体化镇痛原则,就是选用作用机制不同而副作用也不相同的镇痛药物,或不同的镇痛方法互相补充,达到镇痛作用相加和副作用不相加(因每种药物剂量减小,副作用减低)的效果。比如,术前应用局麻药局部浸润或神经阻滞阻断感觉神经的传导;术中应用 NSAIDs 及肾上腺皮质激素类药物减轻手术对机体造成的炎症反应;术后应用阿片类药物 PCIA 持续、全身镇痛。术后及时随访,根据疼痛程度调整给药剂量。达到安全止痛,清醒止痛,运动止痛,低副作用止痛和患者高满意度止痛的目的。

(孙　莉　郑　晖　张国华)

参 考 文 献

1. Degani-Costa LH,Faresin SM,dos Reis Falcão LF. Preoperative evaluation of the patient with pulmonary disease. Braz J Anesthesiol,2014,64(1):22-34.

2. Ferguson MK,Durkin AE. Preoperative prediction of the risk of pulmonary complications after esophagectomy for cancer. J Thorac Cardiovasc Surg,2002,123(4):661-669.

3. Kuwano H,Sumiyoshi K,Sonoda K,et al. Relationship between preoperative assessment of organ function and postoperative morbidity in patients with oesophageal cancer. Eur J Surg,1998,164(8):581-586.

4. Ramakrishna G,Sprung J,Ravi BS,et al. Impact of pulmonary hypertension on the outcomes of noncardiac surgery:predictors of perioperative morbidity andmortality. J Am Coll Cardiol,2005,45(10):1691-1699.

5. Dionigi G,Rovera F,Boni L,et al. Cancer of the esophagus:the value of preoperative patient assessment. Expert Rev Anticancer Ther,2006,6(4):581-593.

6. Millikan KW,Silverstein J,Hart V,et al. A 15-year review of esophagectomy for carcinoma of the esophagus and cardia. Arch Surg,1995,130(6):617-624.

7. Dos Santos CC,Slutsky AS. Invited review:mechanisms of ventilator-induced lung injury:a perspective. J Appl Physiol(1985),2000,89(4):1645-1655.

8. Fleisher LA,Beckman JA,Brown KA,et al. ACC/AHA 2007 guidelines on perioperative cardiovascular evaluation and care for noncardiac surgery:Executive summary:A Report of the American College of Cardiology/American Heart Association Task Force on Practice Guidelines(Writing Committee to Revise the 2002 Guidelines on Perioperative Cardiovascular Evaluation for Noncardiac Surgery). Circulation,2007,116(17):1971-1996.

9. Ryan AM,Hearty A,Prichard RS,et al. Association of hypoalbuminemia on the first postoperative day and complications following esophagectomy. J Gastrointest Surg,2007,11(10):1355-1360.

10. Keller SM,Ryan LM,Coia LR,et al. High dose chemoradiotherapy followed by esophagectomy for

adenocarcinoma of the esophagus and gastroesophageal junction: Results of a phase II study of the Eastern Cooperative Oncology Group. Cancer, 1998, 83(9): 1908-1916.

11. Ruol A, Portale G, Zaninotto G, et al. Results of esophagectomy for esophageal cancer in elderly patients: Age has little influence on outcome and survival. J Thorac Cardiovasc Surg, 2007, 133(5): 1186-1192.

12. Jougon JB, Ballester M, Duffy J, et al. Esophagectomy for cancer in the patient aged 70 years and older. Ann Thorac Surg, 1997, 63(5): 1423-1427.

13. Grotenhuis BA, Wijnhoven BP, Grüne F, et al. Preoperative Risk Assessment and Prevention of Complications in Patients With Esophageal Cancer. J Surg Oncol, 2010, 101(3): 270-278.

14. Healy LA, Ryan AM, Gopinath B, et al. Impact of obesity on outcomes in the management of localized adenocarcinoma of the esophagus and esophagogastric junction. J Thorac Cardiovasc Surg, 2007, 134(5): 1284-1291.

15. Chung F, Yegneswaran B, Liao P, et al. STOP questionnaire: a tool to screen patients for obstructive sleep apnea. Anesthesiology, 2008, 108(5): 812-821.

16. Gross JB, Bachenberg KL, Benumof JL, et al. Practice guidelines for the perioperative management of patients with obstructive sleep apnea: a report by the American Society of Anesthesiologists Task Force on Perioperative Management of patients with obstructive sleep apnea. Anesthesiology, 2006, 104(5): 1081-1093.

17. Licker M, Schweizer A, Ellenberger C, et al. Perioperative medical management of patients with COPD. Int J Chron Obstruct Pulmon Dis, 2007, 2(4): 493-515.

18. Warner DO. Perioperative abstinence from cigarettes: physiologic and clinical consequences. Anesthesiology, 2006, 104(2): 356-367.

19. Theadom A, Cropley M. Effects of preoperative smoking cessation on the incidence and risk of intraoperative and post-operative complications in adult smokers: a systematic review. Tob Control, 2006, 15(5): 352-358.

20. Billert H, Gaca M, Adamski D. Smoking cessation as regards anesthesia and surgery. Przegl Lek, 2008, 65(10): 687-691.

21. Chassot PG, Delabays A, Spahn DR. Perioperative use of antiplatelet drugs. Best Pract Res Clin Anaesthesiol, 2007, 21(2): 241-256.

22. O'Riordan JM, Margey RJ, Blake G, et al. Antiplatelet agents in the perioperative period. Arch Surg, 2009, 144(1): 69-76.

23. McDonagh TA, Robb SD, Murdoch DR, et al. Biochemical detection of left-ventricular systolic dysfunction. Lancet, 1998, 351(9095): 9-13.

24. Piraccini E, Pretto EA Jr, Corso RM, et al. Analgesia for thoracic surgery: the role of paravertebral block. HSR Proc Intensive Care Cardiovasc Anesth, 2011, 3(3): 157-160.

25. Faller S, Strosing KM, Ryter SW, et al. The volatile anes-thetic isoflurane prevents ventilator-induced lung injury viaphosphoinositide 3-kinase/Akt signaling in mice. Anesth Analg, 2012, 114(4): 747-756.

26. Schlapfer M, Leutert AC, Voigtsberger S, et al. Sevoflurane reduces severity of acute lung injury possibly by impairing formation of alveolar oedema. Clin Exp Immunol, 2012, 168(1): 125-134.

27. Volta CA, Alvisi V, Petrini S, et al. The effect of volatile anesthetics on respiratory system resistance in patients with chronic obstructive pulmonary disease. Anesth Analg, 2005, 100(2): 348-353.

28. Sauer M, Stahn A, Soltesz S, et al. The influence of residual neuromuscular block on the incidence of

critical respiratory events. A randomised, prospective, placebo-controlled trial. Eur J Anaesthesiol, 2011, 28 (6): 842-848.

29. 郑晖, 耿万明, 刘伟, 等. 不同支气管导管及支气管阻塞导管在开胸单肺通气患者中的应用. 中华医学杂志, 2012, 93 (35): 2481-2484.

30. Carney A, Dickinson M. Anesthesia for Esophagectomy. Anesthesiology Clin, 2015, 33 (1): 143-163.

31. Zhang RX, Liu SL, Sun HB, et al. The application of single-lumen endotracheal tube anaesthesia with artificial pneumothorax in thoracolaparoscopic oesophagectomy. Interactive CardioVascular and Thoracic Surgery, 2014, 19 (2): 308-310.

32. Hemmes SN, Serpa NA, Schultz MJ. Intraoperative ventilatory strategies to prevent postoperative pulmonary complications: a meta-analysis. Curr Opin Anaesthesiol, 2013, 26 (2): 126-133.

33. Hess DR, Kondili D, Burns E, et al. A 5-year observational study of lung-protective ventilation in the operating room: A single-center experience. J Crit Care, 2013, 28 (4): 533.e9-15.

34. Michelet P, D'Journo XB, Roch A, et al. Protective ventilation influences systemic inflammation after esophagectomy: a randomized controlled study. Anesthesiology, 2006, 105 (5): 911-919.

35. 中华医学会麻醉学分会. 中国麻醉学指南与专家共识. 北京: 人民卫生出版社, 2014.

36. 邓小明, 曾因明. 米勒麻醉学. 第 7 版. 北京: 北京大学医学出版社, 2011.

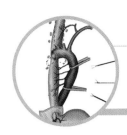

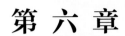

第 六 章

食管癌微创手术患者不同体位
比较和切口选择

　　食管癌微创手术的体位经历了一个长期发展变化的过程。1992年英国胸外科医师 Cuschieri 教授最早开展胸腔镜食管癌切除术时采用的是左侧卧位,其与传统开放手术的体位一致,外科视野也基本相同。在之后的十多年间,外科医师们普遍遵循了这一体位方法。然而随着微创手术经验的积累,有学者开始尝试新的体位。尤其是印度医师 Palanivelu 教授在 2006 年报道了一百多例俯卧位下胸腔镜食管癌切除术的成熟经验,并且取得了更加良好的临床效果。从此,俯卧位及综合了两者优点的侧俯卧位的方法开始得到了越来越多的应用。

第一节　左　侧　卧　位

　　1. 麻醉和体位　通常采用双腔气管插管、全身复合麻醉。术中采用右单肺通气。患者 90° 左侧卧位(图 6-1)。

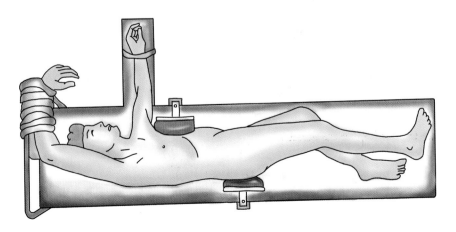

图 6-1　左侧卧位的胸腔镜食管癌切除术

2. **胸壁穿刺点位置的选择**　四个操作位点分部如下:①腋中线第 7 肋间(腔镜观察孔);②腋前线第 6 肋间(主操作孔);③腋前线第 3 肋间(主操作孔);④肩胛下角旁第 5 肋间(助手操作孔)。

3. **优缺点及评价**　左侧卧位是最经典的体位,其优点是为广大胸外科医师所熟悉,手术者的视线和范围与开放手术基本一致。对于刚刚从事胸腔镜食管癌切除的医师来说比较容易上手。同时可以迅速中转为开胸手术,有利于保证手术的安全性。

左侧卧位的缺点是:①对于麻醉的要求较高(双腔气管插管),麻醉准备时间较长;②术中仅仅依靠左侧单肺通气,对于患者的肺功能要求较高;③术中对于右肺的牵拉容易造成肺损伤;④由于食管左侧的部位尤其是左喉返神经的显露较为困难,不利于该区域淋巴结的清扫。

第二节　俯　卧　位

1. **麻醉和体位**　通常采用单腔气管插管、全身复合麻醉。术中采用双肺通气(必要时注入低压的二氧化碳人工气胸)。患者接近 $180°$ 的俯卧位(图 6-2)。

2. **胸壁穿刺点位置的选择**　四个操作位点分部如下:①腋后线第 7 肋间(腔镜观察孔);②腋中线第 6 肋间(主操作孔);③肩胛线第九肋间(主操作孔);④肩胛下角旁第 5 肋间(主操作孔)。

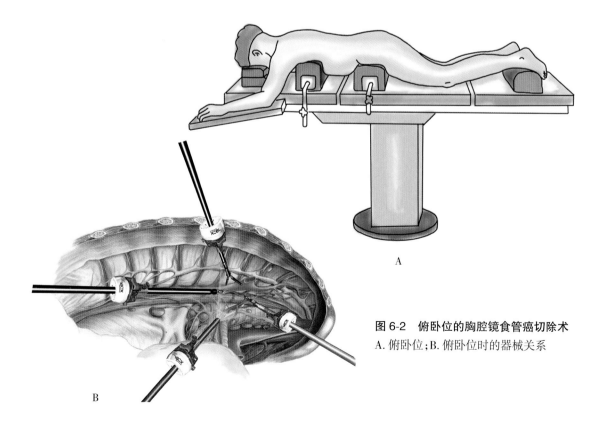

图 6-2　俯卧位的胸腔镜食管癌切除术
A.俯卧位;B.俯卧位时的器械关系

3. 优缺点及评价 俯卧位时,由于重力的作用可以使肺自然下垂,因此食管床尤其是左喉返神经区域的显露更为理想,并因此避免了术中对术侧肺组织的牵拉和挤压,减少了肺损伤的发生。如配合人工气胸,可以避免双腔插管单肺通气。

但该体位最大的缺点是一旦术中需要转开胸,要变换体位重新消毒铺巾。同时体位改变可能给初学者带来解剖结构的不适应,造成手术风险的增大和学习曲线的延长。

第三节 侧 俯 卧 位

1. 麻醉和体位 通常采用单腔气管插管、全身复合麻醉。术中采用双肺通气(必要时注入低压的二氧化碳人工气胸)。患者135°左侧卧位(图6-3)。

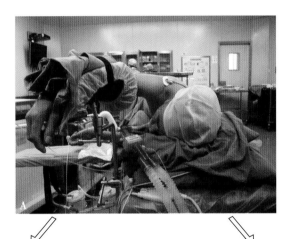

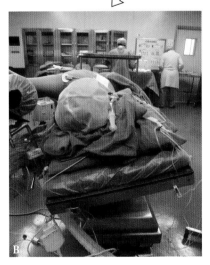

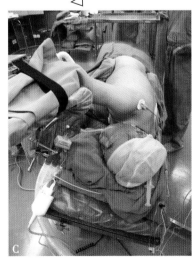

图 6-3 侧俯卧位的胸腔镜食管癌切除术
A. 放置后的基本体位;B. 将手术床向腹侧摇转15°~20°,胸部手术时的体位;C. 紧急中转开胸时的体位(将手术床迅速向患者背侧摇转)

2. **胸壁穿刺点位置的选择** 四个操作位点分部如下：①腋中线第7肋间（腔镜观察孔）；②肩胛线第8（或9）肋间（主操作孔）；③腋中线第3肋间（主操作孔）；④肩胛下角旁第5肋间（主操作孔）。

3. **优缺点及评价** 复旦大学附属中山医院胸外科首创了侧俯卧位（dorsolateral position）胸腔镜食管手术，结合了上述两种体位的优点。在放置体位时先将患者摆放成侧卧向腹侧前倾45°，手术时再将手术床向腹侧摇转15°~20°，使患者的矢状面与水平线约成30°。手术操作按俯卧位方法进行，如需要转开胸，可向患者背侧摇转手术床，即可满足侧胸切口的需要。该体位既具备俯卧位暴露好的优势，又解决了俯卧位无法转开胸的缺点，能够满足绝大多数腔镜食管手术的需要，目前已经推广至国内许多家单位应用，取得了安全良好的临床效果。

（谭黎杰）

参 考 文 献

1. Cuschieri A, Shimi S, Banting S. Endoscopic oesophagectomy through a right thoracoscopic approach. J R Coll Surg Edinb, 1992, 37:7-11.

2. Cuschieri A. Thoracoscopic subtotal oesophagectomy. Endosc Surg Allied Technol, 1994, 2:21-25.

3. Luketich JD, Alvelo-Rivera M, Buenaventura PO, et al. Minimally invasive esophagectomy: outcomes in 222 patients. Ann Surg, 2003, 238:486-494.

4. Nguyen NT, Hinojosa MW, Smith BR, et al. Minimally invasive esophagectomy: lessons learned from 104 operations. Ann Surg, 2008, 248:1081-1091.

5. Smithers BM, Gotley DC, Martin I, et al. Comparison of the outcomes between open and minimally invasive esophagectomy. Ann Surg, 2007, 245:232-240.

6. Puntambekar SP, Agarwal GA, Joshi SN, et al. Thoracolaparoscopy in the lateral position for esophageal cancer: the experience of a single institution with 112 consecutive patients. Surg Endosc, 2010, 24:2407-2414.

7. Kitagawa Y. Individualized and minimally invasive surgical treatment for esophageal cancer. Ann Thorac Cardiovasc Surg, 2009, 15:71-73.

8. Nguyen NT, Dholakia C, Nguyen XM, et al. Outcomes of minimally invasive esophagectomy without pyloroplasty: analysis of 109 cases. Am Surg, 2010, 76:1135-1138.

9. Yamamoto S, Kawahara K, Maekawa T, et al. Minimally invasive esophagectomy for stage I and II esophageal cancer. Ann Thorac Surg, 2005, 80:2070-2075.

10. Schoppmann SF, Prager G, Langer FB, et al. Open versus minimally invasive esophagectomy: a single-center case controlled study. Surg Endosc, 2010, 24:3044-3053.

11. Pennathur A, Awais O, Luketich JD. Technique of minimally invasive Ivor Lewis esophagectomy. Ann Thorac Surg, 2010, 89:S2159-2162.

12. Zhou J, Chen H, Lu JJ, et al. Application of a modified McKeown procedure (thoracoscopic esophageal mobilization three-incision esophagectomy) in esophageal cancer surgery: initial experience with 30 cases. Dis Esophagus, 2009, 22:687-693.

13. Leibman S, Smithers BM, Gotley DC, et al. Minimally invasive esophagectomy: short-and long-term

outcomes. Surg Endosc,2006,20:428-433.

14. Schoppmann SF,Prager G,Langer F,et al. Fifty-five minimally invasive Esophagectomies:a single centre experience. Anticancer Res,2009,29(7):2719-2725.

15. Osugi H,Takemura M,Higashino M,et al. A comparison of video-assisted thoracoscopic esophagectomy and radical lymph node dissection for squamous cell cancer of the oesophagus with open operation. Br J Surg,2003,90:108-113.

16. Taguchi S,Osugi H,Higashino M,et al. Comparison of three-field esophagectomy for esophageal cancer incorporating open or thoracoscopic thoracotomy. Surg Endosc,2003,17:1445-1450.

17. Biere SS,Cuesta MA,van der Peet DL. Minimally invasive versus open esophagectomy for cancer:a systematic review and meta-analysis. Minerva Chir,2009,64:121-133.

18. Wang H,Feng M,Tan L,et al. Comparison of the short-term quality of life in patients with esophageal cancer after subtotal esophagectomy via video-assisted thoracoscopic or open surgery. Dis Esophagus,2010,23:408-414.

19. Fabian T,McKelvey AA,Kent MS,et al. Prone thoracoscopic esophageal mobilization for minimally invasive esophagectomy. Surg Endosc,2007,21:1667-1670.

20. Wang H,Tan L,Feng M,et al. Comparison of the short-term health-related quality of life in patients with esophageal cancer with different routes of gastric tube reconstruction after minimally invasive esophagectomy. Qual Life Res,2011,20:179-189.

21. van Det MJ,Meijerink WJ,Hoff C,et al. Ergonomic assessment of neck posture in the minimally invasive surgery suite during laparoscopic cholecystectomy. Surg Endosc,2008,22:2421-2427.

22. Palanivelu C,Prakash A,Senthilkumar R,et al. Minimally invasive esophagectomy:thoracoscopic mobilization of the esophagus and mediastinal lymphadenectomy in prone position--experience of 130 patients. J Am Coll Surg,2006,203:7-16.

23. Fabian T,Martin J,Katigbak M,et al. Thoracoscopic esophageal mobilization during minimally invasive esophagectomy:a head-to-head comparison of prone versus decubitus positions. Surg Endosc,2008,22:2485-2491.

24. Noshiro H,Iwasaki H,Kobayashi K,et al. Lymphadenectomy along the left recurrent laryngeal nerve by a minimally invasive esophagectomy in the prone position for thoracic esophageal cancer. Surg Endosc,2010,24:2965-2973.

25. Kuwabara S,Katayanagi N. Comparison of three different operative methods of video-assisted thoracoscopic esophagectomy. Esophagus,2010,7:23-29.

26. Kim DJ,Hyung WJ,Lee CY,et al. Thoracoscopic esophagectomy for esophageal cancer:feasibility and safety of robotic assistance in the prone position. J Thorac Cardiovasc Surg,2010,139:53-59. e1.

27. Cadière GB,Dapri G,Himpens J,et al. Thoracoscopic esophagectomy in prone position. Ann Surg Oncol,2011,18:838.

28. Jarral OA,Purkayastha S,Athanasiou T,et al. Should thoracoscopic three-stage esophagectomy be performed in the prone or left lateral decubitus position？ Interact Cardiovasc Thorac Surg,2011, 13:60-65.

29. Makino H,Nomura T,Miyashita M,et al. Esophageal stripping creates a clear operative field for lymph node dissection along the left recurrent laryngeal nerve in prone video-assisted thoracoscopic surgery. J Nihon Med Sch,2011,78:199-204.

30. Jacobi CA,Zieren HU,Müller JM,et al. Surgical therapy of esophageal carcinoma:the influence of

surgical approach and esophageal resection on cardiopulmonary function. Eur J Cardiothorac Surg, 1997,11:32-37.

31. Yatabe T,Kitagawa H,Yamashita K,et al. Better postoperative oxygenation in thoracoscopic esophagectomy in prone positioning. J Anesth,2010,24:803-806.

32. van der Schatte Olivier RH,Van't Hullenaar CD,Ruurda JP,et al. Ergonomics,user comfort,and performance in standard and robot-assisted laparoscopic surgery. Surg Endosc,2009,23:1365-1371.

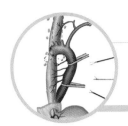

第 七 章

胸腔镜食管游离

第一节 手术体位及 Trocar 孔位置

1. 体位 患者取侧卧位90°（图 7-1），双上臂前抬置于头两侧，右上肢略向外展；主刀位于患者腹侧，助手位于患者背侧，扶镜手位于主刀同侧。麻醉常规采用单腔气管插管。

2. Trocar 孔 位置 取右腋后线偏后第 9 肋间为观察孔，做 10mm 穿刺孔建立 CO_2 人工气胸，控制胸腔内压于 8mmHg 以下（1mmHg=0.133kPa）。置入 30° 胸腔

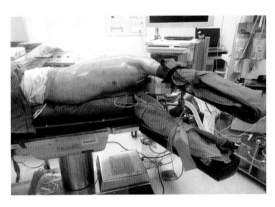

图 7-1 胸腔镜食管游离体位

镜观察。腋后线偏后第 5 肋间和腋前线偏前第 7（或 6）及 3 肋间分别做 10mm 切口置入 Trocar；以腋后线偏后第 9（或 8）肋间为观察孔，余 Trocar 孔分别根据游离

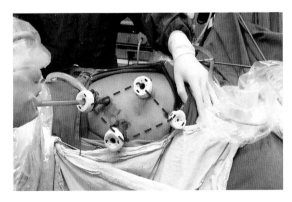

图 7-2 Trocar 孔位置

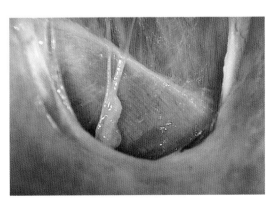

图 7-3 探查见全胸腔粘连

食管及清扫不同位置淋巴结置入相应器械,4个Trocar孔位置如菱形四边形(图7-2)。如遇到全胸腔粘连(图7-3),不要急于中转开放手术,粘连并不是胸腔镜的绝对禁忌证;腔镜下无视野死角,分离粘连反而较开放手术更为便利;可以先制作右腋后线偏后第9肋间及腋前线偏前第7肋间两个Trocar孔,用手指或卵圆钳于两孔间制作出一胸壁下隧道(图7-4),其后将此操作空间慢慢扩大,在分离过程中,通过腋前线偏前第7肋间Trocar孔可同时置入卵圆钳和电钩(图7-5),使用卵圆钳

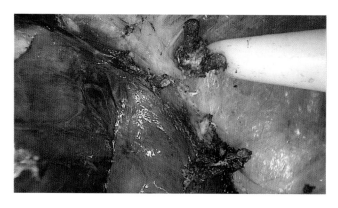

图7-4　两孔间制作出一胸壁下隧道

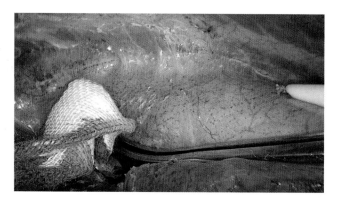

图7-5　逐渐分离粘连

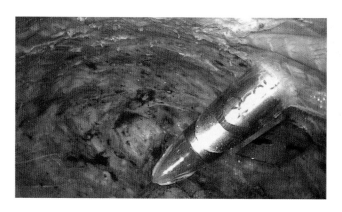

图7-6　建立人工气胸

帮助显露。电钩和卵圆钳两者一长一短,远近互补,逐渐分离粘连;顺序置入后续Trocar 并建立 CO_2 人工气胸(图 7-6)。分离粘连虽耗费时间,但并不影响后续的食管游离及纵隔淋巴结清扫(图 7-7)。需要注意的是术后应常规于胸顶加置胸管,利于通畅引流,预防术后气胸及纵隔、颈部皮下气肿。

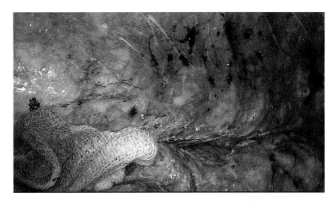

图 7-7　显露后纵隔

第二节　胸腔镜下食管游离的技巧

　　食管位于后纵隔,后纵隔位于心包后壁与胸椎之间,内有食管、胸主动脉、奇静脉及其属支、胸导管、迷走、交感、喉返神经及其分支等。后纵隔解剖空间狭小,毗邻组织及器官重要。游离过程中可以奇静脉弓为界,分上下两区;游离遵循以下规律:先后再前、先易后难、先游离后清扫;而奇静脉弓作为一个重要的节点,不仅影响食管的游离,更为重要的是关系后续纵隔淋巴结的清扫,故单列一节详述。

　　1. 奇静脉弓下食管游离的规范及技巧　首先探查肿瘤,可手术切除者,则先遵循"先后再前"即靠近降主动脉缘用电钩打开壁层胸膜,因使用 CO_2 人工气胸,当切开纵隔胸膜时,CO_2 人工气胸的"气化"作用(气体在疏松组织弥散),使食管和周围组织境界易于辨认(图 7-8 和 7-9);同时游离食管过程中,CO_2 人工气胸的持续"气化"让组织间隙清晰易见,使分离过程简单易行(图 7-10),方便手术实施。"先后再前"游离食管,使用电钩或者超声刀等能量平台游离食管后壁及左侧壁,甚至可以将食管向外向下翻转,顺势完成食管前壁的游离,其后于食管与心包之间打开纵隔胸膜,食管就完成游离;在完成食管后壁游离后,可放置一纱条,纱条既可将组织渗液吸除,同时在食管前纵隔胸膜打开时可作为手术指引,避免损伤后方组织(图 7-11);以上的手术顺序可以尽量在一个平面完成所能完成的操作,减少反复变换位置、器械及变换配合的频率,缩短手术时间。同时食管类似于柱状体,"先后再前"的方法类似于"擀面杖"的工作原理,故称之为"擀面杖式"的食管游离(图 7-12)。食管无浆膜层,游离食管过程中要轻柔,避免造成食管肌层的撕裂,同时近肿瘤侧要避免直接钳夹及挤压肿瘤,注意术中的"无瘤"原则;"先易后难",对于显露困难或

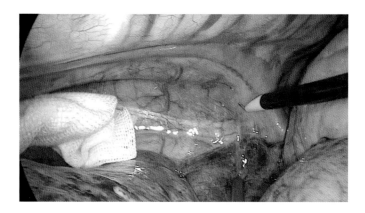

图 7-8　打开纵隔胸膜前

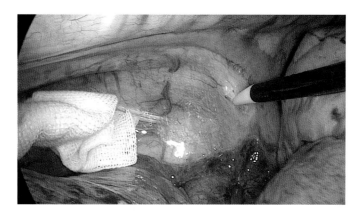

图 7-9　打开纵隔胸膜后,CO_2 人工气胸的"气化"作用

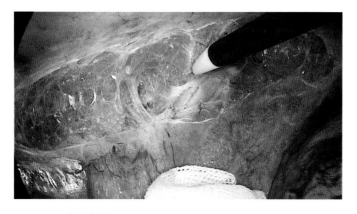

图 7-10　游离食管过程中,CO_2 人工气胸的持续"气化"作用让分离过程清晰易行

者解剖不清的位置,可以暂缓一下,先游离其他位置食管,待毗邻位置游离好,显露困难或者解剖不清的位置也就迎刃而解,可降低手术中副损伤的风险;"先游离后清扫"对于食管旁淋巴结在游离过程中可以顺势连同食管一并游离及清扫,但对于双侧喉返神经旁及隆突下淋巴结,因为空间狭小,可留待食管完全游离后,使用腔镜"三叶"拉钩向外扒拉食管,充分显露后再行清扫(图 7-13);食管近奇静脉附近毗邻

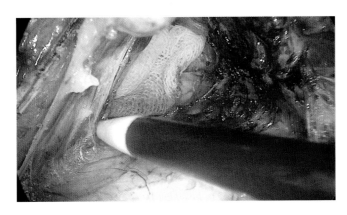

图 7-11 游离食管前壁时,预先于后壁垫入的纱条可作为术中指引

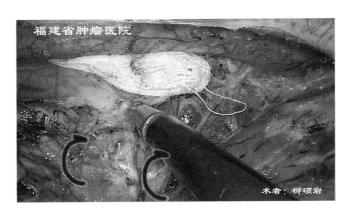

图 7-12 "擀面杖式"食管游离在奇静脉弓下食管游离的应用

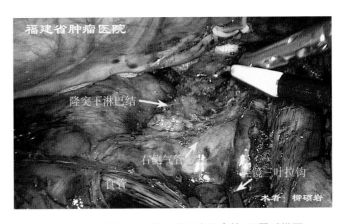

图 7-13 腔镜三叶拉钩向腹侧牵拉食管,显露后纵隔

胸主动脉、双侧支气管膜部及双侧下肺静脉,特别是左侧支气管膜部及左下肺静脉与食管的左外侧壁关系紧密,游离过程中应紧贴食管,以避免损伤(图7-14~图7-16)。

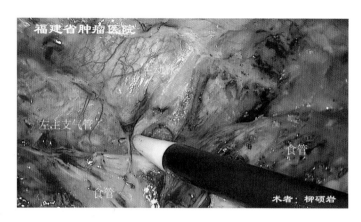

图 7-14　显露并注意保护左主支气管膜部

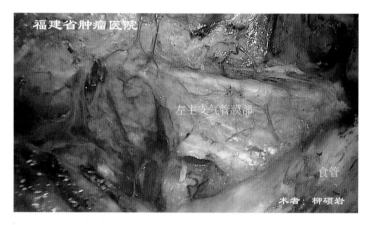

图 7-15　游离食管后的左主支气管膜部

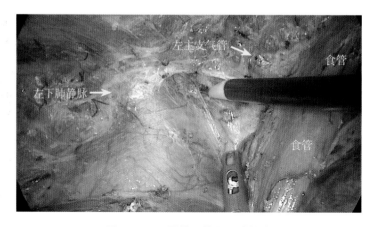

图 7-16　显露并保护左下肺静脉

2. **奇静脉弓悬吊法** 游离奇静脉弓,首先将覆于奇静脉上方的壁层胸膜剔除(图7-17),将奇静脉充分游离松解,以便为后续的悬吊做准备;在游离过程中注意奇静脉上下侧均有细小的分支(图7-18),应充分凝结,以防静脉小分支撕脱造成奇静脉出血而影响手术视野;用Hem-o-lok于奇静脉近脊柱缘先钳夹阻断(图7-19),其后用Hem-o-lok将奇静脉悬吊固定于壁层胸膜(图7-20),最后于近心端用Hem-o-lok夹闭(图7-21);超声刀靠近远心端凝断奇静脉;其后可用超声刀离断右支气管动脉。奇静脉弓悬吊法避免了奇静脉残端对术野的遮挡,可以清晰显露其下走行的右支气管动脉以及胸导管,使后纵隔充分显露(图7-22),便于后续的手术操作;同时奇静脉后方往往有一组较为固定的淋巴结,即胸上段淋巴结(日本食管癌规约称其为105组淋巴结),通过悬吊,此组淋巴结更易于清扫(图7-23)。此区域的操作应注意避免胸导管的损伤,胸导管在胸腔是沿脊柱右前方于胸主动脉和奇静脉之间上行,到第五胸椎经食管与脊柱之间向左侧斜行,然后沿脊柱左前方上行,经胸廓上口到颈部;胸导管位于右支气管动脉后下方,此处往往为最易损伤位置,故在切断右支气管动脉后,需紧贴食管游离,以避免损伤胸导管。

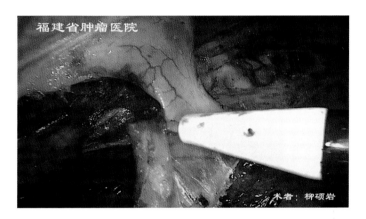

图7-17 游离裸化奇静脉

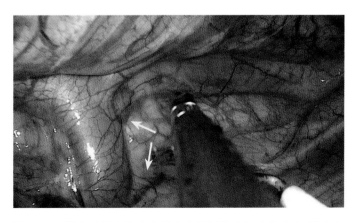

图7-18 游离过程中注意奇静脉上下侧均有细小的分支,防止出血。黄箭头所指为奇静脉分支

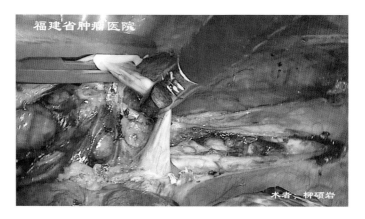

图 7-19　奇静脉近脊柱缘先钳夹阻断

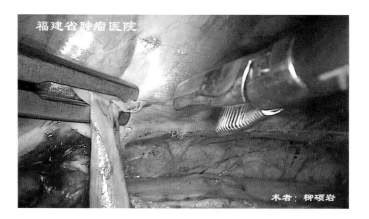

图 7-20　Hem-o-lok 将奇静脉悬吊固定于壁层胸膜

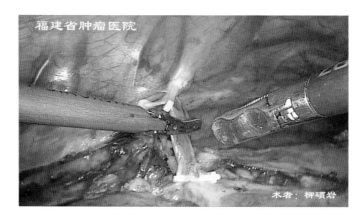

图 7-21　切断奇静脉

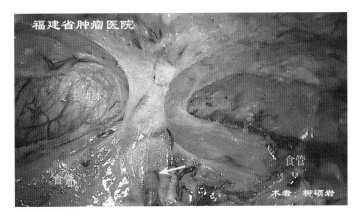

图 7-22 奇静脉悬吊后,清晰显露其下走行的右支气管动脉以及胸导管。箭头所指为右支气管动脉残端

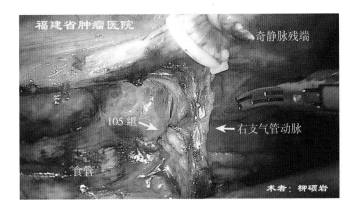

图 7-23 奇静脉后方淋巴结清扫

注意事项:①为术中易于辨认,术前晚 11 点可嘱患者进食橄榄油 100~200ml 以利术中胸导管显影,术中可见乳白色即为显影的胸导管(图 7-24);另:若术中见乳白色液体溢出,即考虑胸导管或其分支损伤可能,便于"寻踪觅影"避免术后"乳

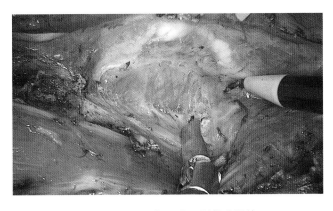

图 7-24 乳白色即为显影的胸导管

糜漏"。②在奇静脉游离好准备夹闭及悬吊时,将观察孔改为腋前线偏前第7肋间,Hem-o-lok 施夹器由腋后线偏后第9肋间进入,以此减少腔镜与操作器械的相互干扰,同时手术视野更为开阔,切断奇静脉后再恢复原观察孔。

3. **奇静脉弓上食管游离的规范及技巧**　同样遵循"先后再前"即靠近脊柱缘用电钩打开壁层胸膜(图 7-25),"先后再前"游离食管,使用电钩游离食管后壁及左侧壁的游离,尽量将食管向外翻转,分离切断食管与气管的共有系膜,保护好主气管膜部;在游离上段食管时要注意毗邻的胸导管此时沿脊柱左前方上行,与食管关系紧密(图 7-26),为预防损伤必须紧靠食管侧游离食管;同时要注意左喉返神经的"危险三角"(图 7-27),分离弓上食管时,为了便于暴露及保护气管膜部,会尽量将食管向外向前翻转,因为喉返神经食管支的牵拉,左喉返神经会向外被牵引,特别是邻近颈部位置,左喉返神经与主气管距离更近,更容易损伤,为预防损伤必须辨清神经,应紧靠食管侧游离。

奇静脉弓上食管游离的前界为右侧迷走神经(图 7-28),首先保护好迷走神经及其分支:右喉返神经、迷走神经右肺门支(图 7-29),其后切断食管与气管的共有系膜,在处理食管气管的共有系膜应注意保护主气管膜部,特别是邻近颈部位置,

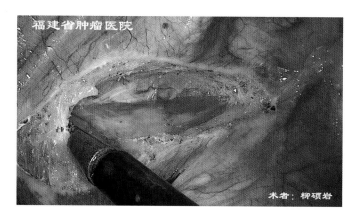

图 7-25　奇静脉弓上食管游离,打开近脊柱缘胸膜

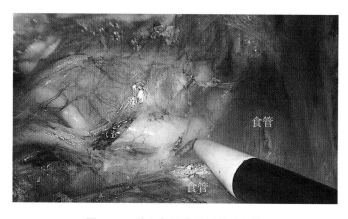

图 7-26　乳白色即为显影的胸导管

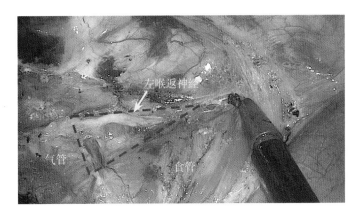

图 7-27　左喉返神经危险三角,此位置为弓上食管游离左喉返神经易损伤位置,应注意

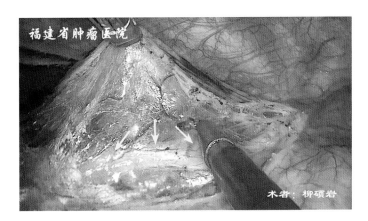

图 7-28　箭头所指为右迷走神经,应注意保护

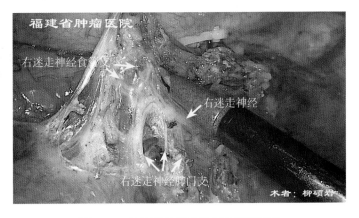

图 7-29　注意保护迷走神经及其肺门支

食管气管距离更近,更容易损伤,应紧靠食管侧游离,此时弓上食管就完成游离(图7-30~图7-32);此处同样采用"擀面杖式"的手法游离食管(图7-33)。在部分患者中存在迷走右锁骨下动脉的变异,术前及术中均需辨认及保护(图7-34);在全腔镜食管癌三野根治术后我们发现一部分患者出现颈部气肿及术后吻合口瘘胸腔漏的情况,考虑是胸顶右喉返神经旁清扫的遗留空腔及细管状胃的应用,局部空隙造成颈胸相交通;为预防以上情况,可以在弓上食管游离时预先制作"胸膜三角瓣",即不打开靠近脊柱侧缘的壁层胸膜,只打开右侧迷走神经前方及奇静脉弓上缘的胸膜,使之形成三角瓣,术中可用针线固定于侧胸壁,以避免影响后纵隔的显露及清扫,手术结束后,再间断缝合胸膜,使之恢复原状,覆盖于随后上提的管状胃,消灭了腔隙,降低了以上并发症的发生几率(图7-35~图7-39)。

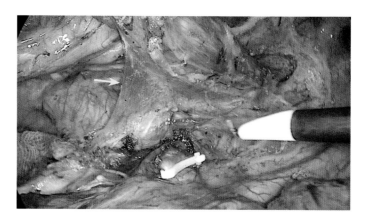

图 7-30   箭头所指为食管气管共有系膜

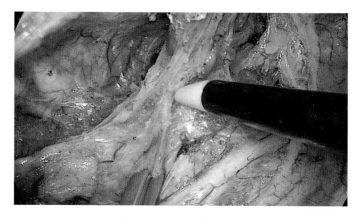

图 7-31   靠近食管侧切断食管气管共有系膜

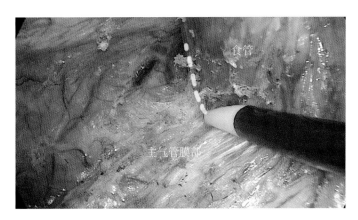

图 7-32　胸顶食管游离需紧靠食管侧切断食管气管共有系膜,以防损伤主气管膜部

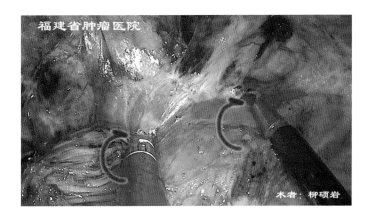

图 7-33　"擀面杖式"食管游离在弓上食管游离的应用

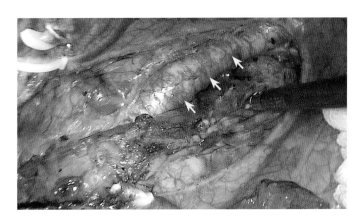

图 7-34　箭头所示为迷走右锁骨下动脉

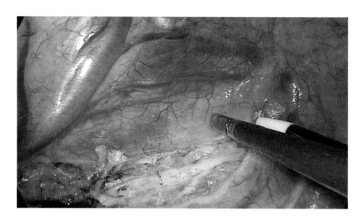

图 7-35　打开右迷走神经前的壁层胸膜

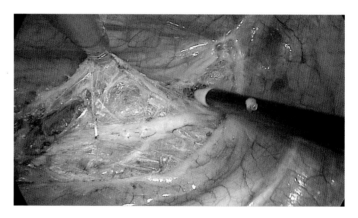

图 7-36　胸膜三角瓣的游离及制作

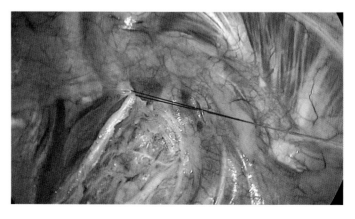

图 7-37　胸膜三角瓣的固定

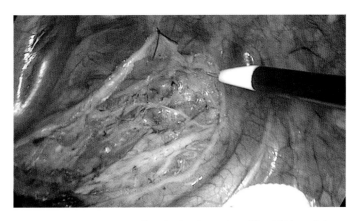

图 7-38　固定后的胸膜三角瓣，对于后纵隔的显露并不影响

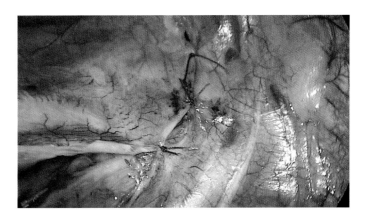

图 7-39　术毕将胸膜三角瓣与原切开缘缝合固定 3 针，恢复原状，促进与上提管状胃粘连，以消灭腔隙

视频 1　全胸腔镜食管游离

（柳硕岩　王　枫）

参 考 文 献

1. 柳硕岩,朱坤寿.三野与二野淋巴结清扫对胸段食管鳞癌患者术后生存的影响.中华胸心血管外科杂志,2014,30(11):645-648.

2. 柳硕岩,王枫.腔镜食管癌根治术在食管癌治疗中的临床应用.中华胃肠外科杂志,2012,15(9):947-949.

3. 柳硕岩,黄书荣.单腔、双腔气管插管在胸腔镜联合腹腔镜下食管癌三野根治术中的应用.中华胸心血管外科杂志,2015,31(5):264-266.

4. Shen Y,Zhang Y,Tan L,et al. Extensive mediastinal lymphadenectomy during minimally invasive esophagectomy:optimal results from a single center. J Gastrointest Surg,2012,16(4):715-721.

5. Wang H,Shen Y,Feng M,et al. Outcomes,quality of life,and survival after esophagectomy for squamous cell carcinoma:A propensity score-matched comparison of operative approaches. J Thorac

Cardiovasc Surg,2015,149(4):1006-1014.

6. Kauppi J,Rasanen J,Sihvo E,et al. Open versus minimally invasive esophagectomy:clinical outcomes for locally advanced esophageal adenocarcinoma. Surg Endosc,2015,29(9):2614-269.

7. Dolan JP,Kaur T,Diggs BS,et al. Impact of comorbidity on outcomes and overall survival after open and minimally invasive esophagectomy for locally advanced esophageal cancer. Surg Endosc,2013, 27(11):4094-4103.

8. Singh RK,Pham TH,Diggs BS,et al. Minimally invasive esophagectomy provides equivalent oncologic outcomes to open esophagectomy for locally advanced(stage Ⅱ or Ⅲ)esophageal carcinoma. Arch Surg,2011,146(6):711-714.

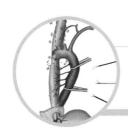

第 八 章

胸腔镜食管癌纵隔淋巴结清扫

胸腔镜联合腹腔镜食管游离及颈、胸、腹三野淋巴结清扫涉及区域多,步骤较为繁琐;其中胸腔又以纵隔淋巴结的清扫更为繁复,如何简化、制式化操作,降低手术难度,缩短学习曲线;根据解剖特点,提出"分区模块法"的手术理念,"分区模块法"主旨就是:把复杂的事情简单化——化整为零、化繁为简。"分区模块法"根据解剖特点,细分区域,将各个区域的解剖界限及所需要保护的组织清楚界定,分区、分块进行控制,显露相应解剖结构,达到标准化;同时根据不同分区(模块)的解剖及组织特点,充分运用不同器械的特性,最大限度地减少所用的器械数量,简化操作,便于学习和质控。根据纵隔解剖,将其划分为6个区域,分节详述。同时融合运用一些实用的手法,如擀面杖法、奇静脉弓悬吊法(第七章已述)、镂空法及卷帘法等。

第一节　右喉返神经区淋巴结清扫技巧

运用"镂空法"游离右颈胸交界区。右喉返神经由右迷走神经分出向下,绕行右锁骨下动脉,然后沿气管、食管间沟上行;首先靠近右锁骨下动脉打开纵隔胸膜(图 8-1),无损伤抓钳牵拉颈胸交界处胸壁组织,保持适当张力,显露锁骨下动脉,沿右喉返神经的走行,用分离钳("镂空法")游离将喉返神经食管支及喉返神经附近的滋养血管"镂空",使之成为树状结构(图 8-2),待右喉返神经走行清晰可见并有一定的安全距离时,用超声刀将已"镂空"的组织离断,清扫颈胸交界的淋巴脂肪组织同时应注意避免神经的损伤,在清扫右喉返神经时注意保护好喉返神经的被膜(图 8-3),尽量避免将神经整根完全裸露,因术后神经的滋养血管破坏而容易出现脱髓鞘改变导致声音嘶哑。在颈胸交界处由喉返神经发出的食管支有 3~8 支不等,由于食管支的牵拉,右喉返神经会被牵拉向外,此时在处理食管支时多使用"冷兵器"——剪刀,避免使用能量平台,避免热损伤或电传导损伤;在游离过程中应注意保护心丛神经,右喉返神经区有右交感神经心支、右迷走神经发出的颈胸心支、心支及颈上心支(图 8-4、8-5、8-6、8-7)向下与左侧胸心支组成心深丛,而心深丛与心浅丛支配心房肌、心室肌、心传导系统和冠状动脉,保护好这些功能神经可以

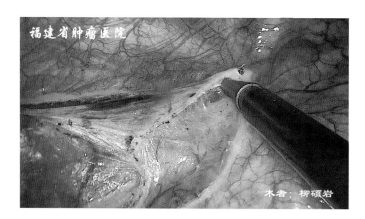

图 8-1　打开上纵隔胸膜,首先显露锁骨下动脉

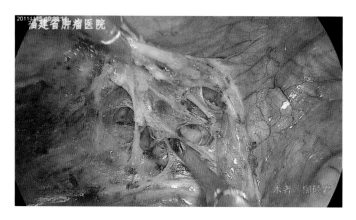

图 8-2　通过"镂空法"游离将喉返神经食管支及喉返神经附近的
滋养血管"镂空",使之成为树状结构

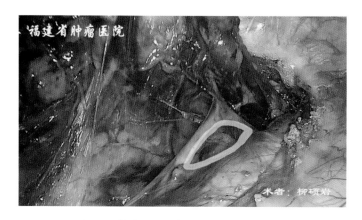

图 8-3　黄线所画为右喉返神经胸内段被膜

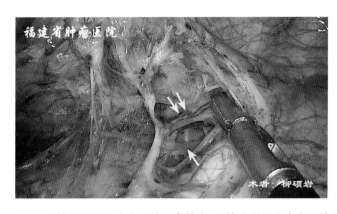

图 8-4　单箭头所示为右喉返神经食管支,双箭头所示为右喉返神经

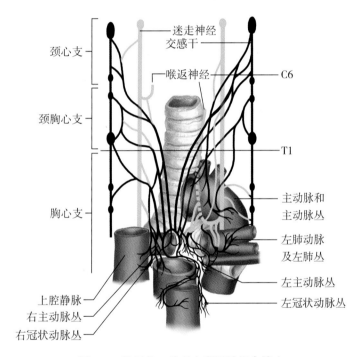

图 8-5　使用剪刀处理右喉返神经食管支

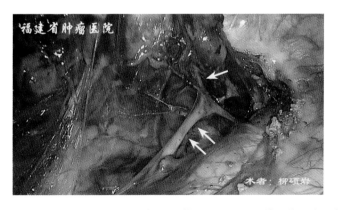

图 8-6　单箭头所示为右喉返神经,双箭头所示为交感神经的颈胸心支

相应减少术后心脏相关事件发生。按照"分区模块法"的理念,清扫后需要清楚显示及保护相应解剖结构,达到标化,便于质控,"右喉返神经区"清扫需要显露的是,前方:迷走神经、气管、右喉返神经;上方:右锁骨下动脉;后方:脊柱、胸导管(图 8-8)(相应解剖结构显示清楚了,清扫强度也就相应达到了)。需要保护好的组织是:右喉返神经、颈胸心支、右侧锁骨下动脉及气管。

注意事项:扶镜手要充分显露术野,不留视野的死角,看清分离钳顶端及超声刀的工作面,以免误伤右喉返神经(图 8-9)。

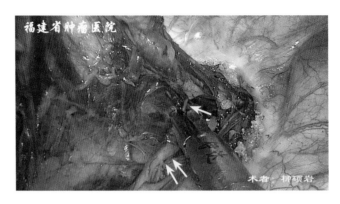

图 8-7 心丛神经解剖分布图

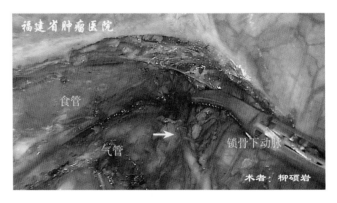

图 8-8 箭头所示为右喉返神经

视频2 右喉返神经旁淋巴结清扫

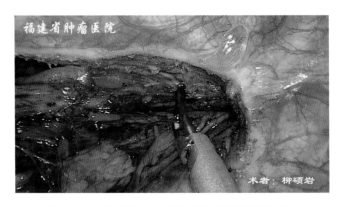

图 8-9 扶镜手要充分显露术野,不留视野的死角

第二节　左喉返神经区淋巴结清扫技巧

　　左喉返神经起始于主动脉弓前,由迷走神经分出,绕主动脉弓下方,向上逐渐紧贴气管、食管间沟上行,在环甲关节后方进入喉部,在胸腔行程较长。因深在于气管、食管间沟内,游离显露神经使用"卷帘法":无损伤肺钳向上牵拉左喉返神经旁的系膜组织,一助要借助腔镜三叶拉钩适当将隆突或主气管向右前下方牵拉,保持一定张力给游离增加足够的空间,电钩靠近主气管软骨环边缘打开系膜组织(图8-10),向两侧延伸(图8-11~图8-15);相较于右侧,左喉返神经更为紧贴气管,通过无损伤肺钳的牵引,不断向上翻卷可以将左喉返神经连同周围的淋巴脂肪组织一同牵引向上(就如同制作寿司的卷帘,故名"卷帘法")(图8-16),使原来深在的组织更好显露;其后同样采用"镂空法"用分离钳将左喉返神经食管支及其滋养血管"镂空",使之成为树状结构,待左喉返神经走行清晰可见并有一定的安全距离时,用超声刀将已"镂空"的组织离断,清扫此区淋巴脂肪组织(图8-17~图8-19),同右喉返神经清扫原理,左喉返神经也需保留神经被膜(图8-20)。此区空间狭小,限

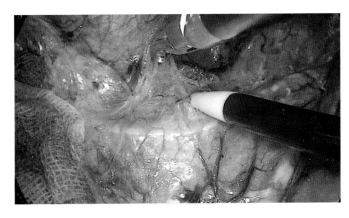

图 8-10　电钩靠近主气管软骨环边缘打开系膜组织

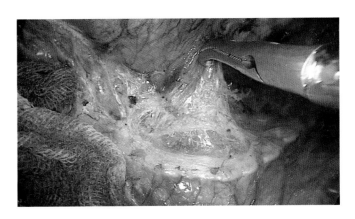

图 8-11　沿左主支气管向主动脉弓下延伸

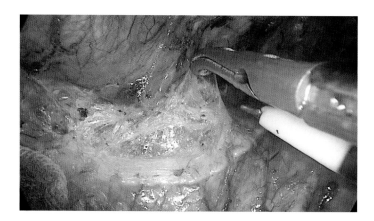

图 8-12　沿气管向上延伸

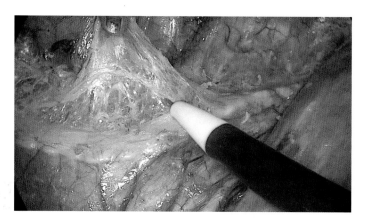

图 8-13　沿气管向上延伸

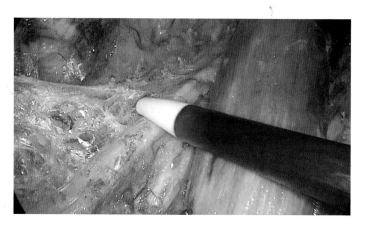

图 8-14　向上可游离至主动脉弓上及胸顶

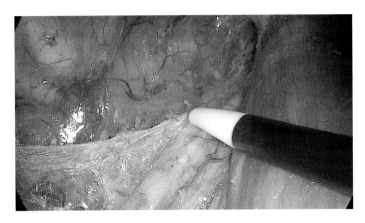

图 8-15 向上可游离至主动脉弓上及胸顶

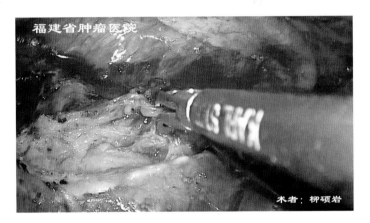

图 8-16 "卷帘法":向上翻卷系膜组织,可以将左喉返神经连同周围的淋巴脂肪组织一同牵引向上

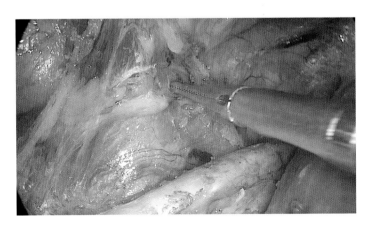

图 8-17 用分离钳将左喉返神经食管支及其滋养血管"镂空"

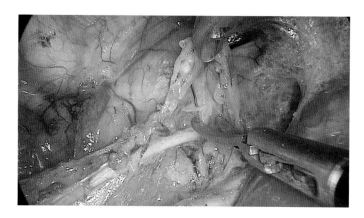

图 8-18　剪刀剪断神经的分支

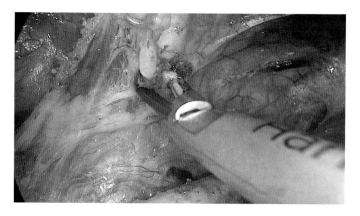

图 8-19　待左喉返神经走行清晰可见并有一定的安全距离时,用超声刀将已"镂空"的组织离断

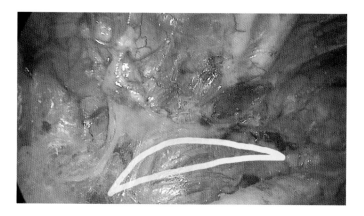

图 8-20　黄线所画区域为左喉返神经被膜,术中需注意保留,避免将神经完全裸化

制了能量平台等"热兵器"的使用,为避免副损伤,应"冷热交替",多使用剪刀、分离钳等"冷兵器",虽然会有少量渗血,但多为滋养血管的渗血,用纱条压迫止血即可;在游离过程中应注意保护左侧胸心支(图8-21)。

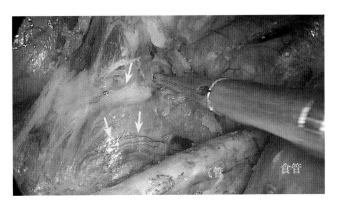

图8-21　单箭头所示为左喉返神经,双箭头所示为左胸心支

左喉返神经沿气管、食管间沟上行,向颈部上行时更为紧贴气管,邻近胸顶时,空间更为狭小,特别是腔镜容易出现"绞索"现象(图8-22),显露困难,勉强为之容易损伤神经,此处可留待颈部完成,可明显降低手术难度。同时此处要注意左喉返神经的"危险三角"(第七章已述)(图8-23)。"左喉返神经区"清扫后需要显露的是,下方:主气管软骨环部;后方:主动脉弓、左肺肺动脉及胸导管需要保护好的组织是:左喉返神经、左侧胸心支、胸导管、气管、主动脉弓及左肺动脉(图8-24和图8-25)。

注意事项:此处扶镜手要注意保持视野与神经平行;在近胸顶位置时,因空间狭小,应充分发挥腔镜"钻山打洞"的优势,灵活变换角度,以期给主刀医师带来更好的视觉角度,此处可调整略倾斜向上的角度,充分显露术野,避免钳身遮挡视野,以免误伤神经(图8-18);同时一助要通过腔镜三叶拉钩的推挡给主刀医师保持一定的操作空间(图8-22和图8-24),同时要保持稳定性;左喉返神经的行程长,在处理完起始

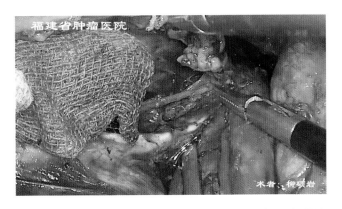

图8-22　绞索现象:空间狭小,器械之间及镜头互相干扰,操作困难

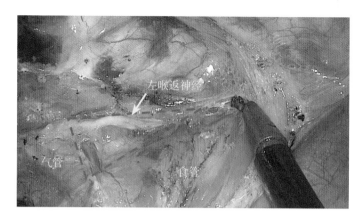

图 8-23　左喉返神经危险三角,此位置为左喉返神经易损伤位置,应注意

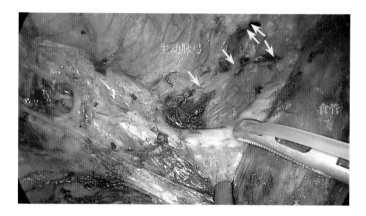

图 8-24　三箭头所示为左喉返神经走行,双箭头所示为胸导管

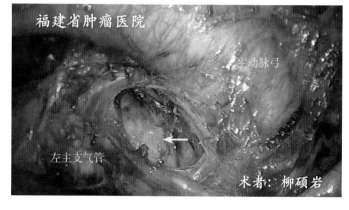

视频 3　左喉返神经旁淋巴结清扫

图 8-25　箭头所示为左肺动脉

部后,需要向上处理,需要一助快速克服"镜面现象",暴露及时到位,需通过平时适当训练,使之达到"稳、准、快";扶镜手要"进退有序、默契有加",团队协调一致。

第三节　右肺门区淋巴结清扫技巧

　　清扫右侧肺门区淋巴结时,一助需通过腔镜拉钩将右侧支气管向下牵拉,充分显露右肺门区(图8-26)。打开右肺门区,显露右侧迷走神经干,便于看清迷走神经的食管支和肺门支(图8-27),切断食管支,保留肺门支;肺门支的保留对于减少术后咳嗽无力及降低术后肺部感染具有积极意义;当食管病变位于该区,同时侵犯肺门神经丛时,可牵扯固定食管,造成游离困难,必要时需切除,此时需注意保护右主支气管膜部,预防损伤。"右肺门区"清扫后需要显露的是,下方:右主支气管、右迷走神经肺门支;后方:左主支气管;上方:隆突(图8-28)。需要保护好的组织是右迷走神经肺门支及双侧主支气管膜部。

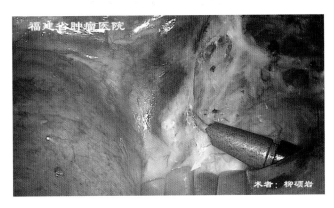

图8-26　箭头所示为腔镜三叶拉钩,通过拉钩的挡压,使该区充分显露,便于操作

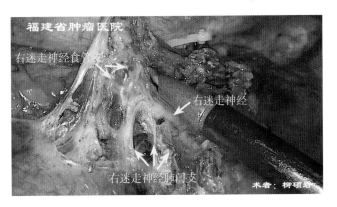

图8-27　单箭头所示为右迷走神经,双箭头所示为右迷走神经食管支,三箭头所示为迷走神经肺门支,注意保护迷走神经及其肺门支

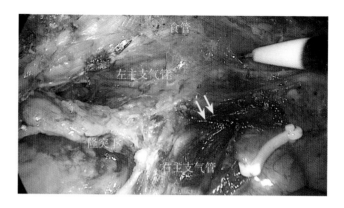

图 8-28　单箭头所示为右迷走神经食管支切断端,双箭头所
示为右迷走神经

第四节　左肺门区淋巴结清扫技巧

在清扫此区淋巴结时,应先游离食管的后壁及部分左侧壁,用无损伤肺钳将食管牵向前方。于左下肺静脉旁将左肺门区淋巴脂肪组织的上界先游离,其间左支气管动脉可用超声刀凝断或钛夹夹闭切断;注意保护好左下肺静脉及左主支气管膜部(图 8-29);其后将食管继续游离,待左侧壁完全游离后,能清楚显露左肺门神经丛、左肺支气管动脉及左侧肺门淋巴结(图 8-30)。"左肺门区"清扫后需要显露的是,上方:胸主动脉,后方:左主支气管、左下肺静脉、左侧支气管动脉、左迷走神经肺门支(左肺后丛)(图 8-31)(保留左肺后丛,对于减少术后咳嗽无力及降低术后肺部感染具有积极意义);下方:隆突。需要保护好的组织是:胸主动脉、左主支气管、左下肺静脉、左迷走神经肺门支左主支气管膜部。

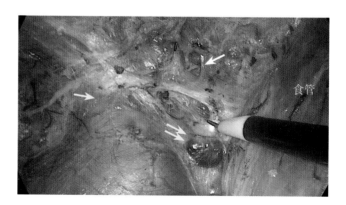

图 8-29　单黄箭头所示为左下肺静脉,双黄箭头所示为左肺门
区淋巴结,白箭头所示为左主支气管

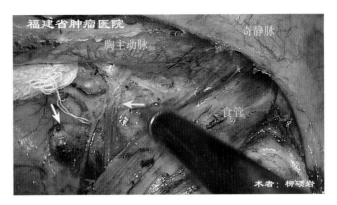

图 8-30　黄箭头所示为左支气管动脉,白箭头所示为左肺门区淋巴结

视频 5　左肺门区淋巴结清扫

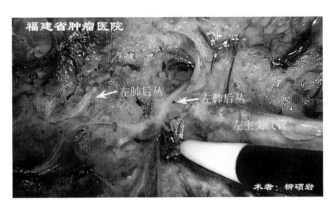

图 8-31　黄箭头所示为左肺后丛

第五节　隆突下区淋巴结清扫技巧

在清扫此区淋巴结时,应先游离完食管,用腔镜牵引器将食管牵向前方。注意辨认隆突下淋巴结与左右主支气管边沿的界限,利用无损伤肺钳含持淋巴结下缘,一助通过腔镜拉钩将右侧支气管向下牵拉,保持一定张力(图 8-32 和图 8-33),需注意张力要适度,避免淋巴结撕裂造成出血而影响视野;在分离右主支气管旁淋巴结时应注意需避免损伤紧邻的右下肺静脉(图 8-34);逐渐向上翻转隆突下淋巴结,隆突顶部常有支气管动脉的分支供应隆突下淋巴结,可用超声刀离断或钛夹夹闭,以免出血(图 8-35 和 8-36)。最后与游离好的左肺门区汇合,完成此区淋巴结清扫。故左右肺门区及隆突下区可看作分区独立的解剖模块来认知,但在清扫时可连续操作,一气呵成。"隆突下区"清扫后需要显露的是,上方:左主支气管,后方:心包;下方:右主支气管。需要保护好的组织是:主气管及双侧支气管(图 8-37)。

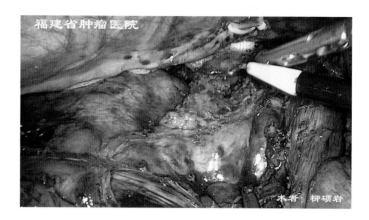

图 8-32 助手持腔镜三叶钳充分显露术野

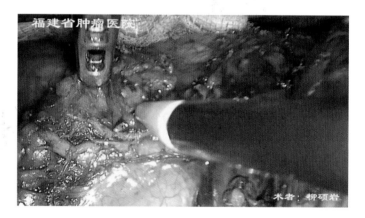

图 8-33 无损伤肺钳含持淋巴结不容易将淋巴结抓碎

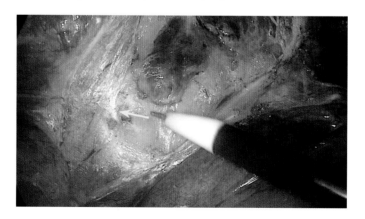

图 8-34 箭头所示为右下肺静脉

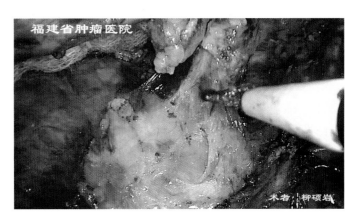

图 8-35　将隆突下淋巴结向上翻转,充分暴露,以利切除

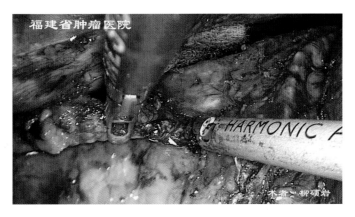

图 8-36　隆突顶部常有支气管动脉的分支供应隆突下淋巴结,可用超声刀离断或钛夹夹闭

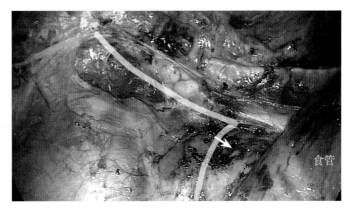

图 8-37　隆突下清扫后图,箭头所示为右主支气管,黄线所画为切除区域

视频 6　隆突下区淋巴结清扫

第六节　膈上食管裂孔区淋巴结清扫技巧

"擀面杖式"的方法游离食管，"先后再前"游离食管后壁，自上而下使用电钩或者超声刀等能量平台完成食管后壁及左侧壁的游离，近膈肌处需紧贴对侧纵隔胸膜清扫食管下段旁淋巴脂肪组织，直至左侧膈肌脚（图8-38），将左侧膈肌脚表面裸化；其后继续游离食管；在完成食管后壁游离后，进行食管前壁的游离直至右侧膈肌（图8-39~图8-41），由于该区组织较丰富，尤其肥胖者，此处超声刀的运用要优于电钩；完成右侧膈肌脚表面裸化同时右边行双侧汇合；游离食管裂孔、切断迷走神经前后干，此时食管下段充分解离，便于提拉食管，行双侧膈肌脚汇合，此时可见双侧膈肌脚及心包上方完全裸化，达到彻底清扫膈上及食管下段旁淋巴结清扫完全的目标（图8-42和图8-43）。"膈上食管裂孔区"清扫后需要显露的是，上方：左侧膈肌脚、胸主动脉，后方：双侧膈肌脚，对侧纵隔胸膜及心包；下方：右侧膈肌脚。需要保护好的组织是：尽量保持对侧纵隔胸膜的完整。

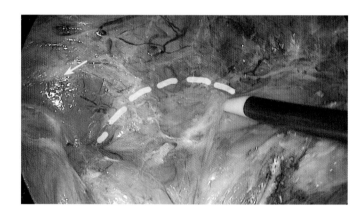

图8-38　箭头所示为左膈肌脚，虚线为游离清扫范围，需紧贴对侧纵隔胸膜

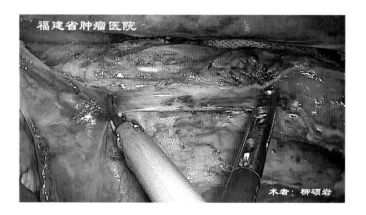

图8-39　超声刀对于膈上淋巴结清扫优势更为显著

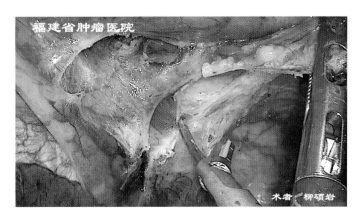

图 8-40　超声刀清扫右侧膈上淋巴结

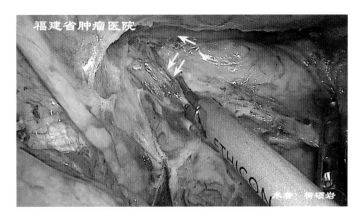

图 8-41　超声刀完成右侧膈上淋巴结清扫，右侧双侧膈肌脚汇合，单箭头所示为左侧膈肌脚，双箭头所示为右侧膈肌脚

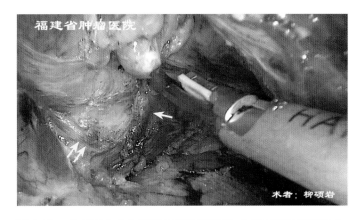

图 8-42　超声刀完成左侧膈上淋巴结清扫，左侧双侧膈肌脚汇合，单箭头所示为左侧膈肌脚，双箭头所示为右侧膈肌脚

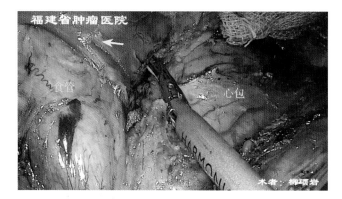

视频7 膈上食管裂孔区淋巴结清扫

图 8-43　超声刀将膈上淋巴脂肪组织彻底清扫，可见心包上方完全裸化

注意事项：在清扫膈上食管裂孔区淋巴结时，一助可由腋前线偏前第 3 肋间置入腔镜三叶拉钩，将腋后线偏后第 5 肋间和腋前线偏前第 7 肋间这两个操作孔作为主要操作孔，一则使一助减少对主刀干扰，同时可以缩短操作距离，方便手术进行。

（柳硕岩　王　枫）

参 考 文 献

1. 柳硕岩,朱坤寿.三野与二野淋巴结清扫对胸段食管鳞癌患者术后生存的影响.中华胸心血管外科杂志,2014,30(11):645-648.

2. 柳硕岩,王枫.腔镜食管癌根治术在食管癌治疗中的临床应用.中华胃肠外科杂志,2012,15(9):947-949.

3. 柳硕岩,黄书荣.单腔、双腔气管插管在胸腔镜联合腹腔镜下食管癌三野根治术中的应用.中华胸心血管外科杂志,2015,31(5):264-266.

4. Shen Y,Zhang Y,Tan L,et al. Extensive mediastinal lymphadenectomy during minimally invasive esophagectomy:optimal results from a single center. J Gastrointest Surg,2012,16(4):715-721.

5. Wang H,Shen Y,Feng M,et al. Outcomes,quality of life,and survival after esophagectomy for squamous cell carcinoma:A propensity score-matched comparison of operative approaches. J Thorac Cardiovasc Surg,2015,149(4):1006-1014.

6. Kauppi J,Rasanen J,Sihvo E,et al. Open versus minimally invasive esophagectomy:clinical outcomes for locally advanced esophageal adenocarcinoma. Surg Endosc,2015,29(9):2614-2619.

7. Dolan JP,Kaur T,Diggs BS,et al. Impact of comorbidity on outcomes and overall survival after open and minimally invasive esophagectomy for locally advanced esophageal cancer. Surg Endosc,2013,27(11):4094-4103.

8. Singh RK,Pham TH,Diggs BS,et al. Minimally invasive esophagectomy provides equivalent oncologic outcomes to open esophagectomy for locally advanced(stage Ⅱ or Ⅲ)esophageal carcinoma. Arch Surg,2011,146(6):711-714.

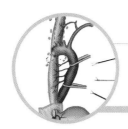

第 九 章

腹腔镜下胃部游离

第一节　体位及切口设计

一、腹部体位

腹腔镜下胃部游离可采用平卧位,双腿并拢,患者髋部、双腿与手术床充分固定。术者站于患者右侧。在手术过程中通过调整患者体位及手术床,充分利用重力作用达到充分显露手术野的目的。一般原则是使手术目标区域位于术野最高位置,此时目标区域周围组织在重力作用下可离开手术野,且血液与组织液也会流向

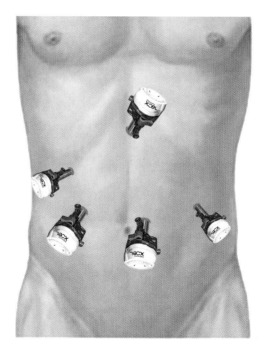

大戳卡 10mm

小戳卡 5mm

图 9-1　腹腔镜胃部游离切口设计

低位,从而使术野获得较好显露。

二、切口设计

腹腔镜胃游离可使用五孔法(图 9-1):观察孔(1 个)、主操作孔(1 个)、副操作孔(1 个)和辅助暴露孔(2 个)。于脐左上方约 2cm 行约 1cm 切口作为腔镜观察孔;剑突下行约 1cm 切口作为辅助暴露孔(牵拉肝脏);右侧锁骨中线及脐上 3cm 行 1cm 切口作为主操作孔;右腋前线靠前与肋弓交点下方行 0.5cm 切口作为副操作孔;左锁骨中线及脐上 3cm 行 0.5cm 切口作为辅助暴露孔。该切口的优点在于主刀始终在同一个主操作孔及副操作孔内操作,简化了操作流程,使手术操作及配合更加简洁流畅。

第二节　人工气腹的建立

一、气腹机参数设置

充分的人工气腹对于腔镜下胃的游离至关重要,它需要合适的 CO_2 气体注入及充分的肌肉松弛。同时术中反复进出器械及腔镜镜头使腹腔内气体压力存在动态变化过程,腹腔压力过大容易产生人工气腹相关并发症,而压力过小则会导致术野暴露不清,增加手术难度与风险。气腹机参数设置包括压力与流量的设置充分肌松情况下腹内压设置为 10~12mmHg 较为理想;气腹机流量设置决定气体最高流速,一般开始手术时使用较低流量,避免腹内压短时间内骤增,此后可以适当加大气体流量,这样使用负压吸引及释放术中烟雾时对腹腔内压力的影响较小,便于手术操作。

二、建立人工气腹

人工气腹的建立可以使用气腹针技术或直接穿刺技术。气腹针技术:首先检查气腹针是否通畅,弹簧保护装置是否正常工作。于腔镜观察孔行约 1cm 横行皮肤切口。电刀切开皮下组织后,主刀与助手各使用一把巾钳将腹壁向上提起,使腹壁与腹腔脏器分离。术者在距气腹针尖 3~4cm 处拇指与示指持气腹针,腕部置于腹壁上以增加操作稳定性。垂直向下将气腹针刺入腹腔,当术者有明显落空感时提示气腹针已进入腹腔。此时气腹针可以随意向四周摇动,以此协助判断是否进入腹腔。当腹腔压力达到设定值后取出气腹针,从皮肤切口处直接将 10mm Trocar 垂直插入腹腔,当有明显落空感后提示已进入腹腔。接气腹机充气管,置入腹腔镜观察是否进入腹腔及有无副损伤。直接穿刺技术:于腔镜观察孔作约 1cm 横行皮肤切口,电刀切开皮下组织后,主刀与助手各使用一把巾钳将腹壁向上提起,使腹壁与腹腔脏器分离。从皮肤切口处直接将 10mm Trocar 垂直插入腹腔,当有明显落空感后提示已进入腹腔。接气腹机充气管,置入腹腔镜观察是否进入腹腔及有无副损伤。

三、人工气腹的注意事项

由于 CO_2 人工气腹的腹膜腔室隔效应,对各脏器的生理功能会产生一定的不良影响,可能造成皮下气肿、气胸、气体栓塞及高碳酸血症等并发症。在获得满意术野暴露的情况下,减小腹腔内压力及缩短手术时间是防止人工气腹相关并发症的主要措施。同时,术中还应密切观察气腹机的工作状态,严密监测患者腹内压、心率、血压、氧饱和度及气道压等的变化,必要时应立即解除腹腔内高压,暂停手术,协助麻醉师处理患者的危急情况。

第三节　胃部游离操作步骤

一、概述

胃部游离主要使用的能量器械为超声刀,可以进行组织的钝性及锐性分离,在常规胃部游离过程中可以用于除胃左动脉以外所有血管的凝固及离断。胃左动脉的结扎可使用血管夹。另外,胃部游离还需要辅助暴露的抓钳、肝脏牵引拉钩、波浪钳等器械。主刀站于患者右侧,扶镜手与主刀同侧站于患者脚侧,助手位于患者左侧,主要辅助术野的暴露。

二、胃部游离顺序及体位的调整

胃部游离顺序及体位调整的程序化更有利于使手术步骤更加流畅、标准化:①胃大弯侧(体位:头高脚低、患者右倾斜约 30°):自下向上开始游离,依次离断胃网膜左动脉、胃短动脉及脾胃韧带;②打开小网膜,游离肝胃韧带(体位变换:头高脚低、患者左倾斜约 15°);③胃左动静脉离断及淋巴结清扫(体位:头高脚低、患者左倾斜约 15°);④腹段食管周围腹膜及膈肌食管裂孔游离(体位:头高脚低、患者平卧位);⑤管状胃制作及切缘缝合加固(体位:平卧位)。

三、胃部游离操作步骤

1. 人工气腹建立完成后,于腔镜观察孔切口置入 10mm Trocar,腹腔镜镜头置入,仔细探查腹腔有无严重粘连,肝脏、脾脏、大网膜等有无肿块及种植转移等(图 9-2)。

2. 腔镜直视引导下置入其余切口的 Trocar,注意避免损伤腹腔脏器及切口出血。剑突下置入 10mm 的 Trocar 作为辅助暴露孔(牵拉肝脏);右侧锁骨中线及脐上 3cm 切口置入

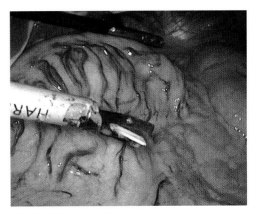

图 9-2　腹腔探查

10mm 的 Trocar 作为主操作孔；右腋前线靠前与肋弓交点下方行 0.5cm 切口置入 5mm 的 Trocar 作为副操作孔；左锁骨中线与脐上 3cm 交点置入 5mm 的 Trocar 作为辅助暴露孔。

3. 游离胃大弯侧(图 9-3)　患者头高脚低位，从胃网膜右血管弓外侧开始游离。副操作孔置入抓钳，提起血管弓侧大网膜，助手于左侧辅助暴露孔置入波浪钳将

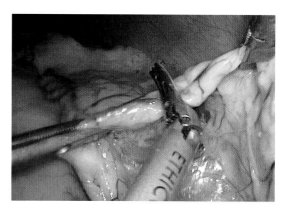

图 9-3　胃大弯侧游离

大网膜结肠侧向上提起，注意保护胃网膜血管弓。主刀将超声刀置入主操作孔，切开大网膜，依次向左沿胃大弯血管弓外侧游离，避免血管弓及结肠损伤。继续向上游离大网膜，分离无血管区及胃网膜左动脉。

4. 脾胃韧带区的游离(图 9-4)　游离达脾胃韧带后，患者体位变换为向右倾斜 30°，利用重力作用使脾门区变浅，便于术野暴露及游离。主刀使用抓钳将无血管区大网膜向上向右提起，暴露胃短动脉，超声刀谨慎游离胃短动脉及脾胃韧带。由于此区显露较差，助手可利用剑突下辅助暴露孔协助牵拉暴露胃体。游离过程中应避免暴力牵拉血管及脾脏，防止脾脏撕裂出血。在未获得较好视野的情况下也应避免盲目使用超声刀。若脾胃间粘连较重或脾胃韧带较短分离困难时，不应强求脾胃韧带区一次性分离完毕，可先处理胃小弯及胃左动脉血管，然后向上挑起胃后壁，沿胃后壁再游离脾胃韧带。

5. 小网膜区游离(图 9-5)　游离小网膜区时患者体位变换为向左倾 15°，利用重力作用使胃体向左下垂，同时助手利用剑突下辅助暴露孔置入牵拉器将肝脏左叶向上牵拉，这样小网膜及胃小弯可获得良好暴露。提起小网膜，超声刀切开小网膜，游离并切除肝胃韧带达右侧膈肌脚处。

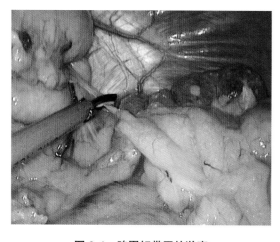

图 9-4　脾胃韧带区的游离

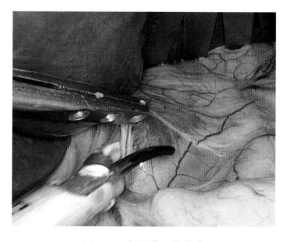

图 9-5　小网膜区的游离

6. 胃左动脉区游离（图 9-6A~C）　术中利用抓钳将胃左动静脉向上提起，助手使用波浪钳协助将胃体向左向上挑起，协助暴露胃左动静脉。以胰腺上缘为标志使用超声刀打开胰腺被膜，分离胃左血管周围脂肪及结缔组织，一并清扫肝总动脉旁、脾动脉旁、及胃左动脉旁淋巴。打开血管鞘暴露胃左动静脉，分离钳充分游离血管后壁周围组织后分开离断胃左静脉及胃左动脉。胃左静脉可以直接使用超声刀切断，若血管较粗或合并门脉高压患者则可使用血管夹两端夹闭后切断。胃左动脉应使用血管夹双重夹闭后超声刀切断。胃左动脉区的游离应当小心谨慎，防止胃左血管损伤出血，避免盲目钳夹或离断胃左血管，所有操作均应在充分显露后进行。

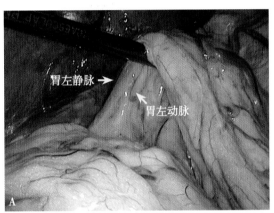

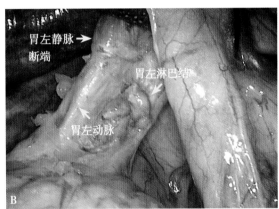

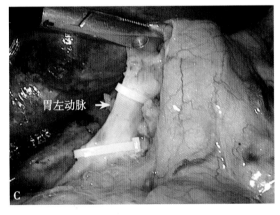

图 9-6　胃左动脉区游离

7. 腹段食管周围腹膜及膈肌食管裂孔游离（图 9-7）　离断胃左血管后，向腹段食管方向继续游离胃，游离腹段食管及食管裂孔周围组织，最后切开膈食管腹膜，超声刀适当扩大食管裂孔，防止术后胃排空障碍。此时胸腹腔相通，可将食管拉入腹腔，结束胃部游离。

四、淋巴结清扫

腹腔操作的淋巴结清扫包括：贲门旁淋巴结、胃左动脉旁淋巴结、脾动脉旁淋巴结、肝总动脉旁淋巴结及腹腔干淋巴结。一般在胃部游离的同时进行淋巴结清

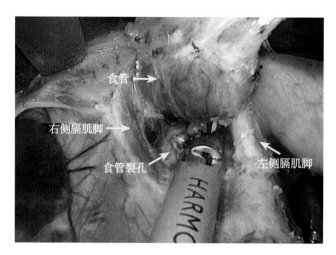

图 9-7　食管裂孔区的游离

扫,也可在游离胃后单独进行淋巴结清扫。

五、管状胃制作及加固

管状胃的制作可在全腔镜下进行,也可将胃拉出腹腔外开放下制作管状胃(图 9-8 和图 9-9)。由于开放下的管状胃制作更为安全可靠,而且节省时间,目前大多采用腹腔外管状胃制作技术。沿腹正中线向下延长剑突下辅助暴露孔约 3cm,将食管及胃向外拉出腹腔。注意胃及血管弓的保护,避免向外牵拉过程中损伤胃大弯血管弓。同时注意保护切口,防止肿瘤的切口种植。若胃幽门侧的游离尚不充分,此时可在直视下继续游离,直到幽门完全松解。近幽门侧结扎胃右动脉,作为管状胃的起始标志。助手将胃底向上牵引,主刀使用切割缝合器沿大弯侧制作管状胃,一并切除胃小弯及贲门。管状胃切缘距胃大弯边缘约 3~5cm。细管状胃可以显著延长管状胃长度,改善吻合口张力及血供,降低吻合口并发症,较为常用。为了降低术后胸胃并发症,推荐对管状胃切缘进行加固,可使用浆肌层连续包埋缝合。

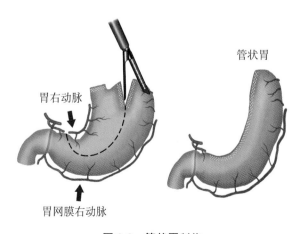

图 9-8　管状胃制作

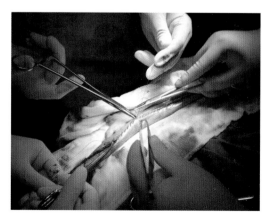

图 9-9　管状胃的缝合加固

六、腹部切口缝合关闭

视 频 8　腹腔镜胃游离

　　管状胃制作结束后,将其与食管断端连接并还纳进入腹腔,逐层缝合关闭剑突下切口。重新建立气腹,腔镜直视下将管状胃上拉通过膈肌食管裂孔,可使用肠钳辅助调整管状胃位置,防止胃扭转。再次检查食管裂孔大小,腹腔脏器有无活动性出血,然后在腔镜直视下逐一拔除 Trocar,同时观察有无切口出血,最后关闭腹壁切口。为了防止切口疝的形成,腹壁 Trocar 切口应尽量分层缝合肌层、皮下及皮肤。

（陈龙奇）

参 考 文 献

1. Seshadri PA,Mamazza J,Poulin EC,et al. Technique for laparoscopic gastric surgery. Surg Laparosc Endosc Percutan Tech,1999,9(4):248-252.

2. Puntambekar SP,Agarwal GA,Joshi SN,et al. Thoracolaparoscopy in the lateral position for esophageal cancer:the experience of a single institution with 112 consecutive patients. Surg Endosc,2010,24(10):2407-2414.

3. Mao T,Fang W,Gu Z,Guo X,et al. Video-assisted thoracolaparoscopic esophagectomy:the experience of Shanghai Chest Hospital. J Thorac Dis,2013,5(6):906-909.

4. Mungo B,Lidor AO,Stem M,et al. Early experience and lessons learned in a new minimally invasive esophagectomy program. Surg Endosc,2016,30(4):1692-1698.

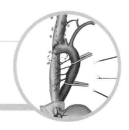

第 十 章

腹腔淋巴结清扫

第一节　脾动脉淋巴结清扫

一、淋巴结清扫步骤

　　助手以两把无创伤抓钳将大网膜向上及两侧提起展开(图 10-1),术者以无创伤抓钳反向牵引横结肠,另一手以超声刀从横结肠近中央部无血管区切开大网膜,向两侧延伸,左侧至结肠脾曲,右侧至结肠肝曲。助手向头侧翻转胃体大弯侧,同时紧张胰腺被膜,术者于胰腺下缘水平按压横结肠系膜,紧贴胰腺表面以超声刀剥离胰腺被膜,直到胰腺上缘水平。

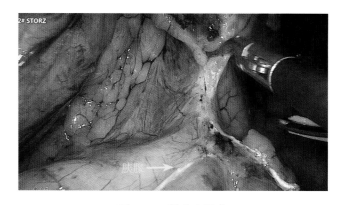

图 10-1　游离大网膜

　　助手向上提升胃胰皱襞紧张胰腺被膜,术者将胰腺表面最高处轻轻向下按压,紧张胃胰皱襞,拉直胃左动脉,展现胰腺上缘。以超声刀沿胰腺上缘打开胃胰皱襞进入胰后间隙,暴露脾动脉。沿脾动脉表面解剖间隙向右分离至其起始部,暴露肝总动脉。

　　助手右手提起脾动脉表面脂肪淋巴组织,以超声刀沿脾动脉走行解剖分离脂肪淋巴组织,直至胃后动脉分支附近,整块清扫脾动脉近端周围脂肪淋巴组织,完成脾动脉旁淋巴结清扫。

二、常见情况及处理

分离大网膜前应先探查腹腔内情况,若既往有手术史患者常存在粘连,长期慢性消化不良上消化道炎症患者也可能存在粘连。若发现提拉大网膜时出现阻力,勿暴力牵扯,应找到粘连根部,行松解操作。分离大网膜时,助手注意挑起已分离的大网膜,仔细辨认保护胃网膜右血管,切勿损伤。

分离胰腺被膜过程中可能胰腺表面会有小渗血,可用纱布压迫或电凝止血,而超声刀不易夹住出血点还可能造成新的出血。

术者按压胰腺组织时,应在无创伤抓钳下垫小纱布,避免组织滑动,减少损伤胰腺机会。超声刀分离胰腺被膜时,应以非功能面贴近胰腺,避免损伤胰腺。

第二节　胃左动脉、腹腔动脉淋巴结清扫

一、淋巴结清扫步骤

助手自脾动脉起始部起提起已游离的脂肪淋巴组织,超声刀沿动脉表面,往腹腔动脉方向游离脂肪淋巴组织,显露胃左动脉根部及与其伴行的冠状静脉。

超声刀解剖分离冠状静脉周围脂肪淋巴组织,于肝总动脉上缘平面骨骼化冠状静脉,夹闭血管夹离断。助手向上牵引胃左动脉,超声刀沿胃左动脉表面骨骼化血管根部,夹闭血管夹离断,完成胃左血管旁及腹腔动脉旁淋巴结清扫(图10-2 和图10-3)。

二、常见情况及处理

于胰腺上缘区域操作过程中,注意冠状静脉走行,其位置变异较多,可走行于肝总动脉后方、肝总动脉前方、脾动脉后方,小心误伤出血。如分离过程中误伤出

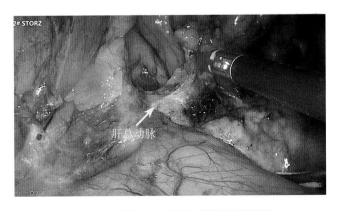

图10-2　胃左动脉、腹腔动脉淋巴结清扫

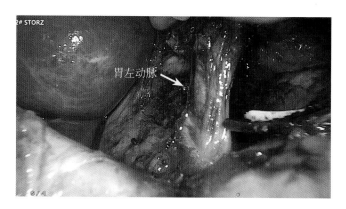

图 10-3　骨骼化胃左血管

血,可先夹闭远心端,助手吸净出血,再结扎近心端。

　　胃左动脉周围淋巴结肿大明显时,应先结扎处理冠状静脉,再清扫淋巴结,以免清扫中损伤冠状静脉。

　　胃的淋巴回流管道丰富,向动脉根部汇集,在清扫腹腔动脉周围淋巴结时,应使用超声刀慢挡离断。当淋巴结较为粗大时,可予血管夹夹闭。

第三节　肝总动脉淋巴结清扫

一、淋巴结清扫步骤

　　助手放松胃胰皱襞,向上方牵引胃窦后壁,术者轻柔按压胰腺,在胰腺上缘暴露肝总动脉走行后,助手提起已游离的肝总动脉表面脂肪淋巴组织,超声刀沿肝总动脉表面向十二指肠方向小心细致游离,直至肝总动脉发出胰十二指肠动脉和肝固有动脉分支处,整块切除肝总动脉脂肪淋巴组织,完成肝总动脉旁淋巴结清扫。

二、常见情况及处理

　　部分患者肝总动脉迂曲,与肿大淋巴结容易混淆,在清扫淋巴结过程中,应仔细探查有无动脉搏动,加以鉴别。

第四节　贲门周围淋巴结清扫

一、淋巴结清扫步骤

　　助手向上牵引小弯侧胃体后壁,术者轻轻按压胰腺上缘,暴露胃后壁的胃膈韧带。超声刀紧贴膈肌脚,沿其表面无血管间隙切断胃膈韧带,向上分离至食管裂孔处。

助手向头侧翻转大弯侧胃体,暴露胃上部胃小弯后壁。超声刀于胃小弯后壁的无血管区打开肝胃韧带后叶,紧贴胃后壁分离,切断肝胃韧带后叶和胃后壁血管,沿胃后壁向肝胃韧带前叶方向分离,离断肝胃韧带前叶,向上分离至贲门部,完成胃小弯淋巴结清扫。

将胃翻转放回原位,助手向上牵引左肝外叶,术者下压胃角处,紧张肝胃韧带,暴露肝十二指肠韧带前叶。术者紧贴肝下缘切断肝胃韧带至贲门部,完成贲门右区淋巴结清扫。

助手向右下方牵引胃底体部胃壁,自脾上极开始沿膈肌向食管裂孔方向分离胃膈韧带。分离至左侧膈肌脚附近时,助手应向右上方牵拉胃底贲门部胃壁,以方便显露左侧膈肌脚,超声刀紧贴左侧膈肌脚分离食管贲门处脂肪淋巴组织。完成贲门左区淋巴结清扫。

二、常见情况及处理

离断肝胃韧带过程中,注意副肝左动脉或副胃左动脉走行,有时胃左动脉发出膈肌血管,骨骼化胃小弯时一并结扎离断。于左侧膈肌脚分离食管贲门处脂肪淋巴组织时,需注意常有左膈下动脉发出的胃底支,予结扎离断。

(高树庚 杨 昆)

参 考 文 献

1. 张合林,平育敏,杜喜群,等. 应用 COX 模型分析影响食管癌切除术后预后因素. 中华肿瘤杂志,1999,21:32-34.

2. Tachibana M,Kinugasa S,Dhar DK,et al. Prognostic factors after extended esophagectomy for squamous cell carcinoma of the thoracic esophagus. J Surg Oncol,1999,72:88-93.

3. Hosch SB,Stoecklein NH,Pichlmeier U,et al,Esophageal cancer:the mode of lymphatic tumor cell spread and its prognostic significance. J Clin Oncol,2001,19:1970-1975.

4. 柳硕岩,郑庆丰,王枫. 胸腔镜腹腔镜下食管癌三野淋巴结清扫术必要性与可行性. 中华胸心血管外科杂志,2013,29(7):394-398.

5. Udagawa H,Ueno M,Shinohara H. The importance of grouping of lymph node stations and rationale of three-field lym-phoadenectomy for thoracic esophageal cancer. Journal of Surgical Oncology,2012, 106(6):742-747.

6. Edge SB,Byrd DR,Compton CC. AJCC Cancer Staging Manual. 7th ed. New York:Springer,2009.

7. 陈龙奇. 食管癌国际 TNM 分期第 7 版(2009)解读与评价. 中华肿瘤杂志,2010,32:237-240.

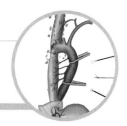

第十一章

颈部淋巴结清扫

1980 年的日本医师 Yasuo Sannohe 率先对食管鳞癌实施了颈部淋巴结清扫手术，发现在进展期食管癌中，颈部淋巴结转移率非常高。并在次年正式发表了自己的相关报道。此后包含颈部清扫在内的系统三野淋巴结清扫便在日本获得迅速发展，即使在微创食管手术盛行的如今，三野清扫仍然是日本最具影响力的食管鳞癌的外科治疗方式，并获得超过 10%~15% 的远期生存改善。我国自 20 世纪 90 年代末期开始陆续开展了包含颈部清扫的三野手术，至 2005 年，已有将近 500 例的单中心经验报道。

第一节 颈部淋巴结清扫的患者选择

根据最新的文献 Meta 分析，颈部淋巴结清扫对于增加食管癌术后并发症的发生率危险已经不明显，但仍然有很多人畏惧这一相对于胸外科医师而言比较陌生的外科领域。因此，选择性三野淋巴结清扫的概念被提出，并获得部分学者的支持，但尚没有确切的选择标准出现，有效的临床随机对照研究也尚缺失。比如目前选择标准之一是双侧上纵隔喉返神经旁淋巴结有转移，颈部转移几率大，因此可根据这一"前哨"淋巴结理论进行选择性淋巴结清扫。但此类清扫是否可以改善生存尚不得知。近期日本对双侧锁骨上淋巴结清扫结果进行生存研究，淋巴结转移个数少的患者即使有锁骨上淋巴结转移，三野清扫仍可以改善生存。因此低肿瘤负荷患者进行三野淋巴结清扫的意义更大（N_2 以内）。

食管癌颈部淋巴结清扫相对禁忌证应包括：①根治性放化疗之后的挽救性手术，颈部淋巴结清扫会进一步破坏气管、支气管血供，术后容易出现气管瘘；②颈部有根治性放疗病史的，颈部淋巴结清扫会增加并发症的发生率。

第二节 颈部淋巴结的临床解剖分区

颈部淋巴结分布非常复杂，不同部位的肿瘤，发生颈部淋巴结转移的方向和范围都有差异,而且命名差异也很大,有时还受到术者习惯的影响(图 11-1)。

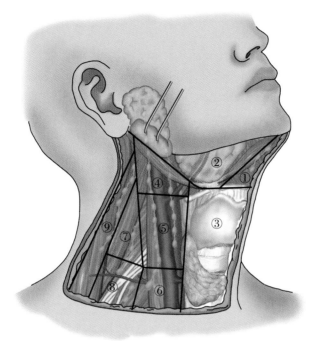

① 颏下淋巴结

② 颌下淋巴结

③ 颈前淋巴结

④ 颈深内侧上淋巴结

⑤ 颈深内侧中淋巴结

⑥ 颈深内侧下淋巴结

⑦ 颈深内侧外淋巴结

⑧ 锁骨上淋巴结

⑨ 副神经链淋巴结

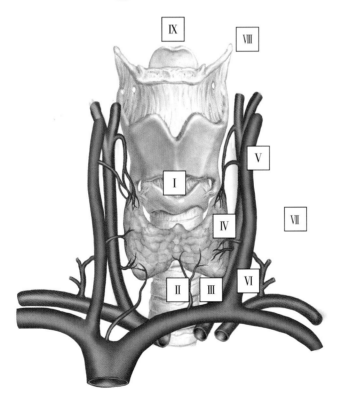

Ⅰ　喉前

Ⅱ　气管前

Ⅲ　气管旁

Ⅳ　甲状腺旁

Ⅴ　颈深内上

Ⅵ　颈深内下

Ⅶ　深颈外

Ⅷ　颌下

Ⅸ　颏下

图 11-1　颈部淋巴结示意图

　　食管癌颈部转移主要集中于下颈区,尤其是颈深区域淋巴结转移常见,相反颈浅层少见受累,因此目前大多不主张对颈浅区过度清扫。因此,清扫范围应涵盖整个下颈部,即甲状腺中静脉以下(相当于环状软骨水平)颈部区域。食管癌向上转移至颈部时,更多淋巴结集中于喉返神经旁(deep internal node)、颈外侧(deep lateral nodes)和锁骨上(deep external nodes)。

　　内颈深淋巴结(deep internal nodes,recurrent laryngeal nerve lymphatic chain):这一组淋巴结位于颈内静脉内侧、沿双侧喉返神经分布,并向下延伸至上纵隔,构成颈 - 胸喉返神经链旁淋巴结组。此组淋巴结目前多被命名为颈段食管旁淋巴结。

　　外颈深淋巴结(deep external nodes):这组淋巴结位于颈内静脉以外,颈内静脉链淋巴结、向下包括锁骨上淋巴结链。

　　侧颈深淋巴结(deep lateral nodes,spinal accessory lymphatic chain):此组淋巴结偏向颈外侧,淋巴结转移几率比较低(图 11-2)。

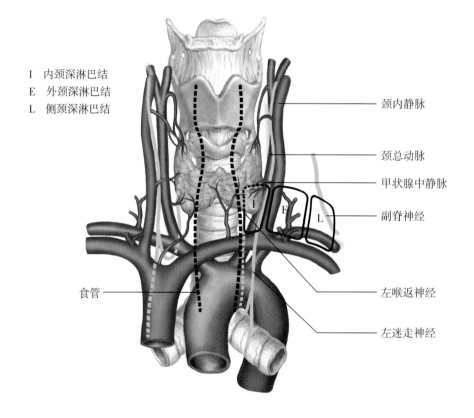

I　内颈深淋巴结
E　外颈深淋巴结
L　侧颈深淋巴结

颈内静脉
颈总动脉
甲状腺中静脉
副脊神经
左喉返神经
左迷走神经
食管

图 11-2　颈部淋巴结分组

　　因此,目前一般倾向于将食管癌颈部淋巴结分组简单化,主要划分为颈外侧和颈内侧,即颈部锁骨上淋巴结和颈部食管旁淋巴结两组。锁骨上淋巴结界限为外侧界至颈外静脉、下至锁骨下静脉、内侧至颈内静脉、上界至肩胛舌骨肌与颈内静脉交角。颈部食管旁淋巴结界限为内侧为甲状腺气管、外侧颈内静脉、下为胸廓出口、上为环状软骨。

第三节　食管癌颈部淋巴结清扫的体位、切口选择

食管癌手术中的颈部淋巴结清扫均采用平卧位,颈部略后仰,充分暴露手术区域。可在后背部适当垫高,这样更便于颈部操作。

颈部清扫的切口选择变化较多,包括标准衣领切口、胸骨角水平的低领切口、双侧胸锁乳突肌前切口。每种切口都有优缺点,下面简单分别叙述。

衣领切口一般选择胸骨切记上方1横指(1cm)作为最低点,两侧向外、向上延伸的角度和长度可根据具体情况而定,至胸锁乳突肌前缘后可尽量向上延伸,形成U形,或者向胸锁乳突肌外侧延伸,形成"新月形"。切口大小因手术医师的习惯而定。

最低点位于胸骨角(第2肋)水平的大U形切口,能够更好的显露手术区域,同时把颈部横切口降低至更加美容的位置,但国人使用较少。而且目前颈部切口缝合技术都有很大提高,因此这类切口越来越少被人使用。

双侧胸锁乳突肌前缘斜切口的优势非常明显,那就是可以分别对双侧颈内外淋巴结进行清扫,包括颈动脉鞘内结构显露都很清楚。但对颈正中前结构显露不是很方便。

第四节　食管癌颈清扫手术技术

切口和暴露:选择经典的U形衣领切口,首先切开皮肤、皮下和颈阔肌,向上下游离,向上应超过环状软骨水平,向下达胸锁关节以下,两侧应超过胸锁乳突肌外侧缘,缝线或置钳牵开显露。首先游离右侧的胸锁乳突肌,从外侧缘开始,助手示指外衬纱布将胸锁乳突肌牵向内侧,而术者用示指套纱布将皮瓣牵起。小心将胸锁乳突肌外侧缘与周围组织分开,并顺次向上下分离,以显露出颈内静脉为游离标准。然后转向前缘,术者与助手按相同的方法显露,向后直至与后缘交汇,并套带牵拉,套带后继续牵拉游离胸锁乳突肌,并将胸骨头和锁骨头分开,并改为分别套带。左侧带状肌需离断,帮助显露清扫,同时利于胸骨后胸胃上提减张。右侧不需离断带状肌。清扫范围包括内侧界至食管、外侧界至副神经、上至甲状腺中静脉、下至胸顶胸膜。

1. 清扫右侧颈外侧

(1) 颈浅淋巴结清扫:将胸锁乳突肌胸骨头和锁骨头向两侧牵拉,显露这一层面由内向外分别为带状肌、颈内静脉、颈外侧淋巴结区域。首先沿锁骨上缘、颈外静脉浅层(上)细心用电刀剥离,遇到小血管用双极电凝夹闭,肩胛舌骨肌可在肌腱处离断。将清扫组织推向头侧,内侧至带状肌内侧缘,深面并不超过颈内静脉。一手用Kelly钳牵起,一手用电刀或剪刀清扫,清扫标本名为颈浅淋巴结(superficial

lymph nodes)。

(2) 颈外侧淋巴结清扫:助手将颈内静脉尽量向内侧暴露牵拉,术者向相反方向辅助牵拉,使用剪刀或刀片将颈内静脉外膜细心向术者一侧(外侧)剥离,其中有小的侧支血管时,双极电凝夹闭即可,当颈内静脉前侧面完全显露时,首先可以清晰定位和暴露的是其下方的迷走神经和更深面的颈动脉鞘。在继续向外侧清扫淋巴组织之前,可将清扫获得的整块组织上下两极用丝线做标记(一长短、一等长),术者将淋巴组织继续向外侧牵引(Kelly 钳),沿颈前筋膜表面向外剥离,可使用剪刀、电刀,颈横动脉由颈内动脉发出向外侧迂曲横行走行,尽量不要损伤。其深面是斜角肌和其前缘的纵行走行的膈神经。膈神经外侧清扫相对容易,可用电刀适当钝性 + 锐性剥离,外侧清扫应至副神经。最后整块清扫下来的颈外侧淋巴结组织的外侧上下脚也应用不同丝线标记(不同与内侧脚颜色),便于区分外颈深和侧颈深,但如果是两分区法就没有必要标记了。此处最终显露结构应包括:胸膜顶、前中后斜角肌、甲状颈干及其分支、膈神经和迷走神经。

2. 清扫左侧颈外侧　基本步骤与右侧相似,注意点在于颈内与颈外静脉交汇处,往往有胸导管弓形向上汇入此处,极易损伤,因此在颈外侧清扫左侧的时候一定要在清扫的前下角时细心分离胸导管,妥善保护或缝扎闭合。如术者在胸腔已经做了胸导管结扎,此时只要切除胸导管及周围淋巴组织即可。

3. 右侧颈内侧淋巴结清扫(a、p)　颈内侧淋巴结与胸腔内喉返神经旁淋巴结具有连续性,经过胸腔内清扫后,颈部残余淋巴组织所剩不多,但细致清扫仍可以消除部分微转移灶,不容忽视。右侧颈内侧淋巴结清扫要比左侧复杂,因为右喉返神经偏向外侧斜行向内进入,并非完全隐藏于气管食管沟,容易损伤。首先术者将右侧颈内静脉牵向外侧,同样锐性剥除表面系膜,结扎甲状腺中静脉,稍加分离,即可显露经胸已经分离解剖的右喉返神经旁间隙。将甲状腺向对侧牵拉,显露甲状腺下动脉(下极),此时尤其要注意甲状旁腺,确认后应用 Kelly 钳标记保护。此时可细心清扫颈内静脉、颈动脉鞘内侧、气管食管外侧、环状软骨以下、胸廓出口以上所有脂肪软组织。确认右喉返神经后,应分神经前和神经后分别清扫,右侧阳性淋巴结多位于神经后,而左侧多位于神经前,应有针对性分别清扫。

4. 左侧颈内侧淋巴结清扫　基本步骤和方法与右侧一致,但不同在于,如果术中食管替代物选择的是胸骨后路径,则一般需离断左侧带状肌,便于吻合。而且清扫时,可将食管提出颈外,利于显露。

视频 9　食管癌颈部淋巴结清扫

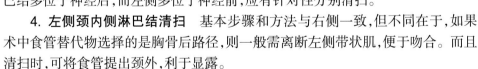

第五节　手术结果

三野淋巴结清扫在日本的陆续报道中,都有明显的生存优势。最近复旦大学肿瘤医院的 Meta 分析结果系统的对三野手术的优势进行了说明,相对于二野淋巴结清扫,三野可以获得更好的 5 年生存率(HR 0.64,95% CI:0.56~0.73,P=0.000),虽然吻合口瘘发生率略有升高,但手术死亡率和呼吸功能不全发生率与二野并无差异。即使是以往一直被认为是三野手术缺点的喉返神经麻痹发生率,三野也与二野相当(HR 1.12,95% CI:0.82~1.54,P=0.470)。在另外两个唯一的随机对照研究中,三野手术在五年生存方面也体现出了明显优势。

但现在二野清扫的手术技术已经与以往大不相同,尤其是胸腔镜辅助气胸的条件下,可经胸对双侧下颈部食管旁淋巴结进行清扫,这样在目前趋于保守的"三野技术下",二野、尤其是 MIE 下的二野比以往的 RCT 研究中的二野清扫技术进步很多,因此迫切需要新的二野、三野清扫对照研究出现。

对于双侧锁骨上淋巴结清扫的争议更大,在国际食管癌 AJCC 分期中,双侧锁骨上淋巴结一直被认为是远处转移,一旦出现后远期效果很差,因此外科干预不被支持。最近日本学者对 1309 例接受三野清扫的食管癌患者进行了 10 年观察,发现锁骨上淋巴结术后病理转移率为 14.5%,这些患者的 5 年生存率仅为 24.1%,远差于"没有淋巴结转移"或"有淋巴结转移但锁骨上阴性"的另外两组患者(73.7%、40.4%)。在锁骨上淋巴结转移的患者中淋巴结转移平均数为 6 个,而没有锁骨上但有其他部位转移的患者阳性淋巴结平均数仅为 3 个。对于有淋巴结转移的上段食管癌患者,经过三野清扫后有无锁骨上淋巴结转移对于生存没有影响,但有淋巴结转移的中下段食管癌,有锁骨上转移的患者远期生存明显差于没有锁骨上而单纯纵隔或腹腔转移的患者。但在包含性别、淋巴结转移个数、锁骨上转移和 T 分期等参数的多因素分析中,锁骨上淋巴结转移并非影响预后的危险因素,结论是即使有锁骨上转移、但如果淋巴结转移总数少,仍然可以获得远期预后。

由以上的大样本回顾性研究,我们不难看出,锁骨上淋巴结转移往往预示了更高的肿瘤负荷——多组淋巴结转移,尤其是在中下段食管癌中,预后差,三野清扫对于生存帮助可能不大(尚无对照研究),但对于上段食管癌和肿瘤负荷低的中下段食管癌,三野清扫或者说锁骨上清扫还是可以使患者生存受益的。但需要注意的是这类患者仅占所有患者的 5% 左右。而且,术后辅助放疗或者锁骨上复发后再干预是否可以替代三野淋巴结清扫,仍然没有确切结果。

第六节　相关并发症及处理

三野淋巴结清扫的术后并发症分布状况与二野相似,需要重点关注的术后并发症包括:喉返神经损伤、颈部吻合口瘘、乳糜管损伤、颈部感染、术后出血等。

喉返神经损伤(vocal cord paralysis,VCP)是最为常见的颈部清扫后并发症,Udagawa 报道 VCP 在三野清扫中的并发症为 20%,这一结果已经远远低于1980~2010 年期间的早期结果(40%)左右。由此可见随着手术技术的成熟,喉返神经损伤并不因为三野清扫而增加。在 Li 等人的 Meta 分析中,三野清扫的颈部吻合口瘘发生率是明显高于两野的,有可能和颈部清扫后周围组织血供降低有关,但并没有严格的对照研究证实。颈部乳糜瘘可发生于左侧胸导管损伤,因此建议三野患者在胸腔内预防性结扎胸导管。

颈部淋巴结清扫仍然是食管鳞癌外科根治的一个组成部分,对于上段食管癌和低肿瘤负荷的中下段食管癌,标准的三野清扫可能会使患者生存收益。如果可以掌握适当的手术技巧,颈部清扫并不会增加围术期并发症。术后辅助放疗或者锁骨上复发后再干预是否可以替代三野淋巴结清扫,仍然没有确切结果。

（方文涛　李志刚）

参 考 文 献

1. Sannohe Y, Hiratsuka R, Doki K. Lymph node metastases in cancer of the thoracic esophagus. Am J Surg, 1981, 141(2): 216-218.

2. Kato H, Watanabe H, Tachimori Y, et al. Evaluation of neck lymph node dissection for thoracic esophageal carcinoma. Ann Thorac Surg, 1991, 51: 931-935.

3. Akiyama H, Tsurumaru M, Udagawa H, et al. Radical lymph node dissection for cancer of the thoracic esophagus. Ann Surg, 1994, 220: 364-373.

4. 胡桂女,相加庆,张亚伟,等. 食管次全切除并三野淋巴结清扫术治疗胸段食管癌(附37例报告). 浙江临床医学, 2002, 4(5): 326-327.

5. 柳硕岩,佘志廉,朱坤寿. 472例胸段食管癌行颈、胸、腹三野淋巴结清扫术的临床研究. 福建医药杂志, 2005, 27(6): 38-40.

6. 方文涛,陈文虎,陈勇,等. 选择性颈胸腹三野淋巴结清扫治疗胸段食管鳞癌. 中华胃肠外科杂志, 2006, 9(5): 388-391.

7. Ye T, Sun Y, Zhang Y, et al. Three-field or two-field resection for thoracic esophageal cancer: a meta-analysis. Ann Thorac Surg, 2013, 96(6): 1933-1941.

8. Fang WT, Chen WH, Chen Y, et al. Selective three-field lymphadenectomy for thoracic esophageal squamous carcinoma. Dis Esophagus, 2007, 20(3): 206-211.

9. Tachimori Y, Ozawa S, Numasaki H, et al. Registration Committee for Esophageal Cancer of the Japan Esophageal Society. Supraclavicular node metastasis from thoracic esophageal carcinoma: A surgical series from a Japanese multi-institutional nationwide registry of esophageal cancer. J Thorac Cardiovasc Surg, 2014, 148(4): 1224-1229.

10. Nishihira T, Hirayama K, Mori S. A prospective randomized trial of extended cervical and superior mediastinal lymphadenectomy for carcinoma of the thoracic esophagus. Am J Surg, 1998, 175: 47-51.

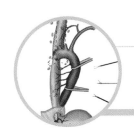

第十二章

颈 部 吻 合

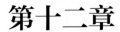

　　随着外科技术的发展,食管癌切除术吻合技术的概念发生了明显的变化,其目的为最大限度减少术后并发症和提高术后长期生存质量,吻合成功与否成为手术成败的关键。本章将详细介绍食管癌微创手术颈部吻合的方法,并分析其优劣。

　　目前胸腹腔镜下微创食管癌根治手术快速发展,其安全性、彻底性及治疗效果已逐步获得临床医师的认同。目前常用的手术方式是 McKoewn 术式,即胸腹腔镜下食管癌切除,食管胃颈部吻合,此方式安全简便,适用于各种类型食管癌,提高术后长期生存,而且易于掌握,因此迅速得到接受和推广。

　　吻合成功与否是手术成败的关键,是最基本、最关键的技术。因食管胃的吻合不同于其他消化道吻合,食管无浆膜层、胸腔负压及咳嗽时对吻合口冲击力大等因素都会导致出现吻合口相关并发症,影响患者的生活质量,严重时危及生命。因此对吻合口的理想要求是没有出血、张力,术后没有吻合口瘘及狭窄,并具有一定的抗反流功能。

　　目前常用手工吻合和器械吻合器吻合,手工吻合有全层缝合和分层缝合,有间断缝合和连续缝合,吻合用线有普通丝线或可吸收缝线;器械吻合有圆形吻合器端 - 侧吻合和线性切割缝合器侧 - 侧吻合,还有学者采取机械加手工吻合。

　　手工吻合方法是传统的吻合方法,不需要特殊器械,费用明显低于器械吻合,另外,在有些特殊情况如器械吻合失误或失败、残留食管过短、食管壁过于肥厚等难以用吻合器完成吻合时,手工吻合就显得非常重要。因此,手工吻合是每位胸外科医师必须掌握的基本技能。吻合时要保证食管和胃切缘尤其是切缘黏膜的对合良好、缝合针距和打结张力均匀一致,所以需要术者长期的磨炼和经验积累。

　　吻合器有用于端 - 侧吻合的管状吻合器和用于侧 - 侧吻合的直线切割吻合器,由于安全性和可靠性,重复使用的吻合器基本上已被淘汰,目前广泛应用的是一次性使用吻合器。器械吻合的优点在于操作简单、方便,减少了术中暴露及污染的机会,另外,相对于手工吻合更易掌握。但需要术者根据食管的口径选择合适的型号,术中避免夹入邻近组织,把握好吻合器松紧程度,拧得过松易造成吻合口出血,过紧则可致食管胃黏膜肌层断裂,导致吻合口狭窄。为了减少吻合口狭窄,有术者采取全器械或半手工半器械行食管胃侧 - 侧吻合。

尽管经过胸外科医师不懈的努力改进吻合技术,吻合口并发症发生率有所减少,但仍不能彻底解决。文献报道目前颈部吻合口瘘的发生率在3%~25%,吻合口狭窄的发生率在10%~56%。吻合口并发症的发生与很多因素有关,最主要的是选择合适的吻合方法和技术,让吻合口没有张力,并且有充裕的血供,同时加强围术期的管理,这样才会让并发症降到最低。在这里,我们介绍我们科室在食管微创手术中食管与管状胃在颈部行器械吻合和手工吻合的具体操作步骤,并分享经验体会。

第一节　器械吻合步骤

1. 在拟切断食管处以荷包钳钳夹,穿过荷包线后松开荷包钳,注意不要拉紧荷包线以免置入吻合器钉座困难;也可选择手工荷包缝合(图12-1)。

2. 距离钳夹远端约2cm处纵行切开食管壁(图12-2)。

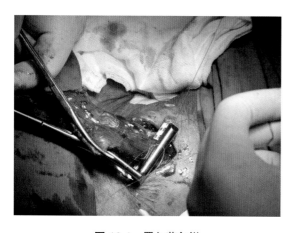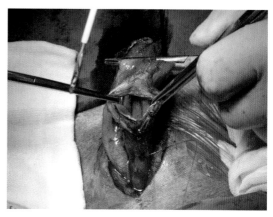

图12-1　置入荷包钳　　　　　　　　图12-2　切开食管

3. 置入圆形吻合器钉座(图12-3),避免暴力置入钉座造成的食管黏膜、肌层断裂。

4. 收紧并结扎荷包线于钉座的中心杆上(图12-4)。

5. 靠近结扎线去除远端食管(图12-5)。

6. 在胃底最高点切开胃壁(图12-6)。

7. 置入吻合器主件,于胃大弯拟吻合处穿出(图12-7)。

8. 吻合器主件与钉座中心杆接合(图12-8)。

9. 旋紧主件尾部旋钮,确定吻合口周围无其他组织后按下把手,完成吻合(图12-9)。

10. 逆时针旋松旋钮,缓慢退出吻合器,检查食管圈和胃圈(图12-10)。

11. 直线切割缝合器闭合胃壁切口(图12-11)。

12. 浆肌层予4号线间断缝合加固(图12-12),吻合结束。

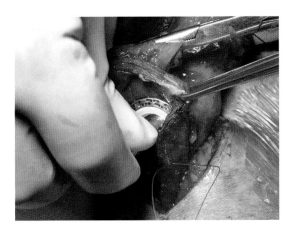

图 12-3　置入吻合器钉座

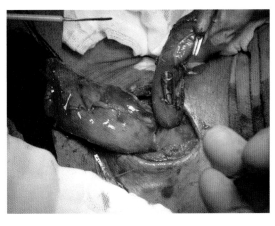

图 12-4　收紧荷包线

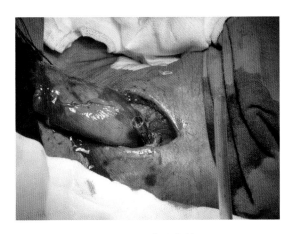

图 12-5　去除食管

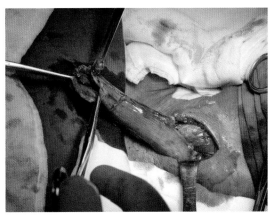

图 12-6　切开胃壁

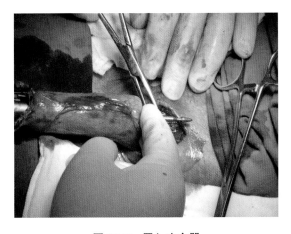

图 12-7　置入吻合器

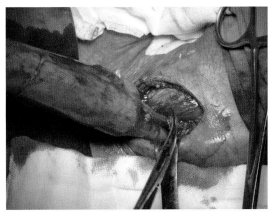

图 12-8　吻合器连接

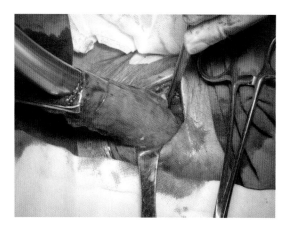

图 12-9　吻合

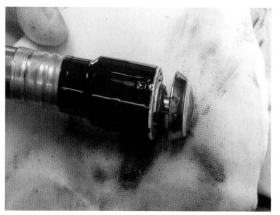

图 12-10　吻合后检查

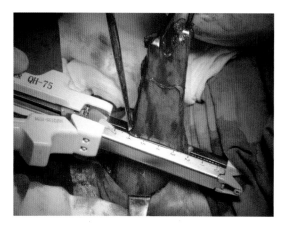

图 12-11　闭合胃壁切口

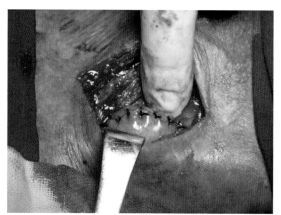

图 12-12　闭合口加固

第二节　手工吻合步骤

一、手工吻合步骤

1. 用 4-0 慕丝线在食管后壁及管状胃大弯侧肌层等距离间断缝合 4 针(图 12-13),要掌握适宜的缝合深度,过浅易撕裂,过深可能贯穿缝合到食管及管状胃;管状胃的吻合部位保证无张力的情况下尽可能的接近胃网膜右的血管弓,以保证吻合口血供。

2. 用三叶钳夹住食管的残端及管状胃(图 12-14),由二助扶好三叶钳,仅上一扣起固定作用,并有一定的止血作用,防止消化液流出,既有利于吻合口的暴露,也减少了胃及食管内容物对胸腹腔的污染。

3. 剪开食管后壁外膜及肌层至黏膜(图 12-15),保持黏膜的完整性并向上下剥离约 1cm,用 4-0 慕丝线等距离间断缝合食管后壁的肌层及胃后壁的浆肌层,针距及边距为 0.3cm（图 12-16）。

4. 同法剪开食管前壁外膜及肌层（图 12-17），去除多余食管（图 12-18）。

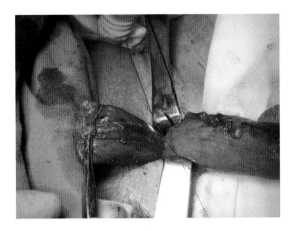

图 12-13　缝合食管与胃后壁肌层

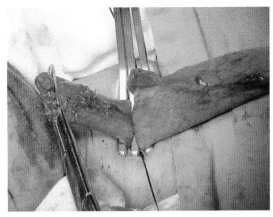

图 12-14　三叶钳固定食管及胃

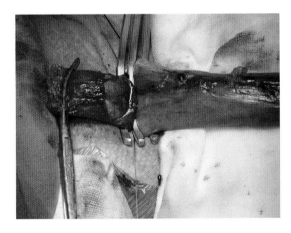

图 12-15　剪开食管后壁外膜及肌层

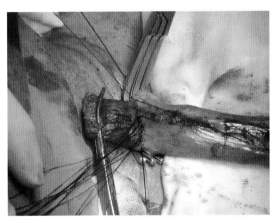

图 12-16　缝合食管状胃后壁肌层

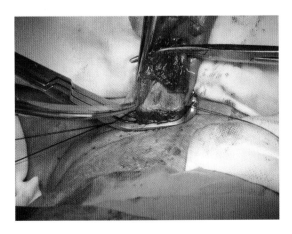

图 12-17　剪开食管前壁外膜及肌层

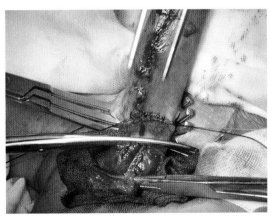

图 12-18　去除多余食管

5. 先剪开管状胃后壁浆肌层至黏膜,直径与食管相等(图 12-19),上下方向稍作游离。后剪开管状胃黏膜层(图 12-20)。注意吸引器及时吸出胃内容物以免感染。

6. 4-0 薇乔可吸收线等距离间断缝合固定食管与胃后壁黏膜层(图 12-21),主要使黏膜层更好地对合。后用 4-0 薇乔线连续吻合食管及胃后壁的黏膜层(图 12-22),至此后壁已经吻合完毕。

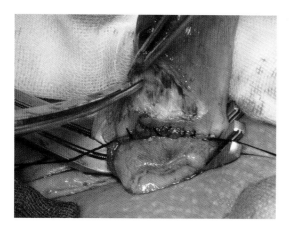

图 12-19　剪开管状胃后壁浆肌层

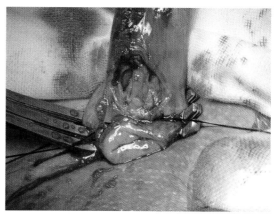

图 12-20　剪开管状胃黏膜层

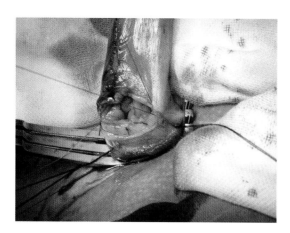

图 12-21　间断缝合固定食管与胃后壁黏膜层

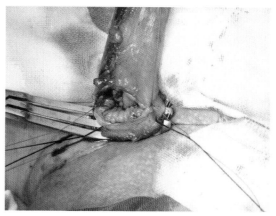

图 12-22　连续缝合固定食管与胃后壁黏膜层

7. 用 4-0 薇乔线连续缝合食管及胃前壁的黏膜层(图 12-23),后用 4-0 慕丝线间断缝合食管前壁的肌层与胃的浆肌层(图 12-24)。吻合完毕后冲洗吻合口部位,后用直线切割缝合器距离吻合口约 2cm 将多余的部分管状胃切除(图 12-25),4-0薇乔可吸收线荷包包埋断端右角并连续全层缝合加固胃浆肌层(图 12-26)。

8. 最后将吻合口及胃底残端纳入胃腔内并与食管前壁缝合固定(图 12-27)。

二、经验与讨论

食管癌有多点起源和沿纵轴生长的特点,对已发生癌变的食管,其全部都有

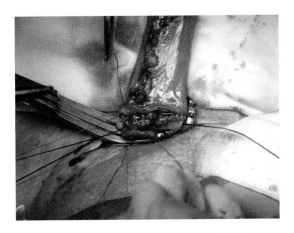

图 12-23　连续缝合食管及胃前壁的黏膜层

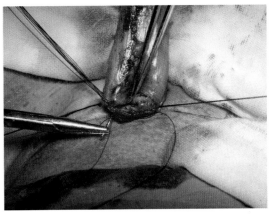

图 12-24　间断缝合食管前壁的肌层与胃的浆肌层

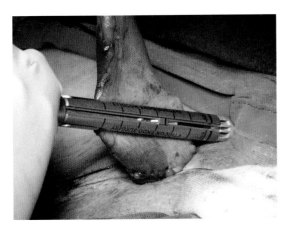

图 12-25　去除多余的部分管状胃

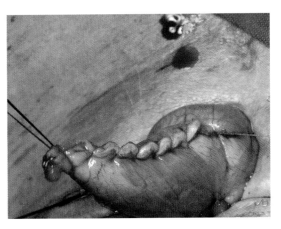

图 12-26　加固胃浆肌层

可能发生不典型增生,食管的任何部位都有发生癌变的可能,残留的食管时有肿瘤复发和再发的情况。邵令方主张食管癌手术应行食管次全切除才能减少癌残留和降低残端癌的发生率。对食管癌患者施行的手术在颈部吻合,尽可能多的切除食管,扩大食管癌的切除范围,增加肿瘤切除的彻底性。另外,不管是手工吻合还是器械吻合,操作方便,如果出现吻合口瘘,首先危险性相对胸内吻合要小;其次处理方便。

食管切除后代食管器官的选择存在一定的争议,出于减少创伤和简化操作的目的,胃的应用较多,但是胸胃反应和失贲门后的反流,给患者带来一定的痛苦。因此,一些学者更倾向于以结肠或空肠来作为食管的代器官。但这些操作创伤大,手术并发症多,临床应用受到一定的限制,尤其是微创操作下很难实施。管状胃的应用,一定程度上解决了这些难题。管状胃有充足的重建长度,不会由于胃的长度问题而影响吻合口的张力,另外我们在手术操作中特别注意避免损伤胃,在腹腔镜下游离胃时不夹持胃,不用器械直接与胃接触。在腹腔镜游离胃后采用剑突下小切口将游离后的胃提出进行管状胃的裁剪,制作管状胃时选择适宜的宽度,以免影

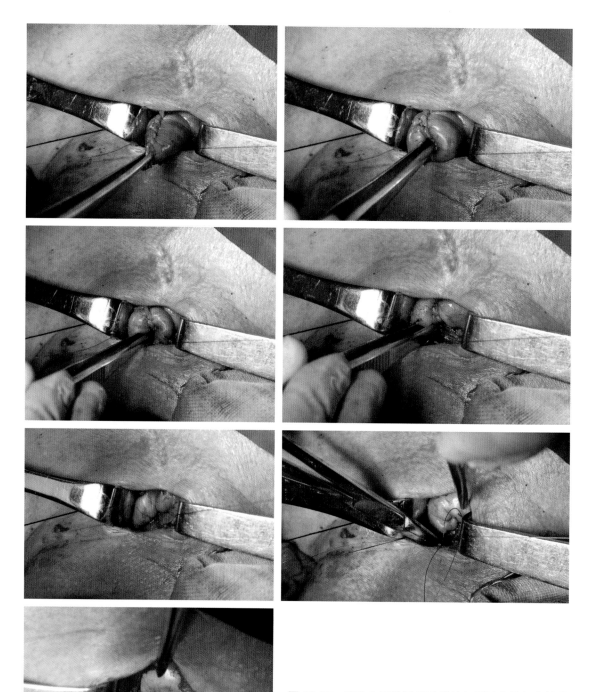

图 12-27　将吻合口及胃底残端纳入胃腔内并与食管前壁缝合固定

响吻合口的血液供应,并可以加强对残端进行加固缝合,我们常规对直线切割缝合器裁剪后的胃行两遍缝合加固,第 1 遍予全层连续缝合(图 12-28),图片中可以看到没有缝合的管状胃切缘有的地方缝钉没有成形,有的地方切缘还在渗血,存在安全隐患;第二遍予浆肌层连续缝合加固使管状胃切缘浆膜化(图 12-29),这样处理后给我们的吻合提供一个更安全有保障的替代器官。

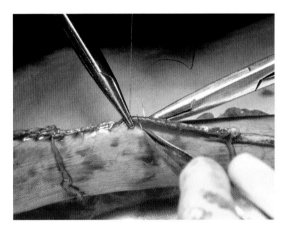
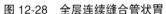
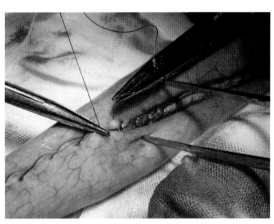

图 12-28　全层连续缝合管状胃　　　　　图 12-29　连续缝合管状胃浆肌层

吻合口的主要并发症是吻合口瘘、吻合口狭窄和胃食管反流,吻合方式孰优孰劣各家报道不一。1880 年 Czerny 提出分层吻合的方法,以降低吻合口瘘,不同层面分层吻合让黏膜对合更确切,愈合瘢痕小以降低吻合口狭窄;手工单层吻合法,也称做全层吻合,由 Hautefeuille 于 1976 年提出,认为分层吻合损伤了黏膜下血管丛,与分层吻合法相比,其吻合时间短、抗张能力强、组织对位确切、对胃壁血管损伤小、降低吻合口回缩。自此有关单层吻合和分层吻合的争论不断,不同的研究得出不一样的结论。Zieren 等通过随机对照研究认为单层吻合与分层吻合吻合口瘘的发生率相当(25% vs. 28%),但吻合口狭窄的发生率较低(22% vs.48%,$P<0.05$)。另两项随机对照研究也认为单层吻合与分层吻合带来的并发症发生率相当,但单层吻合费用更低,吻合时间短。而一项回顾性研究对比 1024 例分层吻合和 69 例单层吻合患者,得出分层吻合吻合口瘘与吻合口狭窄发生率低的结论,单层吻合吻合口瘘发生率为 5.8%,而分层吻合发生率为 0。在手工吻合时也有采取连续缝合和间断缝合之分,连续缝合可以节约时间,对合良好,尤其是黏膜层缝合可靠,血液循环好,对合及愈合良好,基于此,有研究认为连续缝合与间断缝合吻合口瘘发生率相当,而连续缝合组没有出现吻合口狭窄,而间断缝合组发生率为 9.5%。

吻合器的出现给吻合带来了很大的方便,但圆形吻合器吻合时黏膜对合不良,多项荟萃分析已经证实其和手工吻合比较吻合口瘘发生率及死亡率方面无明显差异,操作时间较手工吻合短,但其带来较高的吻合口狭窄率;也有研究认为没有充分的证据支持两者孰优孰劣。为了解决圆形吻合器带来的吻合口狭窄,很多术者提出了食管与胃用全器械或半器械侧 - 侧吻合,扩大了吻合口径,减轻患者吞咽困难症状,并具有一定程度的抗反流作用。其方法为:胃游离结束提至颈部,切除食管肿瘤后将食管的后壁与胃的前壁重叠放置(一般重叠 3~5cm 左右),在胃壁上切一小口,将线性切割缝合器的钉槽和钉仓分别放入胃内及食管腔内,激发缝合并切割,胃与食管连接形成内部为倒 V 形的吻合口,用可吸收缝线将食管前壁与胃缝合完成吻合,也可用残端闭合器将食管前壁与胃缝合在一起,即三角吻合法。谭黎杰等报告食管癌微创手术中应用颈部三角吻合法,术后吻合口瘘发生率为 3.9%,吻合口狭窄发生率为 1.3%。但侧 - 侧吻合需要游离出更长的食管用以吻合,是否会对吻合口的血供产生影响,从而增加吻合口瘘的风险,另外,也并不适用于所有食管癌手术,对于食管上段癌,尤其颈段食管癌手术不宜采用此法。

　　吻合器包括圆形吻合器和直线切割吻合器都有一定几率出现成钉不良,因其属于全层贯穿缝合,任何一处缝合缺陷,都会造成局部出血、坏死等情况。我们在临床工作中时有发现这种情况,另外,遇到有些情况如食管壁、胃壁厚,患者长期胃炎、酗酒造成胃壁较脆等使用吻合器时不易让吻合口整体受力均匀,就会出现局部撕裂,是出现吻合口瘘的高危因素。所以,我们倾向于使用手工吻合,并不断演变,由之前的食管与胃底端 - 端分层吻合发展到现在的分层套入式吻合法,这种吻合方法相当于三层缝合:第一层为食管与胃黏膜层吻合,第二层为食管肌层与胃浆肌层吻合,第三层在吻合口及胃残端置入胃内后再予食管肌层与胃浆肌层缝合加固,将食管肌层与胃缝合器切缘缝合,不仅牢固,而且抗张力强。有以下几个特点:

　　1. 管状胃长度足够,选择靠近胃网膜右血管弓的胃大弯侧作为吻合位置,吻合时不仅没有张力,并且保证了血供丰富。

　　2. 在不同层面分层吻合,更符合人的生理,其中黏膜游离约 1cm,黏膜层 4-0 可吸收缝线连续缝合,浆肌层 4-0 丝线间断缝合,分层吻合确保黏膜层与黏膜层,肌层与肌层的准确对合,吻合口愈合质量高,愈合瘢痕小,另外如果出现黏膜层瘘,仍有外边两层的屏障作用可以内引流。

　　3. 吻合口置于胃内,理论上没有张力,另外一个作用是如果出现吻合口全层瘘,消化液仍内引流入胃内,不会渗入周围间隙出现感染症状。

　　4. 吻合口不仅没有张力,置入胃内后免于咳嗽时对其的强冲击力,在临床工作中就发现有病例因剧烈咳嗽导致吻合口撕裂,其中有一例为术后 1 个月患者。

　　5. 术后患者的反流症状少见,反流及吞咽困难评分均低于既往单纯分层缝合患者,可能与以下两个方面有关:分层吻合时食管及胃的黏膜皆长于肌层,使吻合黏膜层形成一个“人工瓣”悬于吻合口内,当胸压及腹压增高时或平卧时,柔软的黏膜层聚合,对反流有阻挡作用;胃残端随吻合口一起置入胃内,尖端朝下,相当于一个单向活瓣,对反流亦有阻挡作用。我们整个吻合时间约 25 分钟,相对于器械吻合来说时间稍长一点,但为患者节省了器械的费用。

　　吻合口瘘仍然是吻合口最严重的并发症,与很多因素有关,主要原因是吻合技术不当和吻合口缺血,吻合过程中食管黏膜回缩,吻合边缘对合不严密,缝线结扎过紧引起组织坏死,结扎过松滑脱,食管缝线太浅,造成食管肌层或黏膜层撕裂,术中过度挤捏牵拉食管或胃致局部水肿、血肿甚至血栓形成,都可造成吻合口区供血不足,不当的缝线破坏吻合口区血供。这就需要在游离食管及胃时动作轻柔,尤其是不要揉捏胃,在吻合时食管与胃对合确切,缝合过程中注意合适的针距和边距,打结或激发吻合器时力度适中。我们选取管状胃大弯侧靠近胃网膜右血管弓处作为吻合部位,提供丰富的血供,黏膜层长于肌层,吻合后壁黏膜层时先间断缝合以对合更好,分层吻合时保证各层对位更确切,而且三层吻合相当于三重保护。

术后吻合口出现狭窄的常见原因有:吻合口瘢痕狭窄,与吻合口的炎症、黏膜对合不良导致肉芽增生、反流性食管炎导致瘢痕性狭窄有关;吻合技术原因,胃开口过小、吻合口缝合过密、缝针边距过宽、胃包埋或套叠过紧等;吻合口张力过大,容易使吻合口牵拉变窄;吻合口瘘及颈部切口感染,局部炎性反应肉芽增生,瘢痕形成过多,使吻合口在畸形的条件下愈合,瘢痕收缩后形成狭窄。吻合口瘘后出现狭窄几率很高,所以保证了吻合口瘘的低发生率就会明显降低狭窄的发生率。所以同样需要在吻合过程中注意各个细节,避免出现上述的情况。

不管是器械吻合还是手工吻合,每个胸外科医师即使采取同样的吻合方法结果也不尽然相同,重要的不是选用哪一种吻合方式,而是怎样才能进一步完善吻合技术,并加强围术期的管理。针对于每个患者食管粗细不同,厚薄不一,胃壁同样存在不同厚度、脆性,缝合每一针,每一结都会根据患者的具体情况用合适的针距、边距和力度,每一步都放心、可靠,做到个体化吻合。基于对整体手术的每一个细节都做到确切、放心,对患者实施"免管免禁"加速康复技术,术前后不放置胃管营养管,术后第 1 天即可经口进食,第 5~7 天即可出院,总结前期 166 例患者资料,术后吻合口瘘发生率为 2.4%,吻合口狭窄发生率为 4.8%。

同样,围术期患者的管理也至关重要。术前纠正患者低营养状态,以免食管胃水肿影响愈合;控制糖尿病患者血糖水平,以免引起感染等影响愈合;术后尽早下床活动;应用白蛋白减轻吻合口水肿;咳嗽时紧压颈部切口减小对吻合口的冲击力。

总之,吻合是食管癌切除术最重要的部分,胸外科医师追求一种并发症发生率低并且明显改善患者生活质量的吻合方法,需要根据个人的习惯和喜好选择合适的吻合方式,不断改善吻合技术,并加强围术期对患者的管理。随着技术的发展,比如人工食管的研发、无缝合材料(如压迫性吻合、粘合剂粘连吻合、激光焊接吻合)的研究,将来可能会出现更完善的吻合方法。

(李　印)

参 考 文 献

1. 中国抗癌协会食管癌专业委员会 . 食管癌规范化诊治指南 . 北京:中国协和医科大学出版社,2011.

2. Kassis ES, Kosinski AS, Ross P, et al. Predictors of anastomotic leak after esophagectomy: an analysis of the society of thoracic surgeons general thoracic database. The Annals of thoracic surgery, 2013, 96 (6): 1919-1926.

3. 邵令方 . 食管癌外科治疗需要商榷的几个问题 . 中华胃肠外科杂志, 2001, 4 (3): 143-144.

4. Hulscher JB, Tijssen JG, Obertop H, et al. Transthoracic versus transhiatal resection for carcinoma of the esophagus: a meta-analysis. Ann Thorac Surg, 2001, 72: 306-313.

5. Markar SR, Arya S, Karthikesalingam A, et al. Technical factors that affect anastomotic integrity following esophagectomy：systematic review and meta-analysis. Ann Surg Oncol, 2013, 20(13)：4274-4281.

6. Urschel JD, Blewett CJ, Bennett WF, et al. Handsewn or stapled esophagogastric anastomoses after esophagectomy for cancer：meta-analysis of randomized controlled trials. Dis Esophagus, 2001, 14(3-4)：212-217.

7. Singh D, Maley RH, Santucci T, et al. Experience and technique of stapled mechanical cervical esophagogastric anastomosis. Ann Thorac Surg, 2001, 71(2)：419-424.

8. Orringer MB, Marshall B, Iannettoni MD. Eliminating the cervical esophagogastric anastomotic leak with a side-to-sidestapled anastomosis. J Thorac Cardiovasc Surg, 2000, 119：277-288.

9. Hautefeuille P. Reflexions surles sutures digetives：a propos de570 sutures accomplies depuis 5 ans au surjet monoplan demonobrin. Chirurgie, 1976, 102：153-165.

10. Czerny V. Zur Darmresektion. Berl Klin Wschr, 1880, 17：637.

11. Zieren HU, Muller JM, Pichlmaier H. Prospective randomized study of one- or two-layer anastomosis following oesophagealresection and cervicaloesophagogastrostomy. Br J Surg, 1993, 80：608-611.

12. Aslam V, Bilal A, Khan A, et al. Gastroesophageal anastomosis：single-layer versus doublelayertechnique-an experience on 50 cases. J Ayub Med Coll Abbottabad, 2008, 20：6-9.

13. Zhu ZJ, Zhao YF, Chen LQ, et al. Clinical application of layered anastomosis during esophagogastrostomy. WorldJ Surg, 2008, 32：583-588.

14. Burch JM, Franciose RJ, Moore EE, et al. Single-layer continuous versus two-layer interrupted intestinalanastomosis：a prospective randomized trial. Ann Surg, 2000, 231：832-837.

15. Markar SR, Arya S, Karthikesalingam A, et al. Technical factors that affect anastomotic integrity following esophagectomy：systematic review and meta-analysis. Ann Surg Oncol, 2013, 20(13)：4274-4281.

16. Bardini R, Bonavina L, Asolati M, et al. Single-layered cervical esophageal anastomoses：a prospectivestudy of two suturing techniques. Ann Thorac Surg, 1994, 58：1087-1090.

17. Kondra J, Ong SR, Clifton J, et al. A change in clinical practice：a partially stapled cervicalesophagogastric anastomosis reduces morbidity and improves functional outcome after esophagectomy for cancer. Dis Esophagus, 2008, 21：422-429.

18. Deng B, Wang RW, Jiang YG, et al. Functional and menometric study of side-to-side stapled anastomosis and traditional hand-sewn anastomosis in cervical esophagogastrostomy. Eur J Cardiothorac Surg, 2009, 35：8-12.

19. Ercan S, Rice TW, Murthy SC, et al. Does esophagogastric anastomotic technique influence the outcome of patients with esophageal cancer？ J Thorac Cardiovasc Surg, 2005, 129：623-631.

20. 马瑞东, 陈龙奇. 食管胃侧 - 侧吻合预防吻合口并发症的应用进展. 中华胸心血管外科杂志, 2014, 30(8)：502-504.

21. 谭黎杰, 冯明祥, 沈亚星, 等. 颈部三角吻合术在微创食管切除术中的应用. 中华胃肠外科杂志, 2014, 17(9)：869-871.

22. 王枫, 柳硕岩, 王健键, 等. 全腔镜食管癌三野根治术颈部机械吻合与手工吻合的应用比较. 中华胃肠外科杂志, 2014, (9)：881-883.

23. Cooke DT, Lin GC, Lau CL, et al. Analysis of cervicalesophagogastric anastomotic leaks after transhiatal esophagectomy：risk factors, presentation, and detection. Ann Thorac Surg, 2009, 88：177-184.

24. Saluja SS,Ray S,Pal S,et al. Randomized trial comparing side-to-side stapled and hand-sewn esophagogastric anastomosisin neck. J Gastrointest Surg,2012,16:1287-1295.

25. Johansson J,Oberg S,Wenner J,et al. Impact of proton pump inhibitors on benign anastomotic stricture formations after esophagectomy and gastric tube reconstruction:results from a randomized clinical trial. Ann Surg,2009,250(5):667-673.

26. Aly A,Jamieson GG,Watson DI,et al. An antireflux anastomosis following esophagectomy:a randomized controlled trial. J Gastrointest Surg,2010,14(3):470-475.

27. Yuan Y,Wang KN,Chen LQ. Esophageal anastomosis. Dis Esophagus,2015,28(2):127-137.

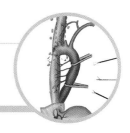

第十三章

腔镜下食管胃胸腔内吻合

第一节　腔镜下食管胃胸腔内
吻合的手术指征

随着微创外科技术的发展,全腔镜下食管癌根治手术方式发展迅速,其安全性、彻底性和良好疗效已被临床医师所认同。目前常用的手术方式是微创McKeown方式(minimally invasive McKeown esophagogastrectomy),即右侧胸腔镜下食管癌切除、腹腔镜下管状胃成形和食管胃左颈部吻合,这种方式安全简便,适用于各种类型的食管癌;而且由于食管胃颈部吻合与常规开放手术操作相同,易于学习和掌握,因此迅速得到接受和推广。但术后颈部吻合口瘘及其继发吻合口狭窄的发生率与胸腔内吻合方式相比较高,并且术后患者消化功能紊乱的发生率也较高,影响了腔镜微创技术优势的充分发挥。通过探索腔镜下食管胃胸腔内吻合的合适方法,针对合适患者采用微创Ivor Lewis方式(minimally invasive Ivor Lewis esophagogastrectomy)进行手术,即腹腔镜下管状胃成形、胸腔镜下食管癌切除和食管胃吻合,能够获得更加满意的疗效。

在腔镜食管癌手术适应证的基础上,腔镜下食管胃胸腔内吻合方式主要适用于无颈部淋巴结转移证据的中下段食管癌患者。对于食管胃左颈部吻合方式和胸腔内吻合方式的具体比较见第十三章第二节相关内容。

第二节　腔镜下食管胃胸腔内
吻合的方式

一、应用普通吻合器的胸腔内吻合

应用普通管状吻合器进行食管胃吻合操作时,患者先仰卧位进行腹腔镜下胃组织游离、制作管状胃和淋巴结清扫。为方便进行管状胃浆肌层包埋和冲洗,腹腔镜下完成胃组织游离和淋巴结清扫后,于腹腔镜观察孔处行小切口,将游离的胃组织提出腹腔外制作管状胃,保留带蒂大网膜瓣供吻合后行吻合口包埋,其位置应于预定吻合口位置平齐,保证吻合口位于大网膜血管弓附近以获得最丰富的血供。然后以布巾钳夹闭腹壁小切口,重新建立气腹将离断的食管下段与管状胃近端以1/0薇乔线相连接,用以牵引管状胃上提至胸腔内进行食管胃吻合。为避免管状胃上提至胸腔过程中发生过度扭转,应在腹腔镜下充分游离食管腹段和下胸段,并适当扩大膈肌食管裂孔,然后将管状胃按照胃的正常形态摆放于食管裂孔处。然后重新摆放患者体位为左侧卧位并向腹侧倾斜30°,胸腔镜观察孔位于腋后线第7肋间(1.5cm),操作孔位于肩胛线第6肋间(1.5cm,用于置入腔镜器械)、第8肋间(2.5cm,用于置入吻合器)及腋前线第4肋间(2.0cm,用于置入荷包钳或腔镜持针器)(图13-1)。牵引食管下段,常规游离食管至胸顶并进行系统性淋巴结清扫。

(一)吻合器钉砧的置入

胸腔镜下如何安全简便地置入吻合器钉砧是顺利完成食管胃吻合的前提,由于胸腔内尤其是胸顶部的操作空间有限,并且邻近锁骨下动脉、上腔静脉、无名静脉等大血管、气管等重要组织结构,胸腔镜下置入吻合器钉砧是阻碍微创食管癌根治术发展的重要桎梏之一。我们探索出胸腔镜下使用普通管状吻合器进行食管胃吻合操作的有效方法,游离食管至胸顶,置入吻合器钉砧前,于食管癌病灶上方管壁正常组织处纵行切开管壁至少2cm,在胸腔镜观察下拔出胃管至预吻合口上方。

1. 应用荷包钳置入钉砧 将荷包钳经腋前线第4肋间操作孔置入胸腔内,于食管距胸顶约2cm处钳闭食管,经同一切口置入荷包线并完成荷包缝合(图13-2)。由于胸顶空间狭小,可在荷包缝合前将荷包线针头适当剪短;在进行荷包缝合时,用力方向要与荷包钳方向平行,切忌成角暴力进针而导致针体弯曲无法穿出;每次进针幅度不宜过大,用力要均匀,注意避免损伤邻近血管、气管(图13-3)。松开荷包钳,将荷包线经腋前线第4肋间切口穿出胸腔备用。经肩胛线第8肋间操作孔以双关节血管钳夹持吻合器钉砧进入胸腔内,自食管壁切口送至荷包线上方;在钉砧插入食管时为避免因方向不对而撕裂食管黏膜,应经腋前线第4肋间操作孔牵引食管前壁、经肩胛线第6肋间操作孔牵引食管,从而在使食管保持一定张力的情况下沿食管长轴将钉砧顺行送至荷包线上方(图13-4)。

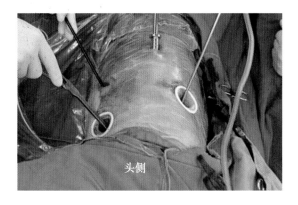

图 13-1 胸腔镜胸壁操作孔、观察孔位置

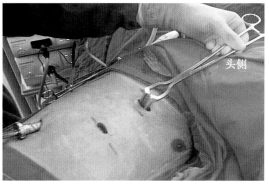

图 13-2 经胸壁腋前线第 4 肋间操作孔置入荷包钳

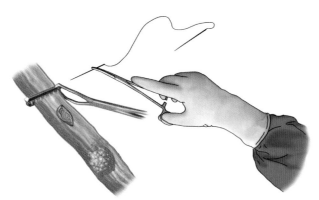

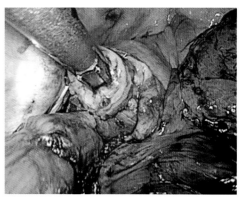

图 13-3 胸腔镜下使用荷包钳完成食管壁荷包缝合

图 13-4 胸腔镜下置入钉砧后收紧荷包线后剪断食管

2. 应用手工缝合方式置入钉砧 胸腔镜下采用手工缝合方式制作食管荷包时,需要连续缝合食管壁一周,而且缝合必须保持在同一水平面上才能避免因食管黏膜皱缩而影响黏膜组织对合。进行荷包缝合时的持针角度、进针深浅、针距间隔等关键技巧对手术者缝合技术的要求较高,缝合精确度和稳定性不足可能导致术后吻合口瘘的发生。但荷包钳缝合方式同样具有不足,由于胸腔内操作空间有限,尤其近胸顶部位时空间更加狭小,使用荷包钳及荷包线时,调整长直针至合适操作角度较困难,缝针不易进入和穿过荷包钳,强行成角进针容易导致针体弯曲而无法顺利完成缝合操作。因此采用荷包钳方式时要求食管癌病灶的位置更低。另外相对于荷包钳方式只缝合食管黏膜下层,手工缝合食管荷包时食管壁全层缝合能够更加切实保证食管黏膜在钉砧上的良好固定。

以手工缝合食管荷包方式置入钉砧时,应适当向腹侧牵拉食管保持一定张力以方便进针,同时使用曲率较大的短圆针进行缝合操作以减少进出针对空间的需求;针距要均匀以保证黏膜固定后无明显皱缩;荷包缝合一定要包含食管壁全层并保持在同一水平面上,从而确保食管黏膜在钉砧上固定良好(图13-5)。

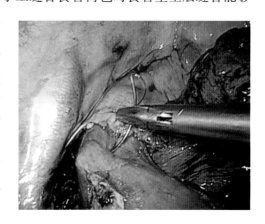

图 13-5 胸腔镜下手工荷包缝合

(二)食管胃的机械吻合

置入钉砧后切除远端食管时应采取分层进行的方式,先剪断食管肌层显露食管黏膜层,然后在剪断黏膜层时适当保留更多的食管黏膜组织,以保证食管胃吻合时两者的黏膜层对合良好和防止食管黏膜滑脱。

经肩胛线第8肋间操作孔将食管提出胸腔外,剪断食管与管状胃之间连接线,将管状胃上至胸腔,上提过程中应确保管状胃大弯侧朝向食管床以避免过度扭

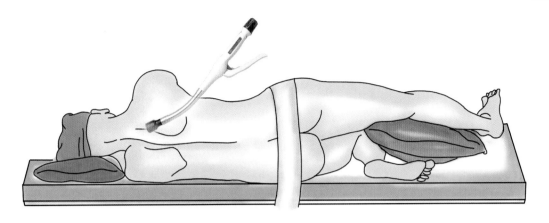

图 13-6　胸腔镜下普通吻合器行食管胃吻合示意图

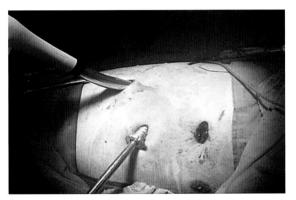

图 13-7　胸腔镜下普通吻合器置入胸腔

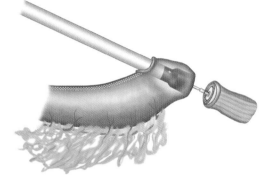

图 13-8　胸腔镜下普通吻合器中心杆与钉砧连接示意图

转。将管状胃经肩胛线第 8 肋间提出胸腔外,直视下切开胃壁并以稀释碘附溶液冲洗胃腔后,将管状胃经同一操作孔还纳入胸腔内。将普通管状吻合器经肩胛线第 8 肋间操作孔置入胸腔内,经管状胃胃壁切口插入胃腔内,于预吻合部位旋出中心杆连接钉砧,收紧后击发吻合器完成胸腔内食管胃机械吻合(图 13-6~ 图 13-9)。松开吻合器退出胸腔后,应检查钉砧上食管残端上的荷包线和食管黏膜环是否完整,并通过胸腔镜观察吻合口外周肌层有无撕脱,并经管状胃胃壁切口插入胃腔内直接观察

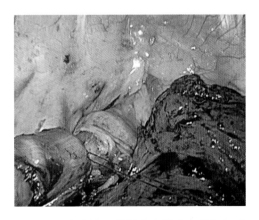

图 13-9　胸腔镜下普通吻合器中心杆与钉砧连接

吻合口黏膜是否对合良好以及有无活动性出血。然后在胸腔镜引导下将吻合口上方的胃管引导进入管状胃腔内。

（三）管状胃残端的处理

以腔镜直线切割缝合器切除吻合口附近血供不良的多余胃组织，闭合胃残端。为避免胃残端浆肌化包埋时可能引起吻合口狭窄，直线切割缝合器闭合胃残端时距吻合口距离应不小于 2cm（图 13-10），必要时可加行浆肌层包埋（图 13-11）。

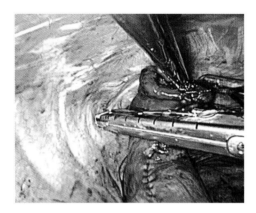

图 13-10　胸腔镜下闭合管状胃残端

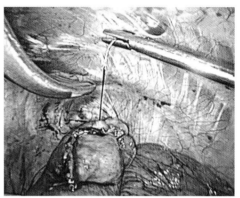

图 13-11　胸腔镜下管状胃残端手工缝合浆肌层包埋

（四）带蒂大网膜瓣包绕吻合口

使用带蒂大网膜瓣包绕吻合口的目的是减少术后吻合口瘘的发生率，与既往所采取的食管胃袖套式包埋方式相比，不仅能够有效避免因食管壁和胃壁组织内翻而引起吻合口狭窄发生率升高的缺陷，同时带蒂大网膜瓣还具有其特殊优势，具体包括以下 4 个方面：①丰富血供以及生长优势：带蒂大网膜瓣能提供血管内皮生长因子而促进其与吻合口局部组织间新生血管的形成，从而促进吻合口愈合。②减少吻合口与邻近支气管、血管等组织结构之间的摩擦，避免机械性损伤。③修补封堵吻合口缝线针眼处的消化液少量渗漏甚至小的瘘口。④网膜内组织细胞、淋巴细胞、中性粒细胞的循环移动具有局部抗感染的保护作用，防止局部感染加重和扩散。

在制作管状胃时，不宜保留过多大网膜组织以免阻碍管状胃经膈肌食管裂孔上提至胸腔，只保留胃大弯预定吻合口的远端约 5cm 带蒂大网膜组织（图 13-12）。在完成食管胃吻合后，将大网膜从管状胃后方沿食管床两侧上提，首先缝合固定于吻合口后壁上方 1~2cm 处的食管肌层，然后将网膜从两侧包绕吻合口，间断缝合固定于食管肌层，最后向下覆盖管状胃残端（图 13-13），从而将吻合口和管状胃残端全部包绕加

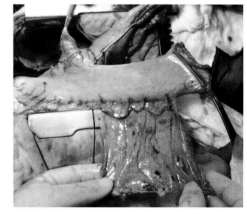

图 13-12　管状胃带蒂大网膜的裁剪

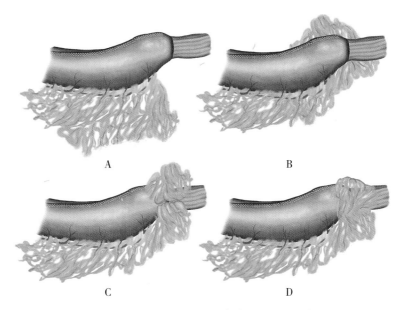

图 13-13　带蒂大网膜包埋食管胃吻合口示意图

固（图 13-14）。

二、应用经口钉砧置入系统的胸腔内吻合

为解决全胸腔镜下食管胃吻合操作难题,经口钉砧置入系统 OrVil™ 被研制并成功投入临床应用(图 13-15)。术中在完成食管游离和淋巴结清扫操作后,不需要进行食管荷包缝合,而是于食管拟吻合部位以直线切割缝合器离断,经口腔置入吻合器钉砧,在胃管引导下于食管近端闭合处穿出,与管状吻合器中心杆连接后击发完成食管胃吻合操作。

(一)吻合器钉砧的置入

在食管近端中心部位以电凝钩剪开直径约 2mm 的小孔,由麻醉师将 OrVil 钉

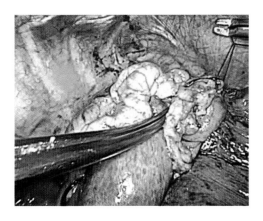

图 13-14　胸腔镜下食管胃吻合口带蒂大网膜包埋

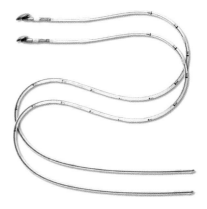

图 13-15　OrVil 经口钉砧置入系统实物图

砧装置系统（25mm/4.8mm）通过口腔插入食管（图 13-16），由食管近端中心小孔穿出（图 13-17），术者将胃管向胸腔内牵引直至 OrVil 钉砧头把持槽到达食管断端处，然后剪断一侧缝线并移除套管（图 13-18）。

（二）食管胃的机械吻合

经连接线将管状胃牵引进入胸腔内，将 DST EEA 吻合器经肩胛线第 8 肋间操作孔置入胸腔内，经管状胃壁切口插入管腔内，于预吻合部位旋出中心杆连接钉砧（图 13-19），收紧后击发吻合器完成食管胃机械吻合（图 13-20）。

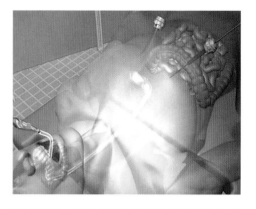

图 13-16　OrVil 经口钉砧置入系统置入方式

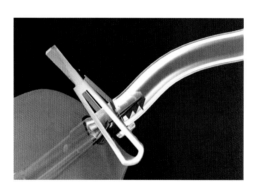

图 13-17　引导胃管穿出食管残端近端

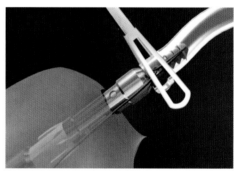

图 13-18　OrVil 钉砧穿刺锥穿出食管近端

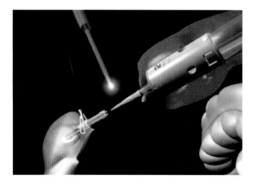

图 13-19　OrVil 钉砧与吻合器中心杆连接

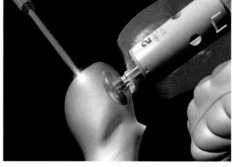

图 13-20　OrVil 吻合方式击发完成食管胃胸腔内吻合

（三）管状胃残端的处理

管状胃残端的处理方式与采用普通吻合器吻合方式相同。

（四）大网膜包绕吻合口

具体方法与采用普通管状吻合器进行食管胃吻合操作相同。

三、不同吻合方式的比较

目前国内外微创食管癌手术所采取的方式主要包括微创 Ivor Lewis 方式和微创 McKeown 方式,在食管胃胸腔内吻合方式上包括经口钉砧置入系统 Orvil 方式和普通吻合器方式。微创 Ivor Lewis 和微创 McKeown 方式是 NCCN 食管癌诊疗指南所认可的手术方式,两者各有其优缺点(表 13-1)。微创 Ivor Lewis 方式主要适用于无颈部淋巴结转移证据的食管中下段癌,能够有效完成胸、腹两野系统性淋巴结清扫,对患者术后消化系统功能的不利影响较小,术后吻合口瘘、吻合口狭窄等相关并发症的发生率也较低;微创 McKeown 方式则适用于食管中上段癌,或存在颈部淋巴结转移证据的食管中下段癌。颈部吻合时可同期进行淋巴结清扫,在发生吻合口瘘时对患者生理状况的不利影响比胸腔内吻合口瘘较小,治疗也更容易。虽然能够实现颈胸腹三野淋巴结清扫,但喉返神经损伤、吻合口瘘、吻合口狭窄等相关并发症的发生率较高,以及对患者术后消化功能的不良影响也更大。因此决定采取何种方式进行胃食管吻合的主要依据是食管癌病灶部位以及是否存在颈部淋巴结转移证据,但同时也受到手术者操作经验和习惯偏好的影响。我们的经验是随着胸腔镜操作技术的不断进步和手术经验的不断积累,对于无颈部淋巴结转移证据的食管中下段癌采取微创 Ivor Lewis 方式并使用普通吻合器进行食管胃胸腔内吻合是一种安全有效的手术方式。

表 13-1　微创 McKeown 术式与微创 Ivor Lewis 术式的比较

	微创 McKeown 方式	微创 Ivor Lewis 方式
吻合口瘘发生率	相对高	相对低
吻合口瘘死亡率	相对低	相对高
吻合口狭窄发生率和治疗	相对高,治疗困难	相对低,治疗容易
食管癌病灶部位	中下段	中上段
喉返神经损伤可能性	较高	较低
淋巴结清扫区域	颈、胸、腹三野	胸、腹两野
对术后消化功能影响	胃食管反流发生率相对较高且症状较重	胃食管反流发生率相对较低,症状较轻

(付向宁)

参 考 文 献

1. Luketich JD, Pennathur A, Awais O, et al. Outcomes after minimally invasive esophagectomy: review of over 1000 patients. Ann Surg, 2012, 256(1): 95-103.

2. Lagarde SM, Vrouenraets BC, Stassen LP, et al. Evidence-based surgical treatment of esophageal cancer: overview of high-quality studies. Ann Thorac Surg, 2010, 89(4): 1319-1326.

3. Nguyen NT, Hinojosa MW, Smith BR, et al. Minimally invasive Esophagectomy lessons learned from

104 operations. Ann Surg,2008,248(6):1081-1091.

4. Hochwald SN,Ben-David K. Minimally invasive esophagectomy with cervical esophagogastric anastomosis. J Gastointest Surg,2012,16(9):1775-1781.

5. 张霓,徐沁孜,蔡奕欣,等. 全胸腔镜食管癌外科治疗的手术模式及其演变. 中华胸心血管外科杂志,2013,29(6):323-325.

6. Luketich JD,Alvelo-Rivera M,Buenaventura PO,et al. Minimally invasive esophagectomy outcomes in 222 patients. Ann Surg,2003,238(4):486-495.

7. Smithers BM,Gothy DC,Martin I,et al. Comparison of the outcomes between open and minimally invasive esophagectomy. Ann Surg,2007,245(2):232-240.

8. Decker C,Coosemans W,De Leyn P,et al. Minimally invasive esophagectomy for cancer. Eur J Cardiothoracic Surg,2009,35(1):13-21.

9. Blom RL,Klinkenbijl JH,Hollmann MW,et al. Results of the introduction of a minimally invasive esophagectomy program in a tertiary referral center. J Thorac Dis,2013,4(5):467-473.

10. Bhat MA,Dar MA,Lone CN,et al. Use of pedicled omentum in esophagogastric anastomosis for prevention of anastomotic leak.[J].Ann Thorac Surg,2006,82(5):1857-1862.

11. Zhang QX,Magovern CJ,Mack CA,et al. Vascular endothelial growth factor is the major angiogenic factor in omentum:mechanism of the omentum-mediated angiogenesis.[J].J Surg Res,1997,67(2): 147-154.

12. Hayari L,Hersko DD,Shoshani H,et al. Omentopexy improves vascularization and decreases stricture formation of esophageal anastomoses in a dog model. J Pediatr Surg,2004,39(4):540-544.

13. Esophageal and esophagogastric junction cancer(excluding the proximal 5cm of the stomach) Version 1,2015. NCCN clinical practice guidelines in oncology(NCCN Guidelines),NCCN.org.

14. Luketich JD,Pennathur A,Awais O,et al. Outcomes after minimally invasive esophagectomy: review of over 1000 patients. Ann Surg,2012,256:95-103.

15. Tachibana M,Kinugasa S,Yoshimura H,et al. Clinical out- comes of extended esophagectomy with three-field lymph node dissection for esophageal squamous cell carcinoma. Am J Surg,2005,189(1): 98-109.

16. Guvener M,Pasaoglu I,Demircin M,et al. Perioperative hyperglycemia is a strong correlate of postoperative infection in type I diabetic patients after coronary artery by- pass grafting. Endocr J, 2002,49(5):531-537.

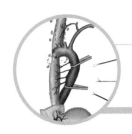

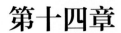

第十四章

术中意外情况处理

第一节　术中脏器损伤

一、气管、支气管损伤

(一) 损伤原因

1. 解剖因素　颈段食管前方即为气管,食管借疏松结缔组织附着于气管后方的膜部,胸段食管和气管均是走行于后纵隔内的器官,气管膜部与食管胸上段关系紧密,在胸段气管分叉处,食管被左主支气管跨过。

2. 肿瘤侵犯　食管癌患者由于肿瘤的生长或区域淋巴结转移常使气管与食管之间的间隙消失,由于食管无浆膜层,癌组织穿透肌层后很容易进入疏松的食管外膜而达邻近的器官,胸腔镜下分离肿瘤与气管支气管的紧密粘连时最易造成气管支气管膜部的损伤。

3. 手术因素　手术操作者对气管和食管的解剖关系不熟,手术操作不规范,游离食管时不够精细,单纯追求速度,过于急躁、粗暴,致使手术过程中误伤气管支气管。术中电钩、超声刀灼伤,术后灼伤的气管组织逐渐坏死、脱落引起气管迟发性破裂。特别是当肿瘤累及呼吸道时,术中分离肿瘤与气管支气管的紧密粘连时易造成损伤。

(二) 临床表现

1. 术中表现　呼吸机手控膨肺,压力在 $25\sim35mmHg$,观察肺及下段气管、支气管是否有损伤漏气。气管损伤后局部出现漏气,麻醉医师无法保持恰当的正压通气,患者 SpO_2 进行性下降。

2. 术后表现　若术中未发现气管、支气管损伤,术后可表现为严重的纵隔和皮下气肿、张力性气胸、胸腔闭式引流持续漏气且肺不能复张,胸部正位片显示肺不张,肺尖降至主支气管平面以下,侧位片发现气体聚积在颈深筋膜下方,纤维支气管镜有助于确定损伤部位。

(三) 防治措施

1. 术前对肿瘤位置、大小及与周围组织的关系进行细致评估,CT 下判断食管癌侵犯气管支气管的程度,当食管造影显示胸中上段前壁龛影、充盈缺损及软组织影明显时应行纤维支气管镜检查气管膜部、隆突处有无受侵或外压性改变。对术前有咯血咳嗽患者,或者食管钡餐造影发现食管前壁有溃疡性龛影,肿瘤软组织肿块压迫气管者,常提示肿瘤已外侵气管膜部,应作纤维支气管镜检查,了解气管内有无肿瘤侵犯,并对其检查结果进行评估,提前做好术中应对措施。肿瘤侵入气管、支气管,尚未穿透黏膜时,纤维支气管镜下可见局部气管黏膜红润、肿胀、红白相间、粗糙糜烂或凹凸不平。若肿瘤侵袭性紧密外压气管、支气管、膜部膨隆,管腔狭窄,但纤维支气管镜下见气管黏膜尚完整者,一般说明肿瘤与气管之间尚有间隙,多数病例尚可根治。术中凡有气管受侵时,游离肿瘤与气管之粘连在腔镜下防止气管膜部过度牵拉成角,用锐器分离较钝性分离要好。尤其要避免用力盲目推开或用电钩、超声刀处理。对计划性术前半量放疗之患者,放疗结束后须间隔3周后再行手术,而对根治性放疗后复发、狭窄等须手术治疗者,最好在3个月之后进行。总之,术前充分评估,术中细心操作,务求解剖清晰,切忌强行分离,气管支气管损伤是可以避免的。

2. 术中一旦发现主气管及支气管膜部损伤,可在胸腔镜下以滑线行气管、支气管修补。对于胸腔镜下修补气管、支气管的体会:①术中气管、支气管损伤的修补不同于肺叶切除之气管缝合。因损伤气管多无整齐之切面,又因受癌组织侵及呈水肿炎性病变不易缝合。应首先细心把食管肿瘤自气管处彻底游离干净,使损伤部位清楚暴露,同时也须将支气管周围加以游离以减少本身张力。缝合过程中不宜缝合过多以免造成术后狭窄。②术者立即用腔镜纱条堵住破口,将纵隔内的血液吸干净,防止进入气道,然后用小干纱布块填塞,减少术后肺部并发症的发生,并及时通知麻醉师,调整气管导管的位置,暴露术野,显露破口,然后用3-0滑线缝合,周围胸膜覆盖,也可用3-0可吸收无损伤线进行间断或连续的缝合。但这需要一定的技术,只要暴露较好且有一定的基础均可完成这一操作。③手术修复成功的关键包括仔细的解剖、断端的修整和黏膜对黏膜的吻合。因为早期医源性气管支气管损伤处组织水肿较轻,容易解剖及吻合。气管吻合需用滑线或可吸收缝线做全层连续或间断缝合,应严密对合气管环内黏膜层。注意缝线勿在气管腔内打结,以免缝线刺激气管黏膜,引起慢性刺激性咳嗽。气管吻合完毕后,还可用周围结缔组织包埋吻合口。④对于肿瘤影响暴露者,可于贲门或食管下段处离断食管,包套残端,将食管游离超过破损处并牵开,完全暴露气管及破损处。若确有困难的,要及时开胸进行修补,不可有侥幸心理。⑤缝合后漏气的检验:用生理盐水冲洗胸腔,由麻醉师将双腔支气管导管小囊的气体抽出,此时双腔支气管导管相当于单腔支气管导管。呼吸机手动操作下膨肺,压力在25~30mmHg,此时术者用"五叶拉钩"轻轻将肺压下,可以看到修补气管、支气管处是否有漏气。若此时无气泡溢出,则由麻醉师将双腔支气管导管向外稍退出,再将大囊充气后试漏。再次试验无漏气后表明修补成功。⑥对于修补失败的结果:可造成术后气体外溢,形成气管支气管胸膜瘘。

二、脾损伤

(一) 损伤原因

1. **解剖因素**　①脾位于左季肋部,胃底与膈之间,第9~11肋的深面,长轴与第10肋一致,由胃脾韧带、膈脾韧带和脾结肠韧带支持固定,在脏面,脾与胃底、左肾、左肾上腺、胰尾和结肠左曲相毗邻。②脾脏的解剖变异主要是动脉的变异,脾血管的损伤是导致脾全切或部分切除的原因之一,另外部分患者胃脾韧带甚短,在分离过程中易损伤胃短动脉致出血,再盲目钳夹出血点致脾门的损伤。③既往腹部手术史或炎症,导致脾周围有粘连,局部解剖结构不清,易导致损伤。

2. 肿瘤侵犯 若贲门癌浸润胃底时,可与脾脏面冰冻样紧密粘连。

3. 手术因素 ①术者对脾脏的功能认识不足,缺乏脾脏的解剖知识和术中保脾经验。②游离胃时,分离胃短血管及胃脾韧带,胃与脾粘连或胃短血管较短,脾靠近胃壁而不慎损伤脾。③因肿瘤阻塞,胃肠减压管不能插入胃内,致术中胃内积气、积液,胃高度膨胀,解剖结构显示不清,误伤脾。④下段食管癌及贲门癌常有脾门或脾血管旁淋巴结肿大,脾静脉壁结构较薄且脆弱,清扫该处淋巴结时不慎损伤脾。⑤游离大网膜及横结肠系膜时,对结肠牵拉过度,使脾结肠韧带附着处的脾下极被膜撕脱。⑥术中麻醉肌松不好,腹腔视野狭小,内脏层次不清,造成脾脏误伤。

(二)临床表现

术中损伤脾脏会出现难以控制的出血。第六届全国脾外科学会研讨会制定了脾脏损伤分级方法。Ⅰ级:脾被膜下破裂或被膜及实质轻度损伤,裂伤长度≤5.0cm,深度≤1.0cm;Ⅱ级:脾裂总长度>5.0cm,深度>1.0cm,但脾门未累及,或脾段血管受累;Ⅲ级:脾裂伤及脾门或脾部分离断,或脾叶血管受损;Ⅳ级:脾广泛破裂,或脾蒂、脾动静脉主干受损。

(三)防治措施

1. 脾损伤的预防 ①麻醉效果要好,以求达到腹肌松弛、内脏层次显露清楚。②术中胃因积气、积液而高度膨胀、影响手术操作时,可用大号针头插入胃腔,连接吸引器吸净胃内容物,减轻胃膨胀,以利手术顺利进行。③分离切断胃短血管及胃脾韧带时,如遇到胃短血管较短或胃与脾紧密粘连,操作时要仔细,认清解剖关系,尽量靠近胃壁处理胃短血管。④当清理脾门或脾动脉旁肿大的淋巴结时,应耐心细致,采用钝性与锐性分离相结合的方法,小心从血管壁上剥下淋巴结。如果肿大的淋巴结与脾门粘连固定,剥离困难,即使强行剥离亦达不到清扫之目的,可考虑行脾切除。⑤熟悉脾脏及其毗邻器官的解剖结构,对可能发生的解剖变异应有充分的准备。

2. 术中处理 术中如发生脾脏的损伤,根据损伤破裂的程度,作出相应处理措施,遵循抢救生命第一,保留脾脏第二的原则,必要时立即开腹。①对Ⅰ级损伤包膜撕裂者,首先立即用腔镜纱布按压出血处,同时不要让撕裂处承受张力,以免撕裂处扩大加重出血,同时吸尽积血,显露术野。若是表面的包膜撕裂,按压后出血量就会明显减少,移去纱布后迅速以电凝止血,注意要在移去纱布的瞬间立即电凝,否则在血液中电凝效果很差。其次,尽量以电凝钩的火花接触创面,金属头部不要很深地接触创面,否则电凝后金属与组织间的焦痂粘连,在移去电凝钩后会出现新的撕裂。②对较大的包膜裂伤或脾实质损伤,仅以电凝往往不能完全止血,可采用吸收性明胶海绵或网膜组织+医用生物胶水压迫止血,也可采用可吸收缝线在裂口处作兜底U形缝合,若止血效果不佳,可解剖胰腺上缘,分离脾动脉后用合成夹夹闭,以距脾门 2~3cm 为宜,阻断脾动脉后,脾脏能缩小 1/4 左右,质地变软,破裂口缩小,出血可自行停止。夹闭脾动脉后,破裂处仍为活动性出血时,应予切除。③由于脾脏具有抗癌双相性和时相性。早期贲门癌脾损伤时应主张保脾;进展期贲门癌则主张切脾。④脾损伤严重,多处撕裂伤,脾被膜和实质均损伤或经积极处理后,出血仍得不到有效控制,出血量 >200ml,应行脾切除术。⑤病脾、巨脾或既往有上腹部手术史,应考虑脾切除术。

三、胰腺损伤

(一) 损伤原因

1. **解剖因素**　胰腺横置于腹上区和左季肋区,平对第 1~2 腰椎椎体,前面隔网膜囊与胃相邻,且胃幽门位于胰颈前上方,后方有下腔静脉、胆总管、肝门静脉和腹主动脉等重要结构。

2. **肿瘤侵犯**　食管下段癌,肿瘤侵及贲门、胃后壁、胰腺表面,或者胰腺被膜有淋巴结转移,术中切除肿瘤或者清扫淋巴结时,解剖结构模糊不清,直接损伤胰腺表面。

3. **手术因素**　腹腔粘连较重,过度牵拉撕裂胰腺被膜。腹腔粘连较重,超声刀切割大、小网膜时,直接热传导所致。脾胃韧带与胰尾粘连,游离时直接损伤胰尾。术中剥离胃胰间粘连之后,缝合胰腺创面的出血点时过深过宽,可能伤及细小胰管,术后沿针眼形成小的胰液渗漏,最终发展成巨大胰腺假性囊肿;切除部分胰体、胰尾,缝合胰腺残端,但创面处理欠佳,发生了胰瘘。

(二) 临床表现

食管癌、贲门癌切除术中,经腹腔镜游离胃的操作若处理不当,则可引起胰腺损伤,常导致术后急性胰腺炎、胰液漏或胰瘘的发生,当手术涉及胰腺自身时,胰瘘发生率高达 15%~20%,因胰液侵蚀性强,有影响消化功能,故术中出现胰腺损伤,死亡率达到 20% 左右。

(三) 防治措施

1. 防止和减少胰腺损伤的关键是熟悉解剖、仔细操作。

2. 术中游离胃体时若需松解十二指肠球部时,应警惕胰头部副胰管和胰腺血管的损伤;十二指肠不应翻入过多,避免阻塞副胰管开口。

3. Ⅲ期贲门癌肿瘤直径大于 3cm、浸润浆膜层并与胰体尾被膜粘连或穿透浸润到胰腺时,剥离粘连或做部分胰体、胰尾切除,应避免电灼和搔刮,以防损伤胰管;胰腺创面或残端出血点应结扎或缝扎,创面宜用可吸收无损伤细线做距创缘 0.5cm 且通过底部的严密缝合,结扎前用干纱布沾净创面的渗血、渗液,再喷一层医用生物胶并覆盖网膜组织,缝线的针眼也用少许生物胶封闭。

4. 凡手术涉及胰腺,腹部操作结束前可于胰腺被膜切开处或胰床区留置引流管,术后每天引流量少于 3~10ml 后可考虑拔管,并换成对剖的乳胶管逐渐退出。若证实胰瘘已形成,应持续引流,半年后未愈者,行手术闭锁胰瘘或胰腺假性囊肿的内外引流术。

5. 胰腺损伤或可疑者,术中、术后可预防性应用抗胰酶制剂或抑肽酶等药物降低术后胰腺并发症发生率。

6. 对怀疑术中有胰腺损伤者,术后应严密观察,保持高度警觉,及时检测血糖、尿糖、血尿淀粉酶等以期早起发现处理,防止病情进一步恶化,提高患者的生存率和生活质量。

四、横结肠损伤

(一) 损伤原因

1. **解剖因素**　横结肠长约 40~50cm,是结肠中游离度最大的部分。自结肠肝区开始,横行于腹腔中部,于脾门下方弯成锐角,形成结肠脾曲,向下续于降结肠。横结肠全部被腹膜包绕并形成较宽的横结肠系膜。此系膜在肝曲及脾曲逐渐变短,而中间较长,致使横结肠作弓状下垂。横结肠上方有胃结肠韧带连于胃大弯,下方续连大网膜。横结肠系膜根部与十二指肠下部、十二指肠空肠曲和胰腺关系密切,在胃、十二指肠及胰腺等手术时,应注意防止损伤横结肠及横结肠系膜血管,以免造成横结肠的缺血坏死。

2. **手术因素**　食管癌术中在离断胃结肠韧带时由于暴露不佳,切割大网膜时误将肠管夹入超声刀,导致横结肠肠壁损伤。电凝钩或者超声刀的热传导所导致的肠管浆膜损伤。夹持牵拉肠管用力过猛,手法粗暴,甚至未在腔镜监视下盲目进出器械。

(二) 临床表现

通常完全的肠管破裂容易在术中被发现,而另一种由于电凝钩或超声刀的热传导所导致的肠管浆膜损伤则不易被发现,术后出现迟发性的肠道穿孔,造成严重后果。

(三) 防治措施

腹腔镜手术中的肠管损伤是较易被忽视的常见医源性损伤,发生率约为0.13%。针对横结肠医源性损伤的处理应及时准确,镜下处理困难时应果断中转开腹。因此,良好的暴露与谨慎的操作至关重要,绝不应该在辨认不清的情况下对组织结构盲目切割。术前做好肠道准备,若术中不慎损伤肠管时,可从容地在腹腔镜下进行修补,必要时甚至可行肠管切除吻合。钳夹牵拉肠管动作轻柔,超声刀游离大网膜时,尽量远离肠管,防止热传导损伤。腹腔操作结束前,检查横结肠是否被胃组织夹带拉入胸腔。

第二节　术中血管损伤

一、颈内静脉、颈总动脉损伤

(一) 损伤原因

正常血管解剖关系不熟悉,临床经验欠缺。手术医师对手术及邻近部位解剖结构心中无数而盲目操作。手术野显露欠佳,患者肥胖,麻醉不满意及切口过小致解剖结构显露不充分等均可增加风险。术者操作过分自信,手术操作粗暴,往往发生在高年资的医师,术中过度牵拉直接造成静脉撕裂。

(二) 临床表现

1. 出血　有大量出血或颈部周围组织内有迅速形成的巨大血肿时,由于急性失血可导致休克。

2. 呼吸困难　由于颈部血管出血及血肿的扩大,气管或喉本身的损伤,可发生呼吸困难。

3. 血肿　颈动脉损伤,同时伴或不伴有颈静脉损伤时,其搏动性血肿症状多在伤后第 2 天出现或者更迟。动脉血肿的特点是有明显的搏动,伴患侧头痛和放射性耳痛;颈内动脉血肿则有患侧视盘水肿和充血,静脉扩张及视力减退现象。

4. 全身症状　出血严重者可有心悸、气短、头昏、耳鸣、惊慌、皮肤苍白、脉率增快、血压降低等。

(三) 防治措施

1. 处理　手术切口显露要充分。由于颈根部大血管有锁骨和胸骨柄保护,周围组织多、间隙小,暴露困难。尤其是处理继发性大出血时,切忌在血泊中盲目钳夹,否则易造成血管伤口增大,失血过多。颈总动脉损伤,则要尽一切可能重建血管通路,恢复大脑血运。一侧颈内静脉损伤后可行结扎术,常无不良后果,尤其适于患者一般情况较差时。单纯结扎能达到缩短手术时间、降低手术创伤的目的;但是双侧静脉同时损伤,则必须重建一侧静脉,否则有可能引起头面部高度肿胀和急性脑水肿等严重并发症。

2. 处理过程中的注意事项　处理颈部血管损伤过程中,需注意以下两点。

(1) 有无颈部神经损伤,特别是喉返神经有无损伤,如术前对侧神经已存在损伤,则术中应特别留意,小心保护,以免术后出现窒息。

(2) 有无其他部位的严重创伤,诊治时应有全局观,避免只注意到颈部血管损伤而忽视了其他脏器损伤,应根据病情轻重缓急,依次进行处理。

二、主动脉损伤

胸主动脉的解剖,升主动脉起源于左心室在右侧第 2 胸肋关节移行为主动脉弓,由右前方弯向左后方,主动脉弓在第 4 胸椎下缘的左侧移行为胸降主动脉,沿脊柱左前方下行,在第 12 胸椎体的前方穿膈肌的主动脉裂孔进入腹腔。主动脉弓右后方为食管,延续的胸主动脉在气管分叉以下至膈肌裂孔将食管与脊柱分隔,胸主动脉与食管的关系是初居其左侧,后达其后方,至横膈的主动脉裂孔处已在其稍右侧。

(一) 损伤原因

1. 术前对肿瘤或淋巴结是否侵及主动脉判断不清楚。

2. 术中判断失误　肿瘤已侵及胸主动脉外膜或弹力层时仍强行用电凝钩或超声刀解剖肿瘤,导致胸主动脉损伤。

3. 术中处理不当　超声刀游离食管主动脉侧时,超声刀工作面误伤主动脉。解剖肿瘤时不慎将滋养血管切断,导致滋养血管回缩出血。总结文献发现,胸主动脉出血造成严重后果的病例,往往是发生损伤后处理不当导致更大的损伤所致。例如损伤出血后盲目钳夹和缝合,导致破口变大或导致新的破口,造成难以控制的大出血,从而危及患者生命。

(二) 临床表现

滋养血管回缩出血时,如果主动脉外膜完整,表现为主动脉血肿,经压迫止血一般能自止。胸主动脉全层破裂,表现为灾难性大出血,血压急剧下降,严重威胁患者生命。

(三) 防治措施

1. 熟悉胸主动脉的解剖及其与食管的毗邻关系对预防和处理胸主动脉出血有重大意义。

2. 超声刀游离食管时,超声刀工作面应始终在视野范围内并远离主动脉,以避免热传导损伤主动脉。

3. 术中胸主动脉损伤的处理　食管癌手术中应具体情况具体分析,不能勉强分离,发现主动脉损伤后应及时终止手术,用纱布压住出血处,多能暂时止血,而彻底止血,则必须中转开胸行裂口修补。侧壁钳夹虽然简单、安全,但在视野狭小,游离不充分时却无法上钳或难以暴露裂口,实施修补时因钳头遮挡不易操作,如强行修补则可造成更严重的损伤或丧失抢救时机。只有单纯钳闭主动脉,完全阻断血流后修补,才是显露良好、操作方便、止血最直接的办法。阻断部位最好选在主动脉弓发出左锁骨下动脉后的部位,阻断时间以不超过 15 分钟为宜。这样,可以使心、脑在大量失血、血容量骤减的情况下得到最大限度的血流灌注,防止发生严重的缺血性损害和心搏骤停。胸主动脉出血的处理是对手术医师心理、应急、技术的综合挑战,只要沉着、冷静、自信,选择正确的处理方法,大多数破口是可以修补的。

三、奇静脉损伤

奇静脉解剖特点,奇静脉为右腰升静脉向上的延续,穿过膈肌后沿胸椎体的右侧上升,位于食管的右后侧。沿途有肋间静脉、半奇静脉和食管支气管静脉汇入,于主动脉弓下缘第 4 肋椎水平向前绕过右支气管的上方注入上腔静脉,奇静脉弓上缘偶有1~2 支肋间静脉汇入。由于上述解剖特点,胸腔镜右胸径路行食管癌切除,奇静脉暴露良好,多不易损伤,及时损伤也容易处理。

(一) 损伤原因

1. **奇静脉损伤**　其主要发生在下段食管癌手术中,由于肿瘤外侵或致密粘连及放疗后患者局部水肿粘连严重,术中撕脱或盲目锐性解剖肿瘤,可能损伤奇静脉。

2. **奇静脉弓损伤**　食管在主动脉弓后与奇静脉弓相邻,如果肿瘤在该处外侵或紧密粘连奇静脉,解剖如不注意可能损伤。

(二) 防治措施

1. **处理**　由于奇静脉无瓣膜,损伤后出血量大,所以一旦损伤,应迅速按压出血处,待吸尽积血后,应在破口的远近端分别结扎。

2. **预防措施**　在术中如发现肿瘤和奇静脉关系密切,解剖和游离肿瘤下方的奇静脉,明确肿瘤和奇静脉的关系后再仔细解剖肿瘤,如果肿瘤侵及奇静脉,则先结扎奇静脉近远端并切断后,切除肿瘤及受侵的奇静脉。

四、下肺静脉损伤

肺静脉左、右各二,分别称左、右上肺静脉和下肺静脉。右肺下静脉位于右上肺静脉的下后方,引流下叶静脉血液。它主要由两大支组成,即背支和基底支。左下肺静脉与右下肺静脉相似,同样位于左上肺静脉的后下方,由背支和基底支组成,引流下叶各段的血液。

(一) 损伤原因

1. 解剖不清　术者对解剖概念不清,经验不足,手术技巧粗糙造成手术误伤,或是术者粗心大意,未进行认真解剖而损伤肺静脉,产生严重后果。

2. 血管发育异常　患者肺血管发育异常,如存在肺静脉共干,肺静脉局限性瘤样膨出,术者未认识而致损伤。先天性肺血管畸形发生率低,肺静脉异常可能是数目异常,也可能是汇流异常。临床上最多见肺静脉异位引流到右心,部分性或完全性引流到右心或体循环静脉系统,发生率占先天性心脏病的 5.8%,这是心外科常矫正的先天性畸形之一。当右肺静脉引流到下腔静脉,同时合并有右位心和右肺发育不良,临床称之为"弯刀综合征"。另一种较为常见的肺静脉畸形是一侧上下肺静脉合并成一共干进入左心房。有时右肺上、中、下叶肺静脉分别注入左心房,出现率为 1.6%~2.9%。

3. 肿瘤侵犯　食管癌侵犯到邻近器官组织,分离时不小心,误切断左下肺静脉,从而使静脉血回流受阻,致肺淤血坏死。

(二) 临床表现

肺静脉损伤的临床表现主要有术中突然出现该肺异常迅速膨胀、肺淤血、呼吸道分泌物增多、低氧血症;术后出现异常高热、心动过速、呼吸增快、咳粉红色泡沫样痰,或术后出现难以解释的肺部感染或胸腔内感染。

(三) 防治措施

1. 下肺静脉损伤后如何处理　应该依其损伤严重程度、病变累及范围、发现的时间,予以相应的处理,但是治疗原则是最大限度地去除病变组织,最大限度地保留正常肺组织。术中发现肺静脉误伤,应及时行肺静脉修补,若损伤较重,修补后肺静脉仍然回流不畅,则应毫不犹豫切除相应的肺叶,以免产生术后肺坏死。术后发现不能解释的胸内感染,应当想到肺静脉损伤的可能。一旦诊断明确或高度怀疑,应及早开胸手术探查,发现肺坏死除了切除病肺以外,若余肺亦有感染,也应一并去除,以免遗留后患。肺静脉回流受阻及时发现并有效处理,不会给患者带来严重的伤害。强调的是及时、果断、正确处理。对于高年资胸外科医师来说,手术过程中切忌自以为是、粗心大意;对于低年资胸外科医师来说,牢固的解剖知识和虚心认真的态度,是预防肺静脉损伤的关键所在。

2. 预防措施　术者必须清楚了解肺静脉的解剖走形及可能出现的变异情况,关键的问题是手术时应当认真耐心,仔细解剖,切忌粗心大意、盲目自信。即使存在肺静脉共干畸形,若术中认真检查,在尽可能靠近肺组织一侧结扎肺静脉,也不会产生静脉血液回流受阻。

五、胃左动脉、肝总动脉、脾动脉及腹腔干损伤

胃的小弯侧血供由胃左动脉和胃右动脉发出的分支分布在浆膜下层,但不吻合成网,而近似平行且环绕胃的前后壁。相邻动脉借横动脉相连,成为动脉网。腹腔干为一粗短的动脉干,大约 65%~75% 的人在胸 12 椎体和腰 1 椎体水平的腹主动脉腹侧面发出,常向前下方走行 1~2cm 后发出三大分支:肝总动脉、脾动脉和胃左动脉。其分支血管的走行变异也很多。胃左动脉向左上方行至胃贲门附近,沿小弯向右行于小网膜两层之间,供应食管腹段、贲门和小弯附近的胃壁。

(一)损伤原因

1. 解剖方法不当、解剖层次不清楚。
2. 如粘连、局部淋巴结肿大等,分离粘连或清扫淋巴结时导致的损伤。

(二)临床表现

胃左动脉、肝总动脉、脾动脉及腹腔干损伤时出血多凶猛,可出现术中患者血压、脉搏等生命体征的变化,导致失血性休克的产生,危及患者生命。如果术中损伤处理不当,术后可能再次出血,患者可有急腹症的表现,肠鸣音减弱,腹腔穿刺抽出新鲜的不凝固血液,同样会导致失血性休克甚至死亡。腹腔干损伤后会使腹部脏器的血供受到很大的影响,可能会导致肝脏、胆囊、脾脏等器官的缺血性坏死。

(三)防治措施

1. **处理** 腹腔干的分支损伤后不易修补成功,腹腔干周围有很多神经和淋巴组织,加之患者处于休克状态,继发血管收缩导致血管管径缩小。因此,应立即中转开腹,对胃左动脉和近端脾动脉的损伤应该采取结扎的治疗方式。若胃左动脉回缩出血时,找到回缩到胰腺后的胃左动脉,予以结扎加缝扎,操作过程切忌慌乱,以免伤及腹主动脉、脾动脉及脾脏。当确定脾门血管受损后,脾切除可能是最安全、可靠的方法。肝动脉的管径较前两者大,损伤后可以采用缝合修补、端端吻合或通过植入隐静脉或假体来修补。一般情况下可以在靠近发出胃十二指肠动脉之前结扎肝总动脉,因来自胰十二指肠下动脉广泛的侧支循环将保持肝脏的活力。腹腔干损伤是血管损伤文献报道中最少见的,导致高死亡率的原因大部分是因为快速暴露困难和出血不易控制,联合其他血管损伤会明显增加死亡率,手术治疗可采用腹腔干结扎或修补。

2. **预防措施** 首先必须明确解剖结构,熟练掌握手术技巧,处理胃左动脉时,应逐个剥离周围转移淋巴结并骨骼化胃左动脉。

六、下腔静脉、门静脉、脾静脉损伤

(一)损伤原因

1. 下段食管癌侵及右侧膈肌脚时,游离食管下端可能导致下腔静脉损伤。
2. 切开右侧膈肌脚以扩大膈肌裂孔时,易导致下腔静脉损伤。
3. 行淋巴清扫时,因淋巴结与门静脉粘连紧密,可能导致门静脉损伤。
4. 处理胃左静脉不当,导致胃左静脉出血,甚至门静脉或脾静脉出血。

（二）临床表现

术中部分腹腔主干静脉损伤,伤口较小者可形成腹膜后血肿。门静脉损伤时出血来势凶猛,极难控制,死亡率高。若下腔静脉损伤,下腔静脉裂口的上端距下腔静脉裂孔较近,由于邻近心脏,加之出现撕裂口,出血呈双向、汹涌,短时内估计达 2000ml 以上,直接影响了回心血量,致使右心房极度空虚,心室处于空排状态,最终因缺血、缺氧而心搏骤停。

（三）防治措施

1. 处理

（1）下腔静脉损伤出血量大,常会早期出现休克,早期足量扩容是术中治疗的主要措施。输液时在上腔静脉分布区建立两个以上快速补液通道。常以颈内静脉穿刺置管,不仅可以提供快速通道,而且随时监测中心静脉压。为调整输液速度提供较确切的依据。注意术中输液的途径应避开双下肢,因通过下肢静脉输入的液体或血液不能迅速流入心脏,达不到补充血容量的目的,加重腔静脉的损伤,给修补带来不利。

（2）门静脉损伤时应采取的紧急治疗措施:一旦遇到门静脉更大损伤,应立即用手捏法压迫肝十二指肠韧带内门静脉和肝动脉,暂时控制出血,然后,吸尽积血,在直视下辨明出血来源,用无损伤钳阻断门静脉、肝动脉血流,查明门静脉损伤情况后作修补术。同时建立足够的静脉通道,补充血容量,必要时可考虑动脉输血。有时还需要更改麻醉,扩大切口,备血管吻合器械,甚至更换手术人员。门静脉损伤后重建是必需的,门静脉血流占肝血流的 2/3,门静脉的氧饱和度高于全身静脉血,门静脉对于维系肝实质细胞的生存是必不可少的。Buismuth 报告,在无肝硬化的情况下,全肝血管阻断时间平均可达 (46.5±5.0) 分钟(20~70 分钟)。所以,损伤后肝血管恢复的时间成为抢救成败的关键。不主张门静脉结扎,也不主张门 - 腔静脉吻合,这样处理抢救成功的机会太少了。

（3）处理要点:充分使用吸引器及小纱布清除出血,保持术野相对清晰,迅速判断损伤部位、范围及与周围组织的关系,置入纱布压迫止血,并增大气腹压力,为镜下修补或中转开放争取时间。如破口较大、出血量大或判断短时间内修补困难时,立即通知麻醉师及手术护士等做好抗失血性休克的准备。

（4）对主干血管损伤的处理,原则上都要进行重建,切忌结扎血管,例如结扎脾静脉将会使脾脏回流障碍,也严重影响胰体与胰尾的静脉回流,从而造成术后严重后果。重建的几种方法:①缝合修复法:对于小破口,只需用无损伤爱丽丝钳提起破口,用 5.0 至 3.0 prolene 线缝合 1~2 针修复即可。②补片修复法:对于主干血管较细的,缝合修复可能发生狭窄,可取大隐静脉或人造血管剪成片进行补片修补。③端 - 端重建法:对于主干血管已完全离断,需找出无法修补的两断端吻合重建,原则上应无张力;④移植重建法:对无法修补的严重主干血管损伤,应考虑取自身大隐静脉或相应口径人造血管进行移植重建。

（5）下腔静脉出血难以用一般方法修复时还可借助体外循环修补法:①用合适的体外循环管道由右心房插入下腔静脉,向下超过裂口,另一端经右心耳插入右心房内,使下腔静脉血仍引流回右心房,这样亦可大大减少出血量、延缓出血速度,利于修补裂口。②完全在体外循环辅助下,仅插下腔静脉及主动脉管,但不阻断主动脉,心搏不停,仍由呼吸机供氧。这两种方法的缺点是操作繁琐,创伤大,手术时间长。

2. 预防

(1) 需扩大膈肌裂孔时,切忌切开右侧膈肌脚,可切开左侧膈肌脚。

(2) 清扫腹腔淋巴结时,充分的显露;重视术中解剖层次和血管解剖,保持手术野清洁,主动解剖血管可能是对血管最好的保护,即便损伤也可从容处理;思想上保持对血管的高度重视。

七、横结肠系膜血管损伤

(一) 损伤原因

在分离胃结肠韧带时,由于不熟悉其局部解剖关系或误将横结肠系膜血管认为是胃网膜血管,将横结肠系膜及血管一并切断、结扎等因素造成。结肠中动脉主干如果遭损伤,一般不致发生严重后果,除少数情况例外,如将横结肠边缘血管钳夹、切断并结扎,则可能引起部分横结肠缺血及坏死。

(二) 临床表现

横结肠系膜血管遭受损伤后,表现为横结肠系膜边缘动脉搏动微弱或消失,肠壁颜色改变并失去原有光泽,损伤后若未及时发现,可在术后 2~3 天内出现持续性和阵发性腹痛,进行性腹胀,若发生横结肠坏死和穿孔,即可出现腹膜炎的临床表现。注意横结肠尚未穿孔前,腹部疼痛易与切口疼痛相混淆,可能导致延误诊断。

(三) 防治措施

1. 处理　如手术中已发现横结肠系膜血管损伤,若结肠中动脉切断,但横结肠边缘血管尚有搏动,肠管生机良好者,可不做处理,横结肠边缘血管损伤致肠管已失去生机者,应将坏死段肠管切除,并做横结肠断端吻合术,如损伤后未及时发现,再次手术探查时见横结肠已坏死者,需将坏死肠段切除并做结肠双腔造口及腹腔引流,3 个月后再将外置的结肠还纳腹腔。术中一定要注意吻合口两端肠管血供良好,否则可能发生肠漏。

2. 预防措施　预防横结肠系膜血管损伤时的重要一环是,在分离胃结肠韧带时,应先在胃结肠韧带的左侧无血管区打开网膜囊,就能区分胃结肠韧带与横结肠韧带。有粘连时,应紧靠胃壁进行分离,即可防止这种损伤。

第三节　术中神经损伤

一、喉返神经损伤

食管癌是我国最常见的恶性肿瘤之一,其治疗方法是以手术为主,近年来,随着胸外科医师手术技巧和麻醉技术的提高,以颈胸腹三切口为主要术式的胸腹腔镜联合食管癌根治术广泛应用于食管癌的治疗中。目前胸段食管癌淋巴结清扫方式主要包括传统二野淋巴结清扫术、扩大二野淋巴结清扫术和三野淋巴结清扫术。大量临床研究表明,喉返神经旁淋巴结是胸段食管癌常见转移部位,包括喉返神经旁淋巴结清扫的扩大二野淋巴结清扫术和三野淋巴结清扫有助于降低胸段食管癌术后上纵隔局部复发率,提供更准确的临床分期。但因此造成喉返神经损伤的机会也逐渐提高,其损伤后主要表现为声音嘶哑,不仅影响患者顺利康复,也严重影响患者后期的生活质量。因此,手术中避免喉返神经损伤,对减少手术并发症、提高患者生活质量极为重要,已为多数外科医师所关注。

(一) 损伤原因

1. 解剖因素　迷走神经进入胸腔后发出喉返神经,位置变异较多。左喉返神经起始于动脉导管韧带处,从其后方转向上,在气管食管沟内上行至颈部,经过甲状腺左叶后方,在甲状腺下动脉前方,穿过甲状软骨与环甲软骨之间的环甲关节处入喉,其位置较固定。而右喉返神经先上行于气管食管沟内,然后勾绕右锁骨下动脉第一部分的后方向内向上走行,进入气管食管沟内,此处偏离气管食管沟内水平距离 4~10mm,因此,清扫淋巴结时较易损伤右喉返神经。此外,有文献报道左、右喉返神经在气管食管沟内者仅占 37%。喉返神经的分支比较复杂且变异较大,部分喉返神经发出部位较高而不勾绕动脉弓,由颈段迷走神经分出后直接入喉,即非返性喉返神经,常见于右侧。右喉返神经的起始段较左喉返神经偏外侧,且有时经过甲状腺下动脉分支间或有较早分支夹持动脉情况,而左喉返神经位置在颈部较为固定,行于甲状腺下极后方的比较多,因而右喉返神经更易在颈部手术中损伤。左喉返神经在主动脉弓下绕行,多由于局部淋巴结侵犯受损或剥离食管造成神经牵拉损伤。

2. 肿瘤侵犯　由于食管与喉返神经关系密切,再加上淋巴结转移、肿瘤浸润的影响,手术时易损伤喉返神经。且食管癌发生部位越高,喉返神经损伤的可能性越大。尤其当肿瘤巨大、病变长、有外侵,且肿大的淋巴结与喉返神经关系密切或有重度粘连时,肿瘤侵犯牵拉、挤压造成喉返神经移位,手术中切除肿瘤或清除粘连淋巴结时极易损伤喉返神经。

3. 手术因素　①手术操作者对喉返神经解剖不熟,对左、右喉返神经走行、分支缺乏了解,操作时不够精细,且喉返神经解剖走行隐蔽,个体差异较大,致使手术解剖过程中,牵拉、钳夹或切断喉返神经。②主动脉弓下、气管食管沟、颈深淋巴结及上纵隔淋巴结是中、上段食管癌的易转移部位,而该几组淋巴结与喉返神经走行有密切关系,手术中清扫这些淋巴结时稍有不慎即可能损伤喉返神经。而在清扫颈段食管癌伴有广泛淋巴结转移者,往往会损伤喉返神经分支。颈部吻合术及食管拔脱术的患者,损伤发生率明显增高,这是由于食管牵拉、切断神经所致。术中超声刀、电钩的热传导,术后局部血肿压迫、瘢痕牵拉也可引起损伤。由于喉返神经解剖变异甚大,左、右喉返神经走行也不一致,特别是右喉返神经偏离气管食管沟,因此右侧喉返神经较左侧更易损伤。③手术操作不规范,游离食管时不够精细,单纯追求速度,过于急躁,粗暴锐性、钝性分离,盲目牵拉撕伤喉返神经。④过于讲究上纵隔及颈根部淋巴结清扫,强行进行手术,清扫范围扩大化,造成喉返神经的损伤,甚至离断,给患者手术后的恢复带来了极大的困难,甚至危及生命。

(二) 临床表现

胸部手术均为全麻患者,术中难以通过发音判断喉返神经是否损伤。手术后第 1 天查房时让患者发 "yi" 音,以是否出现声音嘶哑来判断喉返神经是否损伤。喉返神经损伤患者,术后肺炎、吻合口瘘及切口感染等并发症较常规手术明显增加。喉返神经损伤导致声带麻痹会不同程度影响声门关闭,使患者不能有效地咳嗽、咳痰,痰多不易咳出,易引起肺部感染;过度的咳嗽,使胸膜腔内压明显升高,经胸、胃传导至吻合口,造成对吻合口过度冲击,导致吻合口瘘发生。喉返神经损伤容易导致切口感染,其原因:①吻合口瘘可进一步导致切口感染;②过度咳嗽致胸膜腔内压增加,可使胸液过多挤压渗入切口,使切口感染机会增加;③喉返神经损伤患者,过度体力消耗及呼吸道感染,致使患者出现低蛋白血症,切口愈合能力降低。

(三) 防治措施

1. 熟悉喉返神经的正常解剖,掌握其起始、走行、分布及个体差异特点。针对病变可能导致喉返神经解剖移位情况应有充分的估计。解剖动脉导管、食管上三角、主动脉弓平面及胸廓出口等关键部位要有足够的耐心,做到心中有数,有意识避免伤及喉返神经。在左侧迷走神经分出左喉返神经以下游离食管时,尽可能使用电刀或超声刀将食管及其周围组织整块切除,小出血点给予烧灼止血;在左侧迷走神经分出左喉返神经以上游离食管时,应紧贴食管外膜进行游离,特别到达胸廓入口处改锐性分离为钝性分离,由胸内紧贴食管外膜经胸廓入口向颈部进行游离。根据解剖关系,右喉返神经外上三角区为手术安全部位。此三角区平均 30~40mm 长,并在扩大时,可将右喉返神经推向气管食管沟内,不会牵拉喉返神经,且喉返神经的分支都向内或前、后方向分出,其向外侧除个别的交感神经交通支外,无更多的分支。所以喉返神经的外侧显然是相对安全部位。因此,对患者行颈部切口时,应经胸锁肌内缘分开舌骨下肌群及筋膜,沿着甲状腺外侧和颈动脉鞘间隙达到安全三角区域;对右喉返神经外上三角区进行扩大操作可将右喉返神经推向气管食管沟内,不会牵拉喉返神经,且喉返神经分支向前、向后分出,其向外侧除个别交感神经交通支外,无更多分支。可减少喉返神经损伤机会。

2. 在术前对食管癌肿瘤的长度、大小、是否有外侵及淋巴结的情况有一个较为准确的判断;术前例行纤维喉镜的检查,有声带活动异常的患者,慎行手术治疗,严格把握手术适应证。对于食管胸上段癌多伴双侧喉返神经链淋巴结转移,术前应行上纵隔增强 CT,了解上纵隔气管食管沟淋巴结情况;暴露双侧喉返神经,清除左右喉返神经链淋巴结。食管癌手术喉返神经损伤患者,手术并发症发生率明显增加,极大地降低了患者的生活质量。因此,医师术前应明确适宜的治疗方案,术中操作精细,以降低喉返神经损伤的发生率。

3. 游离胸段食管时,尤其处理胸廓入口处食管,应紧贴食管,沿食管外膜钝性分离至颈部。游离颈段食管,应尽量贴近食管外膜,避免钝性剥离,解剖时细致、精准,如有出血或见条索样纤维束,切忌盲目用电凝止血,可暂时压迫止血,需仔细辨明是否喉返神经,以免误伤。另外,在解剖颈段食管时还应注意不要将食管游离得过高,一般在环甲关节下方 1cm 左右即可,当然前提是要将肿瘤彻底切除。因为喉返神经在环甲关节处向内侧穿过环甲膜支配声带;同时喉上神经外支在从甲状腺上极 0.5~1.0cm 处离开甲状腺上动脉弯向内侧,发出肌支支配环甲肌及咽下缩肌,损伤后也会出现吞咽呛咳,因此若解剖位置过高容易损伤这两支神经,影响患者术后生活质量。

4. 分离主动脉弓周围食管病变或清扫喉返神经旁肿大转移淋巴结时,避免使用电刀烧灼止血,宜压迫止血。对于主动脉弓下淋巴结的清除,应紧贴淋巴结外膜。

5. 术中尽可能避免意外情况发生。随着麻醉、手术技术提高,肿瘤患者手术适应证、根治切除范围在不断扩大。一方面强调彻底切除病变,另一方面也要保护喉返神经。术中仔细操作尽量避免出现如动脉导管破裂、气管膜部损伤、胸主动脉分支及奇静脉破裂出血等被动局面。否则在处理意外情况时易损伤喉返神经。

6. 一旦发生喉返神经损伤,患者在手术清醒后即发生呛咳、误咽,进流食后更为明显。应采取下列处理措施:①术后度过流食关,延长禁食期,给予静脉补液或经鼻十二指肠营养管灌入营养液或高热量、高蛋白、易消化的流质饮食,以保持较长时间的肠道营养供应,期待喉返神经的恢复。这样既经济,又可防止由于长期禁食而引起的肠黏膜萎缩症。特别对于高龄、清扫上纵隔及颈部肿大淋巴结,有可能导致喉返神经损伤者,空肠造瘘尤为适用,既可以有效保证肠内的营养支持,同时也减轻了经鼻腔置管长期带管的不适反应。②延长胃肠减压时间,防止胃内容物反流误吸到气管。术后给患者端坐体位,可减少唾液流入气管,如不能控制则应行气管切开术,气管套管的气囊内注入一定压力,防止误咽而产生吸入性肺炎。③喉返神经损伤引起声门不能有效闭合,术后会导致无效咳痰,能显著增加术后肺部并发症发生率,因此应鼓励患者多拍背、咳痰,对于痰液黏稠不易咳出或无力自行排痰的患者予以雾化祛痰,必要时给予纤维支气管镜吸痰;同时给予广谱抗生素预防肺部感染,必要时做痰液的细菌培养和药敏实验。因此,只要我们掌握手术要领,可以防止或减少喉返神经的损伤。一旦发生应积极处理,以防产生严重的并发症。

总之,要提高预防喉返神经损伤的认识。虽然喉返神经损伤在多数情况下不致患者死亡,但严重影响患者生活质量,在某些情况下,可导致患者死亡。因此食管癌手术一方面要强调彻底性,另一方面要保护喉返神经,避免喉返神经损伤,减少术后并发症。

二、迷走神经损伤

外科手术治疗是食管癌的首选治疗方法,其中发生率最高的并发症是肺部并发症。近年来,随着胸腹腔镜食管癌的开展,肺部并发症明显降低,但时有发生。许多临床研究表明,迷走神经肺支的损伤是肺部并发症发生的重要原因。食管癌手术时如何防止迷走神经肺支损伤,已引起广泛重视。

(一) 损伤原因

1. **解剖因素** 迷走神经经颈静脉孔出颅腔,之后下行于颈内、颈总动脉与颈内静脉之间的后方,经胸廓上口入胸腔。在胸部,左、右迷走神经的走行和位置各异。左迷走神经在左颈总动脉与左锁骨下动脉之间下降至主动脉弓的前面,经左肺根的后方,分出数小支分别加入左肺丛。右迷走神经经右锁骨下动脉的前面,沿气管右侧下降,继在右肺根后方分出数支,参加右肺丛。

2. 肿瘤侵犯 当迷走神经主干及其分支受肿瘤侵犯或与淋巴结粘连紧密时,手术切除肿瘤或清扫粘连淋巴结时极易损伤迷走神经。

3. 手术因素 ①手术操作者对迷走神经主干及肺支解剖不熟,操作时不够精细,致使手术过程中,牵拉、钳夹、切断了迷走神经主干或其分支。②手术操作不规范,游离食管时不够精细,单纯追求速度,过于急躁,粗暴锐性、钝性分离盲目牵拉撕伤迷走神经。③术中离断奇静脉弓时,因超声刀、电钩的热传导易损伤发出肺支之前的迷走神经主干等。④术中清扫隆突下淋巴结时,易损伤发出肺后支之前的迷走神经主干及肺后支。

(二) 临床表现

术后出现肺渗出性病灶,肺部感染,重者出现呼吸功能不全甚至呼吸衰竭。

(三) 防治措施

术中在解剖离断奇静脉弓及上纵隔淋巴结清扫时,应尽量避免超声刀、电凝钩的热传导损伤迷走神经主干,因为此区域的迷走神经的损伤对右肺下叶影响极大。在清扫隆突下淋巴结时,宜沿食管表面离断迷走神经食管支,尽量保护迷走神经主干及肺后支。

第四节 术中胸导管损伤

一、胸部胸导管损伤

(一) 解剖特点

胸导管是全身最大的淋巴管,起始于自 12 胸椎至第 2 腰椎水平的乳糜池,经膈肌主动脉裂孔入胸,循脊柱右前方,奇静脉与主动脉之间至第 5 胸椎附近转向左,行在食管的左后,在主动脉弓上缘水平以上,胸导管向前趋向左锁骨下动脉之后,再沿食管左侧向上向前到胸廓上口达颈根部呈弓状弯曲注入左静脉角或颈内静脉,或左锁骨下静脉。胸导管长 30~40cm,管径变动在 2~5mm 之间,色调和周围蜂窝组织类似,随充盈内容改变,为乳糜充盈时呈乳白色。胸导管一般单干(86%),亦有双干型或单干分叉型。胸导管在行程中与奇静脉、肋间静脉及腰静脉有侧支吻合,但其主干在第 8~12 胸椎之间大多为单干。由于胸导管与食管的解剖关系十分密切,所以,食管癌及贲门癌手术时较易损伤胸导管,如在第 5 胸椎平面以下损伤胸导管,常造成右侧乳糜胸,在此平面以上损伤则乳糜胸常出现在左侧。熟悉胸导管与食管的关系,是手术时避免损伤胸导管,预防乳糜胸的关键。另外,术中还应高度重视胸导管的变异情况。

(二) 损伤原因

1. 胸导管局部解剖及组织结构的特殊性 胸导管于第 5 胸椎处渐由右转移向左侧,斜经主动脉和食管后方达脊柱左前方,有重要脏器伴其左右,解剖结构复杂,视野不够清楚。术者对胸导管的解剖关系不清,手术过程中粗暴、盲目操作,加之癌组织常侵犯周围组织,均有可能损伤胸导管。特别是主动脉弓后及主动脉弓上方的胸导管与食管关系密切,游离时极易损伤胸导管。另外,胸导管分为单干型、双干型、分叉型和左右位胸导管,个体差异和变异度很大,一般认为,胸导管正常型约占 84.7%,变异型占 15.3%。正是由于这种解剖上的变异和个体差异,导致术中容易损伤胸导管及其分支,而且即使是预防性结扎胸导管,仍不能完全消除乳糜胸发生的可能。

2. 中、晚期食管癌 尤其是中上段食管癌,肿瘤外侵明显,分离食管时距离食管较远,尤其是向脊柱侧浸润者,游离时很可能误伤胸导管。特别是肿瘤侵及胸导管时损伤很难避免,必要时切除受侵的胸导管。或者食管癌术前放疗,可使组织水肿、质脆,食管与周围组织粘连,累及胸导管,游离肿瘤时易损伤。

3. 胸导管 管壁呈半透明状,管径小(2~5mm),与周围组织极易混淆,加之术前禁食,胸导管内流量减少,胸导管充盈不足,不易发现,较易损伤,且损伤时不易被发现。

(三) 临床表现

1. 术中表现 部分病例可在术中胸导管损伤发生后即发现,术中早期诊断的初步经验为:病变粘连过重或位于主动脉弓后,尤其病变与椎前筋膜关系密切时,当病灶切除后术野不易擦干且渗出较多,此时应考虑到有可能发生胸导管损伤,此时可发现胸导管口或断口内有淡黄色乳糜液流出,有时乳糜液为间断涌出或积聚于破口附近低处成胶冻状,找到破口后向胸椎按压破口上下端组织后浆液不再流出,诊断即成立。因此,全部手术完毕后,冲洗胸腔前,应仔细观察食管床,如有淡黄色液体流出而非血性液体,则考虑有胸导管损伤。确有怀疑时应低位双重结扎或缝扎胸导管。

2. 术后表现 乳糜胸多发生在术后 3~5 天,诊断并不困难。典型的临床特点是胸腔积液,若患者术后出现心悸、脉率增快、乏力及气短、胸闷、呼吸困难等症状,伴有胸管引流量增多、胸腔积液时,即应该想到乳糜胸的诊断。目前诊断依据主要有:①食管癌手术后胸管引流量持续增多,或先减少经鼻饲肠内营养液后又增多,或胸管拔除后反复胸腔穿刺而胸腔积液未能减少,胸引流量超过 600ml/24h,应高度怀疑乳糜胸的诊断。由于术后早期禁食或开始仅予以低脂饮食,乳糜液中的脂肪含量低,外观稍混浊或呈粉红色清亮液体,较少有"牛奶"样典型外观,应予以重视。② 若引流或胸穿抽出乳白色浑浊胸水,为证实是乳糜,可取胸水 5ml 加入试管中,再加入少许乙醚,震荡后乳白色旋即消失,变成澄清液(乙醚萃取试验阳性),则诊断乳糜胸基本明确。③胸液中含有微小的游离脂肪滴,且脂肪含量高于血浆。

(四) 防治措施

1. 熟悉胸导管的解剖、走行以及与食管之间的关系,才可做到在手术中尽量避免损伤;关胸前在充分暴露术野的情况下,应仔细检查纵隔内胸导管走行部位,特别是主动脉上下方,观察有无淋巴液溢出,对可疑之处予以缝扎并用医用生物蛋白胶、胶原蛋白海绵封闭填塞。若术中已明确胸导管损伤或高度怀疑其损伤时,可作低位胸导管及其周围组织大块结扎术,否则不主张食管癌手术中常规预防性结扎胸导管。因为盲目结扎胸导管后会使其压力升高,术后进食高脂饮食可能发生

胸导管破裂,反而发生乳糜胸

2. 在食管癌术中,对于中上段食管癌,特别是中段食管癌,如肿瘤粘连严重或局部浸润,淋巴结肿大,切除剥离广泛时,应注意胸导管,避免盲目损伤。乳糜液为无色、无味、透明的脂性液体,术中及时发现胸导管损伤有一定的困难,胸导管收集来自肠管吸收的脂性乳糜液,而血液中的脂肪组织也可以从血液循环中传递到胸导管,为了在术中能及时发现胸导管损伤存在,根据上述理论可常规在手术前口服奶油和术中分离食管时即连续静点 5% 脂肪乳剂。观察食管床有无白色液体溢出,如有则可判定为有胸导管损伤,当发现乳糜胸或怀疑有胸导管损伤时,则应在术中常规低位大块结扎或对可见的胸导管常规结扎上下主干。预防结扎胸导管成功的关键在于手术者对胸导管的解剖特点有足够的认识。避免单纯高位结扎;避免细线结扎或结扎过紧,造成切割,致线结脱落。

3. 如果食管癌术后出现乳糜胸,保守治疗(不超过 1 周)引流量无明显减少,应早期手术治疗。外科手术治疗乳糜胸的方法很多,包括:直接结扎胸导管、胸导管周围组织大块结扎、胸腹腔转流术、胸膜切除术、胸导管奇静脉吻合术、胸腔镜、腹腔镜及纤维蛋白胶黏堵术等。

二、颈部胸导管损伤

(一) 解剖特点及损伤原因

1. 胸上段及颈段食管癌手术时由于解剖不熟悉,术中易损伤颈部淋巴管及其分支。右淋巴管短,约 2cm,于右静脉角处注入静脉系统,其主要分支有右颈干、右乳内干、支气管纵隔干,其解剖偏右,远离食管,食管癌颈部手术时不易损伤这些淋巴管。而右锁骨上淋巴结和前斜角淋巴结等靠近右淋巴导管或其分支,术中进行淋巴结清扫时易造成损伤。左颈部胸导管走行于食管左侧、于食管与胸膜之间上行,故在左颈根部或胸廓上口区域游离食管时,如对此解剖特点不熟悉,则易损伤胸导管。胸导管在锁骨上 4cm 处平左锁骨下动脉根部平面向外侧方远离食管越过椎动脉和锁骨下动脉前方,走行于颈动脉鞘和颈静脉后方,经前斜角肌内缘转而向下。胸导管伴血管走行,淋巴管也沿血管分布,因此清扫淋巴结时也容易损伤胸导管。

2. 颈部胸导管解剖也存在变异,使术中辨认颈部胸导管时存在困难,容易造成误伤。如部分胸导管在颈内静脉前面经过;胸导管的终点可以位于颈内静脉、锁骨下静脉、颈外静脉甚或无名静脉,注入静脉系统的位置变异较大,注入左静脉角 54.5%,注入左颈内静脉占 9.1%,注入左锁骨下静脉占 36.4%,甚至曾有报道胸导管注入左颈外静脉;国内曾有报道右位胸导管注入右静脉角;少数患者的上段胸导管分成左、右两支,左侧分支注入通常的位置,右侧分支在右锁骨下区与右淋巴导管连接。

3. 食管肿瘤外侵时常常累及胸导管,游离肿瘤时可能造成胸导管损伤;在进行直径 >3cm 的颈部及锁骨上粘连外侵明显的转移淋巴结清扫时,也可能损伤颈部胸导管及右淋巴导管。

(二) 临床表现

1. **术中表现**　术野不易擦干且有淡黄色或乳白色液体不断渗出。

2. 术后表现　伤口引流量突然增加,引流出米汤样乳白色液体或血性引流液中混有白色液体;术后颈部突然出现囊性肿块,穿刺为乳白色液体,静置后可出现分层现象,上层为油性层面,下层为水性层面,经苏丹-3 染色可发现橘红色的脂肪颗粒,有时可发现三酰甘油;同时并发乳糜胸时,可出现胸前区压迫感、胸痛、呼吸困难等症状。

(三) 防治措施

1. 预防颈部淋巴瘘的关键是要保护好锁骨上的胸导管和淋巴管,因此必须熟悉颈部胸导管的解剖结构。左颈根部食管与胸导管靠近,颈段胸导管前邻左颈动脉鞘,切断颈内静脉后或分离颈内静脉旁的淋巴脂肪组织时甚易损伤。胸导管经后纵隔沿锁骨下动脉内缘上升至锁骨上 3~4cm 处,横过左颈动脉鞘后侧在斜角肌内缘急转向内下方,汇入左锁骨下静脉或颈内静脉联合形成的角处。颈段胸导管 75%~90% 为 1 根,少数为两根至数根。因此,在游离食管时应贴近食管壁进行钝性分离游离,而应避免暴力牵拉,对周围组织应仔细分离、结扎,对不能判断是否含有胸导管的组织不可盲目切断,而应该逐一分段结扎。

2. 当食管颈部在颈部明显外侵并侵及胸导管时,应将肿瘤连同受侵胸导管一并切除,在胸导管远、近切端双重结扎。清扫颈部淋巴结时,对切端的组织也应逐一分离结扎,而不能盲目剪断不明组织。手术中应仔细观察术野中是否有淡黄色或乳白色液体不断渗出,及时发现,及时处理。在锁骨上颈内静脉角处进行清扫时,应做到动作轻柔、操作仔细,每一束组织都应进行结扎,结扎力度适当;尽量避免在这一区域进行锐性和钝性分离,清扫完成后仔细清洗术野,密切观察锁骨上窝颈静脉角处 5~10 分钟。

(杜　铭)

参 考 文 献

1. 刘季春,熊汉春. 食管外科学. 北京:科学出版社,2010:479-517.

2. 任宏,何平,陈武科. 食管癌术中气管支气管膜部损伤的治疗. 西安医科大学学报,2002,23 (2):216-216.

3. Fong PA,Seder CW,Chmielewski GW,et al. Nonoperative management of postintubation tracheal injuries. Ann Thorac Surg,2010,89(4):1265-1266.

4. 葛林虎,邵文龙,师晓天,等. 胸腔镜辅助食管癌根治术中气管损伤的预防及处理(附 4 例报告). 中国医药,2006,1(1):46-47.

5. 谭棠基,何发,赵意,等. 气管支气管损伤的早期诊断与治疗分析. 现代医院,2013,13(6):35-36.

6. 李保东. 食管、贲门癌切除术中脾损伤的处理及预防. 肿瘤防治研究,2002,29(2):165.

7. 秦亚东,支立才,陈京莲. 三切口切除食管癌术中误伤脾脏 8 例临床分析. 河北医药,2001,23 (7):555.

8. 王峻峰,陈淑章. 食管癌手术中脾损伤 23 例原因分析. 实用医学杂志,2003,19(5):502.

9. 梁斌,王杉. 胃手术中医源性损伤的原因和处理. 中国实用外科杂志,2005,25(9):524-526.

10. 田永京,何海生,杨富涛. 食管癌贲门癌术中意外及处理. 郑州大学学报(医学版),2005,40 (1):172-173.

11. Maas KW, Biere SS, Scheepers JJ, et al. Minimally invasive intrathoracic anastomosis after Ivor Lewis esophagectomy for cancer: a review of transoral or transthoracic use of staplers. Surg Endosc, 2012,26(7):1795-1802.

12. 孙长海,张继洲,宗强. 食管癌手术中罕见医源性损伤的预防和处理. 中国基层医药,2001,8 (5):402.

13. 吴阶平,裘法祖. 黄家驷外科学. 第6版. 北京:人民卫生出版社,2005:802

14. 符伟国,王利新. 颈部血管损伤处理原则. 中国实用外科杂志,2007,27(7):510-514.

15. 谭文锋,杨康,廖克龙. 食管癌侵犯主动脉的外科治疗. 第三军医大学学报,2005,27(24): 2453.

16. 崔玉清,李振水,钟建卫. 食管癌术中主动脉弓损伤大出血一例处理体会. 临床误诊误治, 1999,12(6):463.

17. 汪华,李小雷. 食管癌手术中主动脉损伤的外科处理. 华西医学,2008,23(6):1270-1271.

18. 宋学斌,方震川,刁桂泉,等. 医源性血管损伤的预防和术中处理. 解剖与临床,2008,13(4): 261-263.

19. 朱宏斌,张海波,徐志伟. 静脉窦型房间隔缺损的外科治疗. 中国胸心血管外科临床杂志, 2006,13:86-88.

20. Oliver JM, Gallego P, Gonzalez A, et al. Sinus venosus syndrome: atrial septal defect or anomalous venous connection? A multiplane transoesophageal approach. Heart,2002,88(6):634-638.

21. Oktar GL. Iatrogenic major venous injuries incurred during cancer surgery. Surg Today,2007,37: 366-369.

22. 邓超频,陈聪,艾鹏. 医源性血管损伤原因分析及防治对策(附13例报告). 中国实用外科杂志,2006,26(8):635-636.

23. 蒋米尔,刘晓兵. 医源性下腔静脉损伤原因及处理. 中国实用外科杂志,2004,34(12):1155-1157.

24. Kaoutzanis C, Evangelakis E, Kokkinos C, et al. Successful repair of injured hepatic veins and inferior vena cava following blunt traumatic injury, by using cardiopulmonary bypass and hypothermic circulatory arrest. Interact Cardiovasc Thorac Surg,2011,12(1):84-86.

25. 贾振忠,刘志强,王爱亮,等. 下腔静脉损伤急症处理体会(附5例报告). 中国现代普通外科进展,2002,5(1):56-57.

26. Bismuth H, Castaing D, Garden OJ. Major hepatic resection under total vascular exclusion. Ann Surg,1989,210(1):13-19.

27. Shiraishi M, Hiroyasu S, Kusano T, et al. Vascular reconstruction for intraoperative major vascular injuries. Int Surg,1997,82(2):141-145.

28. Rosenblum JD, Boyle CM, Schwartz LB. The mesenteric circulation: anatomy and physiology. Surg Clin North Am,1997,77(2):289-306.

29. Rich NM, Mattox KL, Hirshberg A, et al. Vascular trauma. 2nd ed. Pennsylvania: Elsevier Saunders,2004:304-305.

30. Moore EE, Feliciano DV, Mattox KL, et al. Trauma. 15th ed. New York: McGray Hill,2004:762.

31. 董志刚,冯文祥. 肠系膜血管损伤18例诊治体会. 现代医药卫生,2012,28(7):1026-1027.

32. 杨健,文天夫. 腹腔干结扎可行性临床研究进展. 中国普外基础与临床杂志,2006,13(3): 362-364.

33. 王兴邦. 食管癌三切口手术喉返神经损伤的原因分析. 安徽医学, 2011, 32 (11): 1843-1844.

34. 吴之弼. 食管癌手术颈部切口避免喉返神经损伤临床观察. 中国实用神经疾病杂志, 2014, 17 (15): 122-123.

35. 耿明飞, 刘春林, 周福有, 等. 食管癌术后喉返神经损伤 33 例临床分析. 医药论坛杂志, 2003, 24 (13): 41-42.

36. 张荣新, 纪小奇, 王圣应, 等. 中上段食管癌颈胸腹三切口暴露喉返神经的意义. 医学研究杂志, 2010, 39 (8): 90-92.

37. Skiozaki H, Yao M, Tsujinaka T, et al. Lymph node metastasis along the recurrent nerve chain is an indication for cervical lymph node dissection in thoracic esophageal cancer. Dis Esophagus, 2001, 14 (3-4): 191-196.

38. Gelpke H, Grieder F, Decurtins M, et al. Recurrent laryngeal nerve monitoring during esophagectomy and mediastinal lymph node dissection. World J Surg, 2010, 34 (10): 2379-2382.

39. Noshiro H, Iwasaki H, Kobayashi K, et al. Lymphadenectomy along the left recurrent laryngeal nerve by a minimally invasive esophagectomy in the prone position for thoracic esophageal cancer. Surg Endosc, 2010, 24 (12): 2965-2973.

40. 李英平, 朱华年. 三切口食管癌手术中喉返神经损伤原因的分析. 中国社区医师, 2010, 12 (19): 125.

41. 胡崇明, 周福有, 耿明飞, 等. 食管癌手术喉返神经损伤的原因及预防. 实用肿瘤杂志, 2012, 27 (3): 304-305.

42. 王国磊, 陈宇航, 王文光, 等. 食管癌颈部吻合术后喉返神经损伤 24 例分析. 肿瘤学杂志, 2011, 17 (7): 515-516.

43. 王大力, 张汝刚, 孙克林, 等. 保留或切断迷走神经干的食管癌切除术后胃消化功能的对比研究 [J]. 中华肿瘤杂志, 2000, 22 (5): 414-416.

44. 吴爱群, 王立东, 刘镇, 等. 食管的迷走神经分布特征及其在食管癌外科治疗中的意义. 中国临床解剖学杂志, 2007, 25 (2): 136-139.

45. 吴崇学, 李启发, 侯伟, 等. 食管癌切除术保留迷走神经肝支、腹腔支和鸦爪支的临床研究. 实用肿瘤杂志, 2004, 19 (2): 151-153.

46. Li SY, Chen PL, An P, et al. Ultra structrue of parietal cells before and after extended parietal cell vagotomy in patients with duodenal ulcer and their complications. Chin Med J, 1995, 108 (9): 898-901.

47. Giuli R, Demester TR, Leven R. Surgical complication and reasons for failure//Demeester TR, Levin B. Cancer of the Esophagus. Orlando: Grune & Stratton Inc, 1985: 199-208.

48. Hayden JD, Sue-Ling HM, Sarela AI, et al. Minimally invasive management of chylous fistula after esophagectomy. Dis Esophagus, 2007, 20: 251-255.

49. Lagarde SM, Omloo JM, de Jong K, et al. Incidence and management of chyle leakage after esophagectomy. Ann Thorac Surg, 2005, 80: 449-454.

50. 江川, 毋光明. 食管癌手术误伤胸导管 3 例诊治体会. 中国肿瘤临床与康复, 2001, 8 (1): 72.

51. 程波, 汪天虎, 张力平, 等. 食管术后并发乳糜胸的原因及治疗. 重庆医科大学学报, 2006, 31 (2): 277-279.

52. 陈安国, 于在诚, 刘晓, 等. 食管癌术后并发乳糜胸的诊断和治疗. 安徽医药, 2012, 16 (2): 198-199.

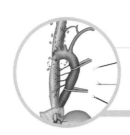

第十五章

食管癌微创术后静脉营养支持

　　食管癌患者的营养不良发生率相当高,由于较长时间的进食困难、不同程度的厌食加上营养物质的代谢异常,多数患者均有体重减轻的表现,部分患者还有恶病质的征象。因此,除了术前的营养改善以外,术后早期的营养支持对于患者的伤口愈合、感染预防、免疫修复、体质恢复等均具有极其重要的作用。本章将详细介绍食管癌微创术后早期静脉营养支持的基本原理和常用药物,以及相关并发症的预防及处理。

第一节　恶性肿瘤患者的营养代谢异常

一、肿瘤患者的糖代谢异常

　　早在1927年,Warburg教授等便发现,肿瘤细胞即使在有氧条件下,仍大量摄取葡萄糖并进行糖酵解产生乳酸,即所谓的"Warburg效应"。随后的研究显示,恶性肿瘤细胞存在明显的糖代谢异常,以糖酵解为主要的能量获取方式,伴有线粒体功能低下或数量减少。这可能与肿瘤细胞处于乏氧环境,而细胞生长和增殖极其活跃,需要大量能量供应有关。此外,肿瘤细胞中的癌基因激活、抑癌基因失活、糖代谢相关酶的改变,也可能影响到肿瘤细胞的能量获取方式。糖酵解能为肿瘤细胞提供更多的能量,乏氧和糖酵解可为肿瘤细胞生存提供有利的微环境。比如可促进缺氧诱导因子1(HIF-1)的表达,而HIF-1与肿瘤细胞的生长增殖、肿瘤新生血管形成、躲避细胞凋亡、免疫逃逸等多方面相关,同时,HIF-1可激活糖酵解相关酶,有利于促进肿瘤细胞的糖酵解。

　　目前的研究显示,恶性肿瘤患者存在不同程度的葡萄糖转化增加和外周组织利用葡萄糖障碍,胰岛素抵抗和胰岛素分泌不足。肿瘤细胞糖酵解产生乳酸,而生成的大量乳酸又通过糖异生作用生成葡萄糖消耗正常机体的大量能量,进一步恶化患者营养状态。

二、肿瘤患者的脂质代谢异常

脂质代谢异常是恶性肿瘤的重要特征之一,肿瘤细胞的脂肪酸合成明显增加,以满足各种细胞器生物膜的形成及自身特殊生物学的需要。脂质的合成和氧化代谢需要大量的酶、相应的基因及信号通路来调节,研究显示参与代谢的酶受到部分癌基因和抑癌基因的影响和调节,在恶性肿瘤的发生发展过程中发挥着重要的作用。患者的全身脂质代谢改变主要表现为血浆游离脂肪酸的浓度升高、甘油三酯转化率增加、内源性脂肪水解等。

三、肿瘤患者的蛋白质代谢异常

恶性肿瘤细胞的蛋白质合成代谢增加比分解代谢更明显,并可选择性地摄入必需氨基酸用于蛋白质的合成和糖异生、DNA、RNA 合成代谢等,因而消耗机体正常的蛋白质,使患者呈现负氮平衡。此外,恶性肿瘤患者血浆中常出现大量的急性期反应蛋白,各种氨基酸浓度均出现不同程度的异常改变。

四、术前新辅助治疗后的代谢变化

由于放疗射线、化疗药物的毒副作用,患者的精神因素、基础体质、营养支持状态等的影响,患者均处于轻中度的应激状态,机体对于各项营养物质的需求增加,但内分泌激素的变化、恶性肿瘤细胞的存在,又使得各项营养物质难以得到充分的吸收和利用。这类患者尤其需注意营养支持,早期改善其营养状态,促进术后恢复。

第二节　创伤 / 感染后的营养代谢变化

一、水、电解质代谢改变

通常,行食管癌切除术后,短期内将产生一定的应激反应,其程度与手术大小、手术时间、出血量多少等有一定相关性。常出现的情况有水钠潴留,钾和磷的排出增加,尤其在补液量较大情况下,要注意酸碱失衡的问题。

二、糖代谢紊乱

应激反应后,体内内分泌出现明显变化,血液中的糖皮质激素、胰高血糖素、肾上腺素等水平变化,常表现出血糖增高、胰岛素抵抗,患者对糖的利用率下降。

三、脂质、蛋白质代谢变化

短时间内机体的蛋白质和脂质消耗增加,机体处于负氮平衡状态。

第三节　静脉营养的适应证及应用

一、适应证

食管癌术后早期肠内营养尚未恢复,或者虽然已恢复,但营养补充尚不能完全满足生理病理需要的;术前接受静脉营养,术后继续营养支持;术后肠道功能紊乱,需要肠外营养支持的;因各种因素暂时难以给予肠内营养,需行静脉营养支持。

二、静脉营养的应用

1. 制剂类型及输注方法　临床常用的制剂类型包括不同浓度的葡萄糖注射液、复方氨基酸注射液、脂肪乳注射液、丙氨酰谷氨酰胺注射液及脂肪乳氨基酸葡萄糖注射液等。近年来,ω-3、6 多不饱和脂肪酸逐渐引起广泛重视,目前的研究证实,其具有较强的抗炎、降胆固醇、扩张血管、抗血栓、抗癌作用,可以减少肿瘤血管生成、局部炎症及抑制肿瘤转移,并与放化疗产生协同作用,通过增加氧化应激杀伤肿瘤细胞。

这类高浓度营养物质通常建议经中心静脉置管输入,近年逐渐应用经周围静脉置入的中心静脉导管(peripheral inserted center catheter,PICC)输入。在肠外营养时间短的患者,周围静脉营养支持也可以考虑,但容易引起血栓性静脉炎,导致患者局部疼痛、红肿、静脉炎等。各种营养液的输入均需严格控制速度,多主张使用微电脑输液泵控制,并加用终端过滤器预防感染、气泡等。

2. 营养要素的需要量　营养要素主要包括作为能量供应物质的葡萄糖和脂肪,还包括蛋白质、维生素、多种微量元素等。正常人体每天的热量需求在 20~30kcal/kg 左右,体型偏胖者补充 20~25kcal/kg 左右,而体型偏瘦者可适当增加至 25~30kcal/kg,术后发生持续高热等导致机体能量消耗较高的患者,可进一步适当提高能量的补充。

葡萄糖是静脉营养支持的主要供能物质之一,其每日供应量应占到非蛋白能量的 50%~70%。脂肪乳作为另一种主要的供能物质,提供的能量可占非蛋白能量的 30%~50%,在提供热能的同时,还能补充必须脂肪酸如亚油酸,以维持机体细胞代谢的正常需要。早期进行蛋白质的补充在食管癌术后具有重要的意义,临床通常利用输入氨基酸的方法由机体自身合成蛋白质,但输入的氨基酸还有一部分由机体分解提供能量或转化为糖原、脂肪沉积,还有另一部分氨基酸将用于合成新的含氮化合物,比如嘌呤、嘧啶、肌酐、肾上腺素等。目前广泛应用的复合氨基酸注射液常含有 8 种必需氨基酸及 6~12 种非必需氨基酸,生理需要量为 1~1.5g/(kg·d) 左右,其中支链氨基酸的含量在 21%~25%。在长期静脉营养支持时,还需补充丙氨酰谷氨酰胺,预防肠黏膜萎缩,防止肠道菌群移位和肠道毒素入血。术后根据引流渗出的情况可直接输入白蛋白,保持血浆白蛋白≥30g/L 以上,需定期监测血浆白蛋白的情况,低蛋白有可能影响术后吻合口的愈合,增加吻合口漏的发生率。

每天水的生理入量为2000ml,需根据每天的尿量、各种引流量、呼吸道丢失等情况进行增减,手术当天还需考虑手术失血量、手术时间等的因素,保持尿量每天1000~1500ml以上。主要电解质的生理需要量如下:钠80~100mmol,钾60~150mmol,镁8~12mmol、钙2.5~5mmol、磷15~30mmol等。各种维生素和微量元素均已有成熟的复合制剂,通常每天按照固定剂量补充即可。

3. 肺功能不良患者静脉营养　对于严重肺气肿、心肺功能不良的患者,营养支持极其重要。静脉营养中,供能物质中脂肪比例应适当调高,而糖类比例适当调低。有研究认为,葡萄糖用量>5mg/(kg·min)可导致人体氧消耗和二氧化碳产生增加,导致气体交换增加。因此,在呼吸衰竭风险较高的患者中,可适当控制葡萄糖用量。此外,氨基酸的补充有利于提高呼吸肌肌力,而且谷氨酰胺的输入可保护肺内皮细胞和肠道相关淋巴组织,因而需注意优化氨基酸的输注配方。白蛋白的输入还有利于减轻肺水肿,改善患者气体交换功能。

4. 糖尿病患者的静脉营养　需密切观察血糖水平并及时调整,必要时可换用果糖、木糖醇、转化糖等类型注射液供能,减少输液对血糖的影响,但这类制剂需注意预防过敏、严格控制输液速度,并注意配伍禁忌。

第四节　静脉营养支持的并发症及预防

一、中心静脉置管、输液等技术问题所致的并发症

深静脉穿刺置管过程中,可能发生损伤邻近重要器官和组织的并发症。比如锁骨下静脉穿刺时,可能出现气胸、血胸、损伤锁骨下动脉及臂丛神经等。导管置入过浅可能导致液体输入胸腔或纵隔等,导管置入过深进入右心房,引起瓣膜损伤、心律失常等。导管质量不好可能出现管道断裂、脱落,肝素封管不充分可能出现血栓形成,更换输液过程中可能发生空气栓塞。此外,在穿刺置管、换药过程中需注意无菌原则,预防感染,而感染一旦发生,需及时拔除管道并进行细菌培养、抗感染治疗。

二、与代谢有关的并发症

1. 与输入高渗葡萄糖相关的并发症　在单纯应用葡萄糖作为供能物质的年代,由高渗葡萄糖输入引起的并发症较常见,包括高血糖和低血糖、非酮性高渗性昏迷、肝脂肪变性等。在应用脂肪供能后,该类并发症少见,但仍需注意单位时间内葡萄糖的输入量,尤其对于糖尿病的患者,需定时监测血糖,必要时可加用胰岛素。

2. 与输入氨基酸相关的并发症　氨基酸输入过程中,可能出现一过性的转氨酶、碱性磷酸酶及血清胆红素升高等,该类反应多为可逆性。在肝功能异常的患者中,过多输入色氨酸、苯丙氨酸等芳香族氨基酸可能诱发肝性脑病,需适当输入支链氨基酸进行预防。

3. 重要营养成分的缺乏 短期的静脉营养需注意电解质的稳定,及时监测钠钾镁钙的浓度。而长期的静脉营养还需注意各种维生素、微量元素等的缺乏,及时进行预防性补充。在肠内营养长时间得不到恢复的患者,还需补充谷氨酰胺,保持氮平衡,保护肠黏膜。

(王文祥 张百华)

参 考 文 献

1. Warburg O, Wind F, Negelein E. The metabolism of tumors in the body. J Gen Physiol, 1927, 8(6): 519-530.

2. Deberardinis RJ, Sayed N, Ditswoeth D, et al. Brick by brick: metabolism and tumor cell growth. Curr Opin Genet Dev, 2008, 18(1): 54-61.

3. Menendez JA, Lupu R. Fatty acid synthase and the lipogenic phenotype in cancer pathogenesis. Nat Rev Cancer, 2007, 7(10): 763-777.

4. Tennant DA, Duran RV, Gottlieb E. Targeting metabolic transformation for cancer therapy. Nature Reviews Cancer, 2010, 4(10): 267-277.

5. 吴孟超, 吴在德. 黄家驷外科学. 第 7 版. 北京: 人民卫生出版社. 2008.

6. Xu XD, Shao SX, Jiang HP, et al. Warburg Effect or Reverse Warburg Effect? A Review of Cancer Metabolism. Oncol Res Treat, 2015, 38: 117-122.

7. Courtnay R, Ngo DC, Malik N, et al. Cancer metabolism and the Warburg effect: the role of HIF-1 and PI3K. Mol Biol Rep, 2015, 42(4): 841-851.

8. Schols AMWJ. Nutrition and outcome in chronic respiratory disease. Nutrition, 1997, 13: 161.

9. Bozzetti F. Nutrition and gastrointestinal cancer. Curr Nutr Metab Care, 2001, 4: 541.

10. Bozzetti F, Braga M, Gianotti L, et al. Postoperative enteral versus parenteral nutrition in malnourished patients with gastrointestinal cancer a randomized multicenter trial. Lancet, 2001, 358: 1487.

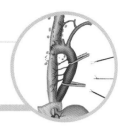

第十六章

食管癌微创手术后肠内营养支持与路径选择

第一节 肠内营养概况

一、临床围术期肠内营养学的基本进展

临床营养学是同抗生素、输血技术、麻醉医学、重症医学、免疫调控及体外循环等并列的 21 世纪医学重大进展。临床营养历经了从营养支持到营养治疗，从高营养到允许性低热卡，从肠外营养到肠内营养的三大转变。营养除了一般意义上的能量补充、维持氮平衡外尚有免疫调控、减轻氧化应激、维护胃肠功能与结构、降低炎症反应、维护组织器官的功能、改善患者生存率等作用，这也是营养治疗的核心理念。

当然，除了营养治疗理念的提出外，更为重要的是营养补充途径的转变。19 世纪 80 年代以前认为机体应激时，肠道处于"休眠状态"，因此静脉营养成为首选途径并一度独领风骚。19 世纪 80 年代以后，人们逐渐认识到当机体处于应激状态时，肠道是应激导致各个器官功能改变的始动机，而非"休眠状态"。1979 年 Berg 首次发现烧伤患者出现了肠源性感染，提出了细菌易位的概念，此后，越来越多的学者在此方面做了大量研究，认为在禁食状态下，肠黏膜萎缩倒伏，细菌穿过黏膜细胞紧密连接部，再通过肠淋巴系统及门静脉进入血循环，从而导致炎症反应综合征（systemic inflammatory response syndrome，SIRS）甚至是多器官功能衰竭（multiple organ dysfunction syndrome，MODS）。只有肠内营养才能维持和保护胃肠道结构与功能的完整性，尤其是保护肠道屏障，防止细菌移位、应激性胃肠道损伤。20 世纪 90 年代后，肠内营养逐渐成为营养支持与治疗的主流，并有大量文献报道了肠内营养与肠外营养的对比研究，结果证实肠内营养不但体现了黏膜屏障保护的优势，同时避免了肠外营养的诸多并发症，例如肝功能损伤、骨质疏松、导管相关感染性并发症等。由此，营养学界提出了"If the gut function，use it"理念，对于外科手术后尽早开始肠内营养及早期喂养的安全性与对减少术后营养风险的报道逐渐增多。

二、食管癌患者的营养风险及围术期营养治疗

肿瘤营养学是应用营养学的方法和理论,进行肿瘤的预防及治疗的一门新学科,其为肿瘤的防治开辟了一个新的途径及方法。已有大量的研究表明,恶性肿瘤患者营养不良的发生率高达40%~80%。在诊断时约有一半的肿瘤患者已有体重下降,其中以食管癌、肺癌、胃癌及胰腺癌等肿瘤患者的营养不良发生率最高。营养不良不但导致抗肿瘤治疗耐受性下降,而且由于营养物质的缺乏,导致免疫功能下降,感染发生率增加。因此,不难发现,营养不良的肿瘤患者在各种治疗中的并发症及病死率均有显著升高。同时,由于营养不良导致消瘦、体弱等原因,严重地影响患者的体力及对疼痛的耐受性,导致生活质量下降。

尽管"营养不良"是食管癌患者的常见情况,但临床上对营养不良及其相关的概念往往认识不足。营养不良是指能量和(或)营养素缺乏,导致对机体功能乃至临床结局发生不良影响。而营养不足是专指蛋白质-能量营养不良,即能量和(或)蛋白质摄入不足或吸收障碍,造成特异性的营养缺乏症状。临床应用中常常采用"营养风险"来评估患者营养不良及营养不足的程度,通过风险指数指导营养支持及营养治疗的策略。但"营养风险"并不是指"发生营养不良的风险",而是与营养因素有关的出现的结局性指标如并发症、死亡率等增高的风险。营养风险常用的评估体系是2002年欧洲肠内肠外营养学会(European Society for Clinical Nutrition and Metabolism, ESPEN)颁布的营养风险筛查量表(nutritional risk screening, NSR),包括疾病严重程度评分、营养状态减低评分及年龄评分三部分(附表1、附表2)。另一个常用的风险评估体系是WHO的BMI体系,国内常使用的则是中国推荐标准(附表3)。相对NSR,BMI体系存在缺乏循证医学证据,"风险"概念不足,测量误差较大等缺点。相反,NSR是进行肠外肠内营养支持适应证的重要工具。我国营养风险调查中,依据NSR体系,大医院35.5%的住院患者营养风险>3分,理论上需要营养支持与治疗,遗憾的是,真正实施营养治疗者仅占32.7%。由此可见,国人对营养风险的认识不足,对营养治疗的理念并未真正理解。

那么,既然在住院患者中营养风险NSR评分>3分者高达35.5%,如何及何时对这部分患者尤其是外科患者围术期实施合理的营养治疗成为另一问题。目前,优先使用肠内营养已是共识,但并非所有患者都适合肠内营养,对于存在肠梗阻、顽固性呕吐、顽固性腹泻、胃肠道缺血性疾病及弥漫性腹膜炎的患者应在肠外营养支持下,待肠道功能恢复后再行肠内营养。临床应用中往往注重术后的营养支持及治疗,术前的营养治疗通常容易被忽略。Smedley等对此做了较为详尽的前瞻性研究,他们发现术前术后均行营养治疗者的体重下降幅度最小,术后并发症及死亡率等均明显下降。由此可见,围术期营养治疗中不能忽视术前营养治疗。

众所周知,食管癌的典型症状是进行性吞咽困难,伴随而来的是体重下降,实际上,即使无体重下降的患者,也存在营养风险,尤其是接受外科治疗的食管癌患者。Mariette等对7类肿瘤患者做了一项调查,发现胃癌患者营养风险位居首位,

而食管癌患者的营养风险名列第三,高达34%,而食管癌和胃癌恶病质的发生率分别为60%~80%和65%~85%。目前食管癌的治疗仍然以外科治疗为主。若患者出现营养风险,则其与术后的高并发症率及高死亡率相关。如何处理围术期营养治疗的问题是关系到食管癌手术安全及治疗疗效,乃至远期生存的重要临床命题。

目前食管癌切除的主流术式仍然沿用1946年由Ivor Lewis创立的右胸上腹切口的食管切除术及McKeown术式。而食管替代器官发展至今,逐渐认可了"管状胃"的地位,此方法对幽门以上的消化道进行了重建,但是幽门以下的消化道却几乎无影响。而对于食管癌患者"术前营养状态差、术中创伤大、术后较长时间不能经口进食"的特点,营养支持尤为重要。因此,经小肠的肠内营养恰恰可以是对食管癌切除术患者的营养支持手段的一个最佳选择,既规避了食物引起的残胃张力增加而导致吻合口愈合方面的问题,又补充了术后所需的营养及治疗应激带来的问题。

第二节　肠内营养的生理与病理生理学基础

一、正常的胃肠道动力学与术后胃肠动力学的改变

(一)正常的胃肠道动力学

胃肠道动力学能预测临床消化功能及饮食耐受程度,更适合作为临床医师决定何时、如何给予营养支持的依据。

早在1969年,Szurszewski等人发现在消化间期或空腹状态下,小肠的肌电活动及收缩运动存在从近端向远端传播的周期性变化,并将其命名为"移行性复合运动波"(migratory motor complex,MMC);1975年Code等发现胃也具有类似小肠的这种周期性变化。目前认为胃肠MMC周期性运动主要由肠神经系统(enteric nervous system,ENS)——位于纵行肌和环形肌之间的肌间神经丛控制。迷走神经、交感神经、胃肠激素及其他一些神经信使对MMC亦有重要的调节作用。MMC分为4个时相,第Ⅰ相为静止期,仅有少数低振幅的小肠收缩;第Ⅱ相是由一系列不规则的收缩运动构成;第Ⅲ相是由短时、强烈、规整、高频的收缩波构成,可产生最高80mmHg的压力,形成胃肠道原始推动力,可清除所有的消化道残余食物、脱落的上皮和黏液,维持肠道菌群的稳态;第Ⅳ相是胃肠道恢复到第Ⅰ相静止状态的过渡时期。

在进食时,肠道平滑肌细胞的基本电活动被扰乱,并开始一种持续性的、时相性的收缩,帮助食糜团通过胃及小肠。胃排空是一种复杂的收缩方式,受到中枢神经系统、迷走神经、循环肽类激素等的调节。其过程先是从胃底开始的容受性舒张,接着出现胃体及胃窦部逐渐增强的收缩,并伴随着幽门有节律的开放及关闭。这产生一种推进和后退的形式,并控制一些小的乳化颗粒进入十二指肠。这些收缩波将沿着胃传播,压力约15~20mmHg,速率为2.5mm/s,频率为3Hz,同时有2~3个

收缩波。伴随着肌肉纵向纹理方向的蠕动,食糜团被传送到小肠。

胃排空受到摄取食物类型和患者自身特质的影响。流质和半流质的食物、颗粒更小的食物、应激状态下、食物温度与体温相近等因素可使胃排空更快。此外,食物黏性、分子量、热量密度的降低会加速胃排空,而肥胖、高龄、女性、糖尿病、抑郁等患者自身因素,则会引起胃排空的延迟。

脂肪、碳水化合物和蛋白质消化后产物进入十二指肠引起的膨胀,以及酸度、渗透压的改变会负反馈作用于胃,调节胃的排空和十二指肠对食糜的接收。肠道内热量流正是通过此调节作用获得精确的调控。同时,小肠复杂的节段性收缩可充分混合不同半径颗粒形成的食糜流,并延长营养吸收的时间,帮助不同的营养成分及维生素在整个小肠中的吸收。而食糜的黏度、浮力、颗粒大小、颗粒间的相互作用以及颗粒的可变形性等均能影响此吸收过程。

结肠是水、电解质、短链脂肪酸的主要吸收部位,其动力学相对小肠更加复杂。在食物摄取后,结肠的运动会受到胃 - 结肠反射的刺激,结肠的移行性复合运动波和非移行性复合运动波参与了这一复杂过程的调节。结肠手术,特别是低位结肠或直肠手术,由于破坏了骨盆神经丛,会影响到复合运动波的调节。同理,脊髓损伤、慢性结肠无力的患者往往存在明显的慢性便秘。在腹部或胃肠道手术后,结肠的动力恢复最慢。

正常胃肠道各部分的功能见表 16-1。

表 16-1　正常胃肠道各部分的功能

位置	作用
胃底	随着食物团的大小产生不同程度的舒张或收缩
胃体和胃窦	进行性的强有力机械收缩,推送食物团使其通过胃部,同时启动进餐后和消化间期的动力
幽门	通过节律性的开关,将食糜进行机械性的混合,并控制食糜释放至十二指肠
小肠	营养物质吸收的最初位置;在进餐后的主要作用是从胃开始传播推动波,而在消化间期,主要是通过十二指肠启动 MMC
结肠	水、电解质、短链脂肪酸的吸收

(二)术后胃肠道动力学的改变

1. 术后肠道功能紊乱机制　临床上,术后肠道功能紊乱主要表现为恶心、呕吐、腹胀以及排气排便的延迟,这是术后恢复期正常阶段的一部分。阿片类药物的使用、交感神经系统的兴奋、脊髓 - 肠道神经反射的改变、激素表达及分泌的改变,以及局部和系统性的炎症等因素均可能是其诱因。

在神经调节方面,发自迷走神经的副交感神经是调节胃肠、胆、胰等消化器官运动和分泌的主要神经。该神经通过胃的容受性舒张和消化液的分泌,为食物即将进入胃和小肠继续进行消化创造条件。同时,通过胃和中枢之间的迷走神经长反射,以及局部胃壁内神经丛的局部反射,促进胃液和小肠液分泌和胃肠运动。食管切除胃代食管手术后由于贲门周围迷走神经的离断,上述神经反射和调节的表失,势必出现消化器官运动和分泌功能的失调,导致胃潴留、胃瘫(管状胃无此弊端)、便秘或蠕动增加相关腹泻。同时,交感神经系统的兴奋、脊髓 - 肠道神经反射的改变、激素表达及分泌的改变,以及局部和系统性的炎症等因素均可能是术后肠梗阻的诱因。手术及麻醉后的生理性应激导致的交感神经兴奋以及副交感神经的抑制也许在其中起到关键性的作用。

脑肠肽、肠促胰酶素(cholecystokinin,CCK)、降钙素基因相关肽(calcitonin gene-related peptide,CGRP)和血管活性肠多肽(vasoactive intestinal,polypeptide,VIP)在内的激素改变均可导致胃肠道动力的受损。此外,NO、IL-1、TNF-α 及白细胞等炎性因子的浸润也可损伤肠道动力。手术所造成的水电解质平衡紊乱,特别是低镁血症、低钾血症,会直接影响肠道平滑肌的收缩。在禁食状态下,肠外营养引起的高血糖可降低胃窦活动性,增强孤立幽门压力波群,改变十二指肠动力,从而导致胃排空延迟。

手术会扰乱胃肠道 MMC 的作用及功能。胃切除术会使胃酸分泌减少,缩短餐后收缩期的时相,并改变幽门及幽门窦收缩过程中对食糜的研磨及推送进程,最终引起倾倒综合征和肠道菌群失调。小肠手术也会破坏正常的肌神经传导通路,影响食糜的运输。尽管如此,临床上通过各种测压、影像学技术证实,小肠动力的恢复往往出现在手术后数小时之内,胃动力的恢复在术后 24 小时之内,最晚恢复的结肠动力,也在术后 48~72 小时(表 16-2)。许多关于评价早期肠内营养的研究也认为,胃肠道术后功能的恢复远早于我们临床观察到的指标,相对于传统的术后饮食管理,早期肠内营养有良好的耐受性且不会增加胃肠道并发症的发生。

表 16-2 胃肠道不同位置恢复正常动力的时间

位置	动力恢复时间
胃	12~24 小时
小肠	6~12 小时
结肠	48~72 小时

术前麻醉诱导、术中麻醉及术后镇痛所涉及的多种镇静药或阿片类镇痛药的拟镇静效应均会影响患者术后胃肠道蠕动功能恢复。此外,诸如钙离子拮抗剂、西咪替丁及质子泵抑制剂药物也具有导致胃排空迟缓的效应。术后补液过量可导致体循环静脉负荷增加,进而发生肺水肿或包括肠道在内的腹腔内脏水肿。尽管糖尿病并非肠内营养不耐受的危险因素,但是在患者重症期间积极胰岛素药物控制血糖可降低肠内营养不耐受发生率。鉴于维生素 D 受体对于维持黏膜屏障稳定的作用,维生素 D 缺乏也可增加肠道黏膜损坏及胃肠道消化不良的风险。阿片类药物作用于中枢和肠道的 μ 受体,负调节自主神经系统功能,从而损伤胃肠道动力,而选择性肠道 μ 受体拮抗剂可以减少术后肠梗阻的发生率及持续时间。

2. 影响肠道营养物质吸收的因素 肠道内营养物质的吸收过程受诸多因素的影响,如提供营养物质的形式、食糜的理化特性、患者术后生理应激状态、体重指数、年龄、性别、体位及抑郁状态。食糜颗粒的大小和形状、分子量、密度、同渗容摩、颗粒间相互作用、浮力及黏度,都对其运输、混合和吸收作用重大。不同大小和形状的颗粒导致颗粒间不同的相互作用,影响食糜的流动性、渗透性及吸收;较高的黏度可以减缓其运输和吸收;特殊形状的食糜,由于其重心的不同,致使其偏移出胃内食糜的主流,延缓胃排空;较疏松的食物颗粒,机械阻力更小和变形性更好,相对于那些坚硬致密的食物颗粒,更易从胃内排空。所以,术后患者常常选择简单的食物,如吐司、鸡蛋、土豆等作为首次进食食物。

术后应激状态、局部或全身性的炎症使得肠黏膜细胞形态改变,绒毛高度和隐窝深度减少,从而减少肠黏膜面积。创伤及炎症的动物模型证实,IL-1、TNF-α 等促炎症细胞因子不仅影响肠动力,还减少肠道对营养物质的吸收。肠道上皮紧密连接的破坏,增加了黏膜屏障渗透性的增加,导致营养吸收的减弱,并增加了细菌及内毒素易位的风险。常规的术后饮食管理并不能有效地运输营养物质,从而引起代谢负荷增加、吸收不良、食糜流动障碍等,并出现相应的临床症状。然而,研究发现,特别是对于危重患者,早期肠内营养可以加强肠道屏障,增加营养,使机体更早进入合成代谢状态,从而改善全身及肠内炎症状态。

食管癌术后胸胃功能发生一系列的生理改变:①食管切除术作为治疗食管癌的手段时均要作包括贲门区的切除,因而导致术后胃食管反流的发生。临床上出现反胃、烧灼、恶心呕吐、胸痛、甚至造成吸入性肺炎;或因长期反酸使吻合口黏膜损伤,瘢痕狭窄终致再次出现吞咽困难,许多作者在其术后的患者中发现了这一问题。②食管手术时还有胃供血不足、患者高龄等因素存在,与溃疡病手术又不相同,胸胃黏膜更易发生萎缩性炎症,不利于胃泌酸功能的恢复。③胃代食管则将正常的腹腔胃变为去神经化的胸腔胃,实验与临床均表明"胸胃"的排空较正常胃快,从而影响了物质的吸收。

管状胃是将小弯侧胃底及胃体切除,保留大弯侧,将胃制作成宽约 4cm,长约 40cm 的管状结构后与残食管吻合。它基本上克服了传统全胃代食管的缺点,并具备以下优点:①解剖上与生理食管更相似,符合生理要求,基本不干扰心肺功能,仅充当食物通道。②获得更长的替代长度,杜绝了偶遇的胃长度不够的个案。也保证了足够的切缘、降低了吻合口的张力和并发症。③切除了多余的小弯和所有的小网膜组织,这使胃网膜右动脉更集中的供应裁剪后的胃管。④最大限度地切除了胃的泌酸面积。这样客观上减少了引起反流性食管炎的物质基础、切除部分胃窦减少了胃泌素的分泌、降低了应激性溃疡的发生率、减轻了患者术后以反流为主的消化道症状、减少了消化液反流引起的呼吸道症状。⑤由于胃体积缩小,利于胃内容物排空,减少了排空障碍的发生。综上,"管状胃"因具有以泌酸面积减小和延长胃管长度为特点的优势保证了肿瘤根治性,也从不同角度提高了手术安全性,改善了生活质量。

二、肠屏障保护的临床意义

肠黏膜屏障功能(gut barrier function)是存在于肠道内的一种屏障系统,在人体中有四大屏障作用:机械屏障(维持肠黏膜细胞的正常结构)、化学屏障(刺激胃酸及蛋白酶分泌)、免疫屏障(肠道细胞正常分泌 IgA)和生物屏障(维持肠道固有菌丛的正常生长）。其中，机械屏障由肠道黏膜上皮细胞、细胞间紧密连接与菌膜三者构成，能有效阻止细菌穿透黏膜进入深部组织，是肠黏膜屏障的结构基础。化学屏障是由胃肠道分泌的胃酸、胆汁、各种消化酶、溶菌酶、黏多糖、糖蛋白和糖脂等各种化学物质组成。生物屏障由肠道内的常驻菌群互相作用形成的微生态平衡系统所构成。而肠黏膜的免疫屏障是由肠相关淋巴组织（gut-associated lymphoid tissue，GALT）和弥散免疫细胞构成，其中，肠相关淋巴组织主要指分布于肠道的集合淋巴小结，即 Peyer 结（Peyer's patches），是免疫应答的诱导和活化部位；弥散免疫细胞则是肠黏膜免疫的效应部位。在正常生理情况下，肠道免疫系统既要对食物这种外来抗原产生免疫耐受，以利于营养物质的消化和吸收，又要对食物中的致病菌进行免疫监视和清除。此外，黏蛋白水合凝胶、肠黏膜的通透性、细胞旁通道（如紧密连接、黏着连接等）和肠道神经系统等参与构成肠黏膜屏障。其中，迷走神经可通过外周神经释放乙酰胆碱（acetylcholine，ACh），使得肠道神经元释放血管活性肠多肽（vasoactive intestinal polypeptide，VIP），VIP 是抑制肠道上皮增殖并维持肠屏障完整性的重要保障。

肠道黏膜的血流灌注、局部营养情况以及食糜的刺激是术后影响肠黏膜屏障完整性的重要因素。几乎所有的无重大手术并发症的食管癌患者，均能在术后 24 小时内接受幽门以下肠内营养支持。早期的营养支持既可提供患者术后所需的营养，又可提供食糜刺激。其中食糜的刺激对于肠黏膜屏障尤为重要。食糜的刺激可以促使肠道分泌 5- 羟色胺、促胃动素等各类神经物质，并通过肠道神经系统，反射调控肠道运动和消化酶的分泌。同时，营养摄入和完整的肠道黏膜屏障可减少肠道黏膜细菌移位的发生，从而减少肠源性感染的发生，从某种意义上，降低了手术并发症发生率。

第三节　食管癌术后肠内营养途径

由于涉及术后吻合口愈合、患者食欲恢复等诸多问题，术后肠内营养仍多以流食为主。而由于肠内营养液制剂的发展，使得其总热量便于计算、营养成分明确固定，因此成为术后患者流食的主要替代品。

紧随而至的是流食的摄入方式问题，除了少部分患者经口进食之外，对于食管癌等疾病术后的患者，推荐鼻十二指肠 - 空肠营养管不失为一种极佳的营养输入技术。鼻十二指肠 - 空肠营养管饲放置在幽门以下，既减少了食糜填充残胃引起张力增加而影响吻合口愈合的问题，又规避了食管术后常见的反流及误吸等风险。作者推荐，将鼻十二指肠 - 空肠营养管放置于幽门以下，但不低于 Treitz 韧带以下 40cm 以远的位置，术后早期将 37℃营养液以 20ml/h 的速度开始滴注，观察患者病情变化的同时逐渐增加到 100ml/h 的速度。以不引起腹泻、腹胀等不适症状，亦能保证患者营养供给为宜。

此外，临床上亦采用鼻胃营养管（nasogastric tube，NGT）、胃肠造瘘营养管（percutaneous placement gastrostomy tube）等技术进行肠内营养支持治疗。前者较为简单,适用于胃肠道未涉及手术患者、因各种原因不能正常进食患者及自主进食不能保证其营养供给患者。而后者涉及手术创伤,其优点在于胃肠道手术中即可快速简单地置放,且术后患者耐受性较好,心理负担较轻。

一、鼻十二指肠/空肠营养管

虽然有学者认为可以经口置管,且认为经鼻置管可引发鼻窦炎,但在食管外科中最常用的仍然是经鼻置管。食管癌术后的营养多采用经鼻小肠置管营养,原因如下:食管癌手术使胃的解剖发生改变,小肠营养不干扰胃的手术切缘,呕吐发生率低,呼吸道误吸少,不刺激胰液分泌,甚至有人认为热量的吸收也高于胃内管饲。

(一)术中营养管的放置

术中放置鼻空肠营养管的具体做法为:取长140cm、内径3mm的无菌塑料管(现为一次性静脉输液管)于该管的空肠端缝合一内装有直径约1.5cm硬糖球的指套,以备术中由胃壁外触摸、引导营养管下行到小肠。由胃前壁拟置吻合器处将营养管附有糖球的一端放入胃腔内,由胃壁外触摸糖球,挤压引导入幽门至十二指肠。并将多余的营养管折叠盘曲置于胃腔。将胃上提,完成吻合后由麻醉医师将胃管推入术野,将预置好的营养管与胃管连接后由胃管将营养管一并带出鼻腔拉展。两管位置合适后分别固定于鼻翼。

(二)术后鼻十二指肠/空肠营养管的置放

下列情况需再置鼻十二指肠/空肠管:个别术中未放置营养管者;术后营养管脱入胃腔甚至脱出体外者;营养管被拔除后因临床需要再次放置者。分为床旁盲法置放、透视引导或内镜引导置放。多数情况下由于食管手术后"代"食管的形态不一,幽门位置往往不是胃的最低位,即便在透视下放置也十分困难。如今国内逐渐普及了"管状胃"代食管技术,由于"管状胃"代食管后幽门的位置即是胃的最低点,大大降低了置管的难度。

对未经手术的患者也可以床旁盲放或透视下放置内带金属导丝的营养管,具体方法:患者右侧卧位,导丝引导放置,但多数不能到达空肠;使用促动力药(甲氧氯普胺或红霉素)或在胃里充入500ml气体促进胃排空,以帮助营养管通过幽门;另有一些特殊的尖端引导装置可以提高通过幽门的成功率(如螺旋管);也可先将鼻十二指肠管置于胃腔内,待其随着胃肠的蠕动自动降入十二指肠。但这些方法均不宜用于食管术后患者。

对食管癌术后用"全胃"或"次全胃"代食管者,或胃蠕动障碍,或上消化道受压变形的患者来说盲插常难以成功。可尝试在透视下置管,缺点是必须把患者推送到放射科,可能干扰正常治疗,甚至对在ICU的重症患者带来严重后果。在难以置管的情况下需胃镜引导置管,将经口12mm的上消化道内镜放过幽门,由活检孔放入一根导丝后撤出内镜,通过导丝将营养管送入十二指肠。还有作者用内镜的活检钳抓持营养管的游离端或系于顶端的缝线,将营养管送过幽门,但有可能在撤回内镜时弹回胃腔。可用Endo Clip将营养管尖端固定在十二指肠黏膜上,避免退镜时弹出。内镜引导置管多适用于那些可以到内镜室的患者,对于那些只能在ICU治疗的患者,可尝试床旁内镜引导或床旁X线引导技术,具体作法都是将各式金属导丝或在胃镜下或在透视下放入小肠,再将营养管经由导丝置入肠内。退内镜时最重要的原则是防止导丝弹回胃腔。

(三)鼻十二指肠/空肠营养的优点及注意事项

鼻十二指肠/空肠管饲对食管癌的患者具有特殊意义,食管癌的常见术式是食管胃部分切除-食管胃吻合术,因此幽门以上的管饲因胃切缘及吻合口的存在而不能应用于食管癌术后患者。营养管放置在幽门下,不仅降低了反流及误吸的风险,也避免了肠内营养液使残胃张力增加所致的吻合口瘘的风险。鼻十二指肠/空肠管饲更适合胃排空障碍的患者。此外,我们认为营养管也不宜低于 Treitz 韧带太远的位置,如果鼻饲管在 Treitz 韧带 40cm 以远的空肠,肠内营养则不会起到刺激胰腺分泌的作用,从而影响患者的消化吸收导致腹泻的发生。但置管太浅,如在 Treitz 韧带近端则可能会有营养液反流入胃带来相应并发症风险。我们所应用的"管状胃"因幽门是胃的最低点,极大地改善了胸胃的排空功能。在临床实践中几乎见不到由于肠内营养引起反流和误吸的患者,具体做法为:取 30°~40° 半卧位;管饲速度从 20ml/h 开始由慢及快,再根据患者的耐受程度调整至合适的速度,随着管饲引发的肠蠕动,及短期内未融化的糖球的下移,临床常见到营养管随肠蠕动下行甚至需要不同程度的退管才能找到合适的位置;应持续缓慢进行管饲,避免间断大剂量管饲。

二、胃肠造瘘置管

虽然长期以来肠内营养以鼻胃/鼻肠途径为主,但有些学者及患者因为美学和舒适的原因更愿意接受造瘘途径。甚至有人认为经鼻置管可增加上呼吸道感染发生率。但造瘘途径毕竟有一定创伤,可导致肠梗阻等并发症的发生,值得重视。

(一)常规胃肠造瘘术

在行食管手术时因已有剖腹术很易完成常规空肠造瘘。目前已有商品化的造瘘工具,方法也为大家熟知。造瘘肠段的选择以靠近腹壁下的肠管为宜。其操作要点有:①临床中最常选用空肠,其造瘘部位为 Treitz 韧带以远 20cm,避免屈氏韧带的牵拉;②肠壁穿刺处要浆膜下潜行 5cm,并以 3-0 线行隧道包埋,隧道松紧适宜以免一旦肠壁水肿导致导管撕脱;③空肠造口吊置尽量位于游离腹腔的腹直肌鞘侧壁,一般自左上腹引出造口管,造口位于中线附近可能影响下次手术操作;④造口管本身穿透腹壁时避免 90° 垂直,以免导管缠绕;⑤空肠造口的腹壁外部分尽可能短于 3~4cm,牢靠固定腹壁;⑥外管的透明包装便于患者识别而防止牵拽滑脱。

因在食管外科中胃是"代"食管的第一选择,故胃造瘘不适合食管癌患者。此外,胃/空肠造瘘术尚可在内镜下、X 线引导下或经皮穿刺下完成而无需剖腹手术。

(二)内镜引导性的胃/肠造瘘

选择一段靠近腹壁、且充气后能清晰透见内镜光源的一段胃壁/肠管进行造瘘。内镜下经皮空肠造瘘(percutaneous endoscopic jejunostomy,PEJ)置管较内镜引导下经皮胃造瘘（percutaneous endoscopic gastrostomy，PEG）置管风险更大，因为小肠纤细且活动性大，很难获得满意的透亮度。通常使用的是直径较小的 PEG 管（5.3~6.0mm）。内镜下经皮胃/肠造瘘操作可发生严重的并发症，要充分考虑潜在的风险。因此应避免应用于阿尔兹海默病、痴呆或临终的患者。此外，胃/肠造瘘可能增加感染和出血的风险。降低 PEG 风险的策略包括术中麻醉监测；预防性使用抗生素；除外胃肠道可能的其他病变或解剖畸形；因结肠有可能移位到胃和前腹壁之间，置管时确保通过前腹壁看到良好的内镜透壁光源；避免用于活动期胃溃疡者、中度和重度腹水者、腹膜透析者、1 周内行脑室腹腔分流术者及有凝血障碍和抗凝治疗者；加强团队合作，避免单人置管；在固定 PEG 管后应再行内镜确定管道位置正确及是否存在并发症；避免 PEG 套管的内外管相互拧得过紧，防止套管旋转。

三、鼻胃管

经鼻胃内管饲是最古老最简单的管饲方法。其优点是对置管的技术要求不高更可早期开始管饲。可用于食管癌术前及不涉及消化道手术的所有患者如肺癌患者。美国肠外与肠内营养学会（American Society for Parenteral and Enteral Nutrition，ASPEN）的临床指南指出："肿瘤患者往往存在营养不良，应该仔细评估是否需要营养支持。治疗肿瘤期间，对那些营养不良者，或是预计长时间不能进食或吸收不良者应予以营养支持治疗"。对于每位拟接受治疗的患者均行营养评估，通过适当的评估方法可以判断患者是否存在营养不良，包括患者自主的主观整体评价，客观整体评价及营养风险指数评估等，其中体重下降与吞咽困难是非常关注的两个指标。食管癌的患者多有体重下降，而体重下降是显著的预后影响因素，体重下降者的生存期短于术前接受过营养支持而恢复正常体重者。简言之，除对吞咽困难者重视营养支持外，对那些存在体重下降、食欲减退或经口摄取营养不足的门诊及住院患者，包括食管癌术前中度梗阻及术前化疗、甚至对肺癌围术期新辅助及辅助治疗的食欲减退、摄取不足的患者均予以肠内营养支持。

经鼻胃内管饲是经口进食的有益补充、保证了胃的消化液分泌，但其缺陷是可能增加反流和误吸的风险，术前可经口进食的患者由于美观和不适原因难以接受，限制了其临床应用。需要耐心细致的解释，使患者充分理解营养支持是整体治疗的重要组成这一理念，以争得患者及家属合作。

第四节 术后早期肠内营养支持的作用

一、早期肠内营养支持的作用

（一）对早期肠内营养支持认识的改变

人们很早就认识到了营养支持的重要性，肠外营养的出现给危重患者和术后患者的管理带来了革命性的变化。早在 1972 年，Nachlas 等人就提出了术后早期肠内营养的治疗方式。然而,由于担心早期肠内营养可能导致吸收不良、物理性刺激造成肠吻合口的损伤,这一观点直到近期才被广泛接受。其实,在空腹状态下,胃肠道消化液每天的分泌量约为 5~6L,而如此大量的液体在体内的循环并没有造成上述担忧的情况。早期进食动物模型证明,胶原沉积物和羟脯氨酸在吻合口的汇合聚集,能够促进吻合口愈合。此外,肠内营养不仅对肠上皮细胞有直接的抗炎作用,还可以减少胃黏膜的萎缩,增加餐后内脏血流供应,帮助维持肠细胞和肠相关淋巴组织(gut-associated lymphoid tissue,GALT)的吸收能力、屏障和免疫功能,防止肠道内细菌及毒素易位,降低感染性并发症的发生。

许多临床研究证实,早期肠内营养能够减少腹部大手术后、创伤及烧伤后败血症、伤口感染的发生率,减少术后体重的丢失,促进正氮平衡和伤口愈合。更有很多文献认为,早期经口进食是安全的,并具有良好的耐受性,79%~97% 的患者都能够耐受初次经口进食,并且这不会延长术后肠梗阻的时间。早期肠内营养支持的患者能够更早的适应普食,从而缩短住院时间。多数研究都将恢复正常饮食作为其出院标准,而不考虑是否有排气排便,证明了早期肠内营养对缩短总住院时间的帮助。

事实上,营养支持必须在机体内环境稳定之后开始。而我们对"早期营养支持"的定义则是指在手术后 6~48 小时开始营养支持治疗。对于术前营养状态正常的患者,通常在术后早期(1~3 天)并不主张进行营养支持治疗,短期营养摄入不足并不会影响患者机体的功能,然而我们仍然强调早期肠内营养,其意义不在于营养,而在于肠黏膜屏障的保护。

(二) 食管癌术后早期肠内营养支持的优势

机体创伤后处于应激状态,存在糖利用障碍和负氮平衡。术后早期营养支持的作用在于供给机体组织愈合,器官功能恢复,免疫调控所需的能量与营养底物,可降低术后并发症的发生率。因此,当患者的胃肠尚有功能又能安全应用时,应在术后或危重患者复苏后及早给予肠内营养。

众多的研究表明,食管癌切除管状胃代食管手术后早期 EN 不仅能够促进肠道功能恢复,减少 ICU 监护时间,降低住院费用,还是治疗吻合口瘘的良好方法。动物实验已证实早期肠内营养可增加胃肠道吻合口处胶原纤维沉积量与羟脯氨酸含量,并且增加吻合口周围组织坚韧度。此外,前瞻性随机对照研究结果提示早期肠内营养可有效降低术后伤口感染发生率,提高急性炎症期蛋白转化速度,有助于伤口及吻合口愈合。根据经验,在吻合口瘘的后续治疗过程中,足够的肠内营养支持对吻合口的快速愈合起到了至关重要的作用。

传统观念认为只有在肠鸣音恢复正常或出现排气、排便后才能对患者进行肠内营养支持。但有研究证明胃的功能在术后 12~24 小时恢复正常,大肠的功能于术后 48~72 小时恢复正常,而小肠的蠕动、消化、吸收功能在腹部手术后 6~12 小时已经恢复。因此,术后早期肠内营养能满足术后应激时营养物质的需要,不会出现因吸收功能障碍而进一步加重营养不良。另有研究表明禁食 1 周后消化道吸收能力将减少 50%,即使行全肠外营养亦表现为肠黏膜萎缩、活动度降低,其细胞蛋白质、DNA 和 RNA 含量降低,肠黏膜屏障功能受损,肠内菌群失调。陈克能等对于食管癌术后早期肠内营养的研究中,于术后 24 小时即早期应用 EN,结果表明,所有患者均能耐受并完成试验,无严重胃肠道并发症发生,肠道功能恢复比较对照组提前,认为术后早期肠内营养是可行且安全的。而在医疗成本的控制上,早期肠内营养可以减少术后平均住院日和住院总花费。

(三) 肠道功能恢复的评估

目前评估食管癌术后患者胃肠蠕动功能仍是临床难题之一。Herbert 与 Holzer 总结了闪烁照相法、酸呼吸测试、对乙酰氨基酚吸收法及测压超声成像法的优缺点。Li 与 Ren 则推介一种无创性阻抗测量胃肠道蠕动功能的方法。尽管 Cannon 早在 1905 年即首次提出腹部听诊对于诊断胃肠道疾病的潜在作用,但是至今少有学者深入探究肠鸣音与肠蠕动功能间的关系。Gu 等近期研究发现肠鸣音诊断肠梗阻的阳性预测值达 72.7%,因此提示肠鸣音对于评估肠道蠕动功能的潜在价值。

二、初次饮食的新选择

传统观点认为,患者的首次饮食应给予流食,待其耐受后再逐渐过渡至普食。这一策略虽然被临床长期以来广泛应用,但并没有明确的证据表明流食作为首次饮食具有更好的耐受性。无渣流食主要由透明的、与体温相同的液体构成。例如果汁、果冻、茶、苏打、清肉汤等,都是典型的无渣流食。虽然它们有良好的耐受性,但营养含量匮乏,导致其无法满足患者最基本的代谢需求,且口味单一。对于许多医院采用的配方无渣流食,仅提供每天最高 1100kcal 的热量,而且不含蛋白质。无渣流食主要包含高浓度的糖和钠,其较高的渗透压可加快胃的排空,增加术后倾倒综合征的发生风险。此外,对于食管癌颈部吻合以及术中神经损伤造成吞咽困难的患者,无渣流食更容易出现误吸。

相对而言,普食能明显增加卡路里和蛋白质的摄取,并且符合大多数患者的口味。从生理学角度来看,普食经过胃内的降解和胃十二指肠对食糜的初步处理,转化成乳化良好的等渗小颗粒进入小肠,此后的消化过程同流食并无太大差异。术后肠道的水肿及炎症会影响其收缩和吸收,早期肠内营养可减少肠道炎症,并改善营养物质的渗透性。

一项随机化研究共纳入胃肠道不同位置手术后的 171 例患者,以对比流食和普食作为术后首次进食方式的区别。患者在拔除鼻胃管(nasogastric tube,NGT)后分为无渣流食组和普食组。两组在呕吐、腹胀及再次放置鼻胃管的发生率上并无显著性差异。但遗憾的是,这项实验并没有在术后早期进食,胃管也是在两位高年资医师确认肠鸣音恢复后才拔除。许多研究显示,常规的鼻胃管减压并不能减少(甚至会延长)术后肠梗阻时间。Georgia 医科大学一项纳入 214 例患者的研究得到了同样的耐受性结果,结果显示初次即给予普食可以增加热量和蛋白质的摄取。另外两项研究比较了妇科肿瘤手术后的 384 例患者,在术后 6~24 小时即给予流食和普食,结果显示在呕吐、腹胀、胃管使用及并发症发生率上两组无显著差异。

患者自行选择首次进食食物时,清淡、松软的固体食物是大多数人的首选,例如汤、鸡蛋、吐司、土豆等;而小部分人会选择清汤、果冻或碳水化合物饮料。通常情况下,患者的食欲决定了其饮食恢复的速度。患者的饥饿感可以被认为是正常饮食恢复的标志。医院提供的饮食含有更多的热量和蛋白质,但这并不一定能够满足患者的口味。因此,给患者自主选择食物的权利,也许能够提高食物的摄取和耐受,进而减少住院时间。

术后早期,由于食欲尚未恢复,患者主动进食的摄取量仍然不能满足术后的营养需要。Kawamura 等发现,即使在术后 1~2 天即给予普食,患者首次进食摄取的热量也仅为 880kcal。由于外科手术、麻醉、术后用药等引起的恶心症状是导致术后早期食欲不振的最常见原因。此外,引起术后恶心的因素还包括麻醉插管造成的上呼吸道及口咽部的刺激、术前合并症(例如尿毒症或糖尿病)、女性、长时间手术、麻醉气体和拮抗药物的选择,以及术后镇静止痛药物的使用。肠内激素(例如胃饥饿素、肠促胰酶肽和瘦素等)功能的破坏在术后厌食的发生机制中也起一定的作用,但具体机制仍不明确。我们可以通过对药物的合理选择、改变镇痛方式、推进微创外科的发展等手段来改善术后恶心及厌食。

疼痛、全身炎症等术后并发症不仅能影响患者的食欲,降低其对饮食的耐受,还会影响患者对食物的选择。随着疼痛程度的增加,相应增加的阿片类药物会增加术后肠梗阻的发生率。炎症因子如 IL-1 和 TNF-α 都会减低患者食欲。如前所述,炎症还能通过改变肠黏膜形态及转运机制,减少营养物质的吸收。

第五节　肠内营养制剂

肠内营养制剂种类繁多,按其在体外预消化的程度和功能,基本分为 5 类:①口服补充性饮食,有高氮和高热量型,可作为餐间补充性营养,在肠功能疾病恢复条件下使用;②部分预消化多聚体性饮食,由整蛋白、碳水化合物、脂肪等合成,多在管饲喂养条件下进行肠内营养支持;③预消化的化学成分明确的要素饮食(主要为单体营养素):主要适用于胃肠功能障碍的患者,其氮源为水解蛋白短肽或游离氨基酸单体,碳水化合物由酶部分水解淀粉后的麦芽糖糊精或双糖或单糖提供,脂肪由长链脂肪酸及中链脂肪酸共同提供,以及必需的电解质及微量元素,如短肽型肠内营养剂、肠内营养混悬液;④特殊疾病营养物,合并糖尿病、肝功能不全等疾病时的营养液,如适合糖尿病患者的瑞代营养液;⑤特殊营养制剂,如添加谷氨酰胺、精氨酸、ω-3 脂肪酸、核苷酸、膳食纤维等特殊物质的营养剂。全胃切除后患者早期营养不宜选择高热量营养物质,选择要素饮食更容易被肠道消化和吸收。

目前,国内外临床应用的肠内营养制剂品种丰富,对于食管癌患者的应用也日渐广泛,现就肠内营养制剂给以简单介绍,方便大家在日常临床工作中使用。食管癌术后肠内营养制剂主要有两种:整蛋白型肠内营养剂与短肽型肠内营养剂。

一、整蛋白型肠内营养剂

1. **商品名**　安素、赫力广、能全力（混悬液）、能全素（粉剂）、瑞先、瑞能、瑞素。
2. **主要成分**　麦芽糊精、酪蛋白、植物油、膳食纤维、矿物质、维生素、微量蛋白。
3. **分类**　含膳食纤维型制剂适合需长期提供营养的患者，膳食纤维有助于维持胃肠道功能；不含膳食纤维型制剂适用于存在肠瘘、术前或诊断前肠道准备的患者；高能量型制剂适用于不能耐受大容量喂养或术后存在外科瘘或感染等需要高能量的患者提供全部营养或营养补充。
4. **禁忌证**　严重消化或吸收功能不良、胃肠道功能衰竭者，消化道出血患者，急性胰腺炎患者，严重腹腔内感染患者，胃肠张力下降的患者，肠梗阻患者，严重肝、肾功能不全者。行空肠造瘘，营养管放置于 Treitz 韧带以远 40cm 者不宜用整蛋白型肠内营养。

二、短肽型肠内营养剂

1. **商品名**　百普力、百普素、肠内高能营养多聚合剂。
2. **主要成分**　麦芽糊精、乳清蛋白水解物、植物油、中链三酰甘油、乳化剂、矿物质、维生素和微量元素。
3. **禁忌证**　胃肠功能衰竭者，完全性小肠梗阻患者，严重的腹腔内感染患者。

附表 1　NSR 评分量表

营养受损状态		疾病严重程度	
无 0 分	正常营养状态	无 0 分	正常营养需求
轻度 1 分	3 个月内体重减轻大于 5% 或每周饮食摄入低于正常的 50%~70%	轻度 1 分	髋关节骨折；慢性疾病急性加重期：肝硬化，COPD，长期血液透析；糖尿病；肿瘤
中度 2 分	2 个月内体重减轻大于 5% 或 BMI 为 18.5~20.5 且一般情况不良或每周饮食摄入低于正常的 25%~50%	中度 2 分	大型腹部手术；休克；重症肺炎；血液系统恶性肿瘤
重度 3 分	1 个月内体重减轻大于 5%（3 个月内体重减轻大于 15%）或 BMI 小于 18.5 且一般情况不良或每周饮食摄入正常的 0~25%	重度 3 分	脑外伤；骨髓移植；ICU 患者

评分：

总分：

总分计算规则：

1. 各自计算营养受损状态及疾病严重程度评分；
2. 两者相加为总分；
3. 年龄≥70 岁者，总分加 1；
4. 总分≥3 分者，需进入营养干预。

附表 2　不同营养状态与不同疾病严重程度经不同途径营养支持的临床研究结果

营养状态	疾病严重程度 ≥1 和 <2 结局		≥2 和 <3 结果		3 结果	
	阳性结果	阴性结果	阳性结果	阴性结果	阳性结果	阴性结果
<1	感染/胃肠道手术/肠外营养	肌肉功能/胃肠道手术/肠外营养	感染/创伤/肠外营养	感染/胃肠道手术/肠外营养	感染/烧伤/肠内营养	住院时间/创伤/创伤/肠内营养
	化疗毒性/癌症/经口营养	肌肉功能(COPD)/经口营养	感染/胃肠道手术/肠外营养	感染/创伤/肠内营养	住院时间/创伤/肠内营养	生存/烧伤/肠外营养
	住院时间/股骨骨折/经口营养	并发症/胃肠道手术/肠外营养	感染/胃肠道手术/肠内营养	感染/胃肠道手术/肠外营养	生存/创伤/肠外营养	
	住院时间/股骨骨折/经口营养	并发症/癌症/经口营养	住院时间/胃肠道手术/肠外营养	并发症/胃肠道手术/肠外营养	生存/骨髓移植/肠外营养	
	生存/股骨骨折/肠内营养	并发症/胃肠道手术/肠内营养		并发症/胃肠道手术/肠外营养		
		感染/胃肠道手术/肠内营养		并发症/胃肠道手术/肠外营养		
		感染/肝硬化/肠内营养				
		感染/胃肠道手术/肠外营养				
		感染/脊柱				
		化疗毒性/癌症/经口营养				
		化疗毒性/癌症/肠外营养				
		生存/癌症/肠外营养				

续表

营养状态	疾病严重程度 ≥1 和 <2 结局		≥2 和 <3 结果		3 结果	
	阳性结果	阴性结果	阳性结果	阴性结果	阳性结果	阴性结果
≥1 <2	日常活动/老年患者/经口营养	生活质量/癌症/经口营养	并发症/胃肠道手术/肠外营养	感染/胃肠道手术/肠外营养	无	
	生活质量/癌症/肠内营养	生活质量/癌症/经口营养	并发症/胃肠道手术/肠外营养	感染/胃肠道手术/肠外营养		
	临床指标/肝硬化/肠外营养	生活质量/艾滋病/经口营养	感染/胃肠道手术/经口营养	感染/胃肠道手术/肠外营养		
	感染/胃肠道手术/肠内营养	感染/癌症/肠外营养	感染/骨髓移植/肠外营养	感染/骨髓移植/肠外营养		
	感染/胃肠道手术/肠外营养	感染/胰腺炎/肠内营养	感染/肝硬化/肠内营养	感染/胃肠道手术/肠外营养		
	化疗毒性/癌症/肠外营养	感染/胃肠道手术/肠外营养	感染/胃肠道手术/经口营养	感染/胃肠道手术/肠外营养		
	化疗毒性/癌症/肠外营养	感染/胃肠道手术/肠外营养	感染/胃肠道手术/肠内营养	感染/胃肠道手术/肠外营养		
	化疗毒性/癌症/经口营养	感染/胃肠道手术/肠外营养	并发症/胃肠道手术/肠内营养	并发症/胃肠道手术/肠外营养		
	肝性脑病/肝硬化/肠内营养	感染/脊柱/肠外营养	日常活动/老年患者/经口营养	并发症/胃肠道手术/肠外营养		
	生存/胃肠道手术/肠外营养	感染/胃肠道手术/肠外营养	住院时间/胃肠道手术/肠内营养	并发症/胃肠道手术/肠外营养		

续表

营养状态	疾病严重程度≥1和<2 结局		≥2和<3 结果		3 结果	
	阳性结果	阴性结果	阳性结果	阴性结果	阳性结果	阴性结果
	生存/癌症/肠外营养	肌肉功能/COPD/经口营养	并发症/胃肠道手术/肠外营养	并发症/胃肠道手术/肠内营养		
	生存/老年患者/经口营养	肌肉功能/COPD/经口营养	住院时间/肝硬化/肠外营养	并发症/胃肠道手术/肠内营养		
		并发症/胃肠道手术/肠外营养	生存/间质性肾炎/肠外营养	并发症/骨髓移植/肠外营养		
		并发症/肝硬化/肠外营养	生存/间质性肾炎/肠外营养	住院时间/胃肠道手术/肠内营养		
		并发症/癌症/肠外营养	生存/癌症/肠外营养	生存/间质性肾炎/肠外营养		
		并发症/癌症/经口营养	生存/休克/经口营养	生存/间质性肾炎/肠外营养		
		并发症/肝硬化/肠外营养	生存/肝硬化/经口营养			
		化疗毒性/癌症/肠外营养				
		化疗毒性/癌症/肠外营养				

续表

营养状态		结局	疾病严重程度≥1 和 <2		≥2 和 <3			3	
阳性结果	阴性结果		阳性结果	阴性结果	结果	阳性结果	阴性结果	结果	阴性结果
		化疗毒性/癌症/肠外营养							
		复发/癌症/肠外营养							
		放化疗疗效/癌症/肠外营养							
		放化疗疗效/癌症/肠外营养							
		放化疗疗效/癌症/肠内营养							
		化疗毒性/癌症/经口营养							
		生存/癌症/肠外营养							
		生存/癌症/肠外营养							
		生存/癌症/经口营养							
		生存/肝硬化/肠外营养							
		生存/肝硬化/肠外营养							

续表

营养状态	疾病严重程度 ≥1 和 <2		≥2 和 <3		3	
	阳性结果	结局　阴性结果	阳性结果	结果　阴性结果	阳性结果	结果　阴性结果
≥2 和 <3	伤口疼痛/胃肠道手术/肠外营养	临床指标/胃肠道手术/肠外营养	感染/胃肠道手术/肠外营养	并发症/间质性肾炎/肠外营养		无
	感染/肝硬化/经口营养	步行距离/COPD/经口营养	并发症/胃肠道手术/肠外营养			
	肌肉功能(COPD)/肠内营养		生存/胃肠道手术/肠外营养			
	肌肉功能(COPD)/经口营养					
	步行距离(COPD)/经口营养					
	步行距离(COPD)/经口营养					
	化疗毒性/癌症/肠内营养					
	住院时间/股骨骨折/肠内营养					
	生存/肝硬化/经口营养					
	生存/肝硬化/肠内营养					
	生存/艾滋病/肠外营养					

附表3　BMI体系(中国)

	BMI 值		BMI 值
肥胖	BMI≥28.0	正常值	18.5≤BMI≤23.9
超重	24.0≤BMI≤27.9	体重过低	BMI≤18.4

（陈克能）

参 考 文 献

1. Jones NE, Heyland DK. Implementing nutrition guidelines in the critical care setting: a worthwhile and achievable goal? JAMA, 2008, 300 (23): 2798-2799.

2. Berg RD, Owens WE. Inhibition of translocation of viable Escherichia coli from the gastrointestinal tract of mice by bacterial antagonism. Infect Immun, 1979, 25 (3): 820-827.

3. Koretz RL, Avenell A, Lipman TO, et al. Does enteral nutrition affect clinical outcome? A systematic review of the randomized trials. Am J Gastroenterol, 2007, 102 (2): 412-429.

4. Kondrup J, Rasmussen HH, Hamberg O, et al. Nutritional risk screening (NRS 2002): a new method based on an analysis of controlled clinical trials. Clin Nutr, 2003, 22 (3): 321-336.

5. 中国肥胖问题工作组. 我国成人体重指数和腰围对相关疾病危险因素异常的预测价值: 适宜体重指数和腰围切点的研究. 中华流行病学杂志, 2002, 23 (1): 5-10.

6. 蒋朱明, 陈伟, 朱赛楠, 等. 我国东、中、西部大城市三甲医院营养不良(不足)、营养风险发生率及营养支持应用状况调查. 中国临床营养杂志, 2008, 16 (6): 435-437.

7. Mariette C, De Botton ML, Piessen G. Surgery in Esophageal and Gastric Cancer Patients: What is the Role for Nutrition Support in your Daily Practice? Ann Surg Oncol, 2012, 19 (7): 2128-2134.

8. Lewis I. The surgical treatment of carcinoma of the oesophagus; with special reference to a new operation for growths of the middle third. Br J Surg, 1946, 34: 18-31.

9. Szurszewski JH. A migrating electric complex of canine small intestine. Am J Physiol, 1969, 217 (6): 1757-1763.

10. Code CF, Marlett JA. The interdigestive myo-electric complex of the stomach and small bowel of dogs. The Journal of physiology, 1975, 246 (2): 289-309.

11. Mochiki E, Asao T, Kuwano H. Gastrointestinal motility after digestive surgery. Surg Today, 2007, 37 (12): 1023-1032.

12. Kong F, Singh RP. Disintegration of solid foods in human stomach. J Food Sci, 2008, 73 (5): 67-80.

13. MacMillan SL, Kammerer-Doak D, Rogers RG, et al. Early feeding and the incidence of gastrointestinal symptoms after major gynecologic surgery. Obstet Gynecol, 2000, 96 (4): 604-608.

14. Lentle RG, Janssen PWM. Physical characteristics of digesta and their influence on flow and mixing in the mammalian intestine: a review. J Comp Physiol B, 2008, 178: 673-690.

15. DiFronzo LA, Yamin N, Patel K, et al. Benefits of early feeding and early hospital discharge in elderly patients undergoing open colon resection. J. Am Coll Surg, 2003, 197 (5): 747-752.

16. Carroll J, Alavi K. Pathogenesis and management of postoperative ileus. Clin Colon Rectal Surg, 2009, 22 (1): 47-50.

17. Chapman MJ, Fraser RJ, Bryant LK, et al. Gastric emptying and the organization of antro-duodenal pressures in the critically ill. Neurogastroenterol Motil, 2008, 20 (1): 27-35.

18. Nguyen NQ, Fraser RJ, Bryant LK, et al. Diminished functional association between proximal and distal gastric motility in critically ill patients. Intensive Care Med, 2008, 34 (7): 1246-1255.

19. Rohm KD, Wolf MW, Schollhorn T, et al. Short-term sevoflurane sedation using the Anaesthetic Conserving Device after cardiothoracic surgery. Intensive Care Med, 2008, 34 (9): 1683-1689.

20. Chapman MJ, Nguyen NQ, Fraser RJ. Gastrointestinal motility and prokinetics in the critically ill. Current Opinion in Critical Care, 2007, 13 (2): 187-194.

21. Nisanevich V, Felsenstein I, Almogy G, et al. Effect of intraoperative fluid management on outcome after intraabdominal surgery. Anesthesiology, 2005, 103 (1): 25-32.

22. Nguyen N, Ching K, Fraser R, et al. The relationship between blood glucose control and intolerance to enteral feeding during critical illness. Intensive Care Med, 2007, 33 (12): 2085-2092.

23. Kong F, Singh RP. Disintegration of solid foods in human stomach. J Food Sci, 2008, 73 (5): R67-R80.

24. Yeung SE, Fenton TR. Colorectal Surgery Patients Prefer Simple Solid Foods to Clear Fluids as the First Postoperative Meal. Dis. Colon Rectum, 2009, 52 (9): 1616-1623.

25. Silk DB. Diet formulation and choice of enteral diet. Gut, 1986, 27 (1): 40-46.

26. Nguyen NQ, Fraser RJ, Bryant LK, et al. Diminished functional association between proximal and distal gastric motility in critically ill patients. Intensive Care Med, 2008, 34 (7): 1246-1255.

27. Carroll J, Alavi K. Pathogenesis and management of postoperative ileus. Clin Colon Rectal Surg, 2009, 22 (1): 47-50.

28. Smedley F, Bowling T, James M et al. Randomized clinical trial of the effects of preoperative and postoperative oral nutritional supplements on clinical course and cost of care. Br J Surg, 2004, 91 (8): 983-990.

29. Ritz P, Maillet A, Blanc S, et al. Observations in energy and macronutrient intake during prolonged bed-rest in a head-down tilt position. Clin Nutr, 1999, 18 (4): 203-207.

30. Peuhkuri K, Vapaatalo H, Korpela R. Even low-grade inflammation impacts on small intestinal function. World J Gastroenterol, 2010, 16 (9): 1057-1062.

31. Tappenden KA. Inflammation and intestinal function: where does it start and what does it mean? JPEN, 2008, 32: 648-650.

32. Kiyama T, Witte MB, Thornton FJ, et al. The route of nutrition support affects the early phase of wound healing. JPEN, 1998, 22 (5): 276-279.

33. Kiyama T, Efron DT, Tantry U, et al. Effect of nutritional route on colonic anastomotic healing in the rat. J Gastrointest Surg, 1999, 3 (4): 441-446.

34. 陈克能, 师晓天. 食管切除胃代食管后胸胃功能的研究现状. 中国心胸血管外科临床杂志, 1997, 4 (3): 187-189.

35. 陈克能. 重视食管癌围手术期肠道黏膜屏障的保护. 中华胃肠外科杂志, 2011, 14 (9): 671-673.

36. Snoek SA, Verstege MI, Boeckxstaens GE, et al. The enteric nervous system as a regulator of intestinal epithelial barrier function in health and disease. Expert Review of Gastroenterology & Hepatology, 2010, 4 (5): 637-651.

37. 陈克能, 王菲. 肠内营养置管技术及营养输入装置的应用. 中华胃肠外科杂志, 2012, 15 (5): 442-444.

38. McClave SA, Martindale RG, Vanek VW, et al. Guidelines for the Provision and Assessment of Nutrition Support Therapy in the Adult Critically Ill Patient: Society of Critical Care Medicine (SCCM) and American Society for Parenteral and Enteral Nutrition (A.S.P.E.N.). JPEN, 2009, 33(3): 277-316.

39. Dudrick SJ, Wilmore DW, Vars HM, et al. Long-term total parenteral nutrition with growth, development, and positive nitrogen balance. Surgery, 1968, 64(1): 134-142.

40. Shrikhande SV, Shetty GS, Singh K, et al. Is early feeding after major gastrointestinal surgery a fashion or an advance? Evidence-based review of literature. Journal of cancer research and therapeutics, 2009, 5(4): 232-239.

41. Nachlas MM, Roda CP, Wityk JJ, et al. Gastrointestinal Motility Studies as a Guide to Postoperative Management. Ann. Surg, 1972, 175(4): 510-522.

42. Pearl ML, Villella JA, Valea FA, et al. Outcomes of endometrial cancer patients undergoing surgery with gynecologic oncology involvement. Obstet Gynecol, 2002, 100(4): 724-729.

43. DeLegge MH. Enteral feeding. Curr Opin Gastroenterol, 2008, 24(2): 184-189.

44. De Aguilar-Nascimento JE. The role of macronutrients in gastrointestinal blood flow. Current Opinion in Clinical Nutrition and Metabolic Care, 2005, 8(5): 552-556.

45. Peng YZ, Yuan ZQ, Xiao GX. Effects of early enteral feeding on the prevention of enterogenic infection in severely burned patients. Burns, 2001, 27(2): 145-149.

46. Gianotti L, Braga M, Vignali A, et al. Effect of route of delivery and formulation of postoperative nutritional support in patients undergoing major operations for malignant neoplasms. Arch Surg, 1997, 132(11): 1222-1229.

47. Senkal M, Zumtobel V, Bauer KH, et al. Outcome and cost-effectiveness of perioperative enteral immunonutrition in patients undergoing elective upper gastrointestinal tract surgery: a prospective randomized study. Arch Surg, 1999, 134(12): 1309-1316.

48. Malhotra A, Mathur AK, Gupta S. Early enteral nutrition after surgical treatment of gut perforations: a prospective randomised study. J Postgrad Med, 2004, 50(2): 102-106.

49. Beier-Holgersen R, Boesby S. Influence of postoperative enteral nutrition on postsurgical infections. Gut, 1996, 39(6): 833-835.

50. Farreras N, Artigas V, Cardona D, et al. Effect of early postoperative enteral immunonutrition on wound healing in patients undergoing surgery for gastric cancer. Clin Nutr, 2005, 24(1): 55-65.

51. Hochwald SN, Harrison LE, Heslin MJ, et al. Early postoperative enteral feeding improves whole body protein kinetics in upper gastrointestinal cancer patients. Am J Surg, 1997, 174(3): 325-330.

52. Andersen HK, Lewis SJ, Thomas S. Early enteral nutrition within 24h of colorectal surgery versus later commencement of feeding for postoperative complications. Cochrane Db Syst Rev, 2006, (4): CD004080.

53. Reissman P, Teoh TA, Cohen SM, et al. Is early oral feeding safe after elective colorectal surgery? A prospective randomized trial. Ann Surg, 1995, 222(1): 73-77.

54. Han-Geurts IJ, Hop WC, Kok NF, et al. Randomized clinical trial of the impact of early enteral feeding on postoperative ileus and recovery. Br J Surg, 2007, 94(5): 555-561.

55. Chen DW, Wei Fei Z, Zhang YC, et al. Role of enteral immunonutrition in patients with gastric carcinoma undergoing major surgery. Asian journal of surgery / Asian Surgical Association, 2005, 28(2): 121-124.

56. Kamei H, Hachisuka T, Nakao M, et al. Quick recovery of serum diamine oxidase activity in patients

undergoing total gastrectomy by oral enteral nutrition. Am J Surg, 2005, 189 (1): 38-43.

57. Gabor S, Renner H, Matzi V, et al. Early enteral feeding compared with parenteral nutrition after oesophageal or oesophagogastric resection and reconstruction. Br J Nutr, 2005, 93 (4): 509-513.

58. Portanova M. Successful enteral nutrition in the treatment of esophagojejunal fistula after total gastrectomy in gastric cancer patients. World Journal of Surgical Oncology, 2010, 8: 71.

59. Tadano S, Terashima H, Fukuzawa J, et al. Early postoperative oral intake accelerates upper gastrointestinal anastomotic healing in the rat model. J Surg Res, 2011, 169 (2): 202-208.

60. Herbert MK, Holzer P. Standardized concept for the treatment of gastrointestinal dysmotility in critically ill patients-current status and future options. Clin Nutr, 2008, 27 (1): 25-41.

61. Li Z, Ren C. Gastric motility measurement and evaluation of functional dyspepsia by a bio-impedance method. Physiol. Meas, 2008, 29 (6): S373-S382.

62. Cannon WB. Auscultation of the rhythmic sounds produced by the stomach and intestines. American Journal of Physiology-Legacy Content, 1905, 14 (4): 339-353.

63. Gu Y, Lim HJ, Moser MA. How useful are bowel sounds in assessing the abdomen? Dig Surg, 2010, 27 (5): 422-426.

64. Jeffery KM, Harkins B, Cresci GA, et al. The clear liquid diet is no longer a necessity in the routine postoperative management of surgical patients. Am Surg, 1996, 62: 167-170.

65. Kawamura YJ, Kuwahara Y, Mizokami K, et al. Patient's appetite is a good indicator for postoperative feeding: a proposal for individualized postoperative feeding after surgery for colon cancer. Int J Colorectal Dis, 2010, 25: 239-243.

66. Kovac AL. Prevention and treatment of postoperative nausea and vomiting. Drugs, 2000, 59 (2): 213-243.

67. Chazot C. Why are chronic kidney disease patients anorexic and what can be done about it? Semin Nephrol, 2009, 29: 15-23.

68. Yarandi SS, Hebbar G, Sauer CG, et al. Diverse roles of leptin in the gastrointestinal tract: modulation of motility, absorption, growth, and inflammation. Nutrition, 2011, 27 (3): 269-275.

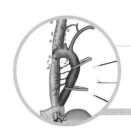

第十七章

食管癌微创手术后并发症诊断及处理

食管癌微创手术后并发症的诊断及处理是每一个食管外科医师面临的重要问题。本章将介绍食管癌微创手术后早期及中晚期各类并发症的发病原因、诊断、预防及处理。

第一节　食管癌微创术后早期
并发症的诊断及处理

一、吻合口瘘的诊断及处理

吻合口瘘是食管癌微创手术最严重的并发症之一。据近年的文献报道,吻合口瘘发生与吻合方式、吻合部位相关,发生率约 3%~12%。与常规开放手术相比,食管癌微创手术并不能降低吻合口瘘的发生率。因此,预防和处理吻合口瘘对减少食管切除术后并发症、降低手术死亡率具有重要意义。

(一) 发生原因

1. 解剖因素　食管的供应血管呈节段性垂直分布,食管近端游离过长或剥离过多就有可能影响食管端的血液循环。吻合位置高,张力较大,且术后仅保留胃网膜右血管弓,吻合口胃端易发生血液循环障碍。

2. 手术因素　①手术操作不细致,游离胃大弯时不够精细,误伤胃网膜右血管;②管状胃宽度:过窄或过宽的管状胃都可导致吻合口瘘,目前临床多采用 3cm 左右的管状胃,仍需更多的临床研究证明;③制作管状胃过程中过度牵拉、揉捏胃壁造成胃壁缺血性损伤;④吻合口黏膜对合不良,吻合边距过近致食管、胃黏膜回缩脱开;⑤管状胃小弯侧切缘与吻合口切缘所构成的区域、胃残端与吻合口之间均存在微循环灌注不良。

(二) 诊断

1. 临床表现　发热是吻合口瘘最早出现的体征之一。手术 48 小时后,对持续高热不降、感染中毒症状重的病例要高度警惕吻合口瘘。早期吻合口瘘因周围组织未发生粘连,可表现为纵隔和皮下气肿。多数吻合口瘘患者病情进展迅速,引流液中可有混浊恶臭脓液引出,重者可因感染而出现呼吸功能不全甚至呼吸衰竭。

2. 影像学表现　胸部 CT 扫描是临床最有效的无创检查手段,可以迅速显示胸腔内积液、纵隔气肿、纵隔气液平面等(图 17-1 和图 17-2)。部分患者吻合口周围、纵隔可见含气残腔,此外多数患者肺部还可有渗出或不张表现。

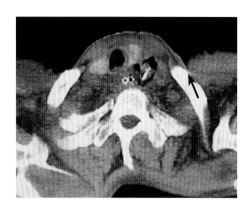
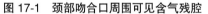
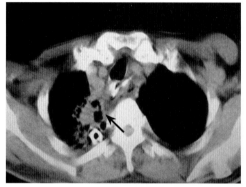

图 17-1　颈部吻合口周围可见含气残腔　　　　图 17-2　吻合口后壁瘘致胸内及纵隔感染

3. 内镜检查　内镜检查是诊断吻合口瘘最可靠的方法,查见瘘口即可诊断。内镜检查不但可以明确吻合口瘘诊断,还可以引导放置十二指肠营养管及内引流管。

4. 其他　口服亚甲蓝溶液后出现引流液蓝染可诊断吻合口瘘,但是部分患者因瘘口较小、引流不畅而不出现引流液蓝染,故未见蓝染不能作为排除吻合口瘘的依据。口服碘油行上消化道造影检查,其原理及意义与口服亚甲蓝大致相同。

总之,内镜检查、口服亚甲蓝溶液及碘油造影三种方法互补是诊断吻合口瘘的有效手段。

(三) 处理措施

胸腔及纵隔感染常出现严重的感染中毒表现伴大量渗出,致重要脏器功能失代偿。因此,首先要评估患者的全身状况,评估内容包括是否存在血流动力学紊乱、呼吸功能不全、肾功能不全、感染性休克等。急性期患者及重症患者应尽快恢复血流动力学稳定,给予必要的呼吸支持,必要时可应用血管活性药物及采用机械通气。对存在败血症或感染性休克患者应给予大剂量广谱抗生素,待痰培养和引流液药敏培养结果回报后再更改抗生素种类。

吻合口瘘自行愈合时程较长,持续胃肠减压、营养支持和引流是治疗吻合口瘘最重要的手段。吻合口瘘患者需积极通畅引流以减少对大动脉、气管等邻近脏器的腐蚀。手术中放置纵隔引流管可以有效预防吻合口瘘造成的纵隔及胸腔感染。对于单纯的颈部瘘,可以敞开切口开放引流;如果引流量大,可留置封闭的低负压引流管,减少引流液对皮肤的刺激。

二、管状胃瘘的诊断及处理

管状胃是微创食管外科常用的食管替代材料,但管状胃的制作增加了手术创面、改变了胃的血供,术后管状胃瘘也是一种严重的并发症。

管状胃瘘的发生主要与手术中制作管状胃的技术有关:①解剖因素:胃网膜右血管是管状胃主要的血供来源,制作管状胃需切除胃小弯侧胃组织,增加了胃组织的手术创面,改变了胃壁的微循环结构,尤其是胃底处血供最差,是管状胃残端瘘发生的主要部位。②管状胃小弯侧缝合不严密,尤其是在应用直线切割缝合器时,两次切割闭合的交界处未加强缝合,文献报道管状胃未行加强缝合发生胃残端瘘高达 4.9%。③管状胃残端与吻合口距离过近。④手术操作不细致,损伤胃网膜右血管及血管弓。

管状胃残端瘘与吻合口瘘的临床表现相似,早期可出现发热、颈部皮下气肿、切口感染等。如感染进入纵隔及胸腔,病情进展迅速,重者可出现呼吸功能不全甚至呼吸衰竭、感染中毒症状较重,可发生感染性休克。管状胸胃瘘因瘘口大小、感染程度、胸引管引流情况等,临床表现不同。轻者仅有发热,重者可有脓胸、呼吸功能不全、感染性休克等。

管状胃瘘的诊断与吻合口瘘诊断相同,通过内镜检查、口服亚甲蓝溶液及碘油造影三种方法互补,可以诊断管状胃瘘。管状胃瘘的处理措施与吻合口瘘相同,纠正中毒症状、感染部位的充分引流、保护和纠正心肺等脏器功能、加强营养支持等。

三、管状胃气管、支气管瘘的诊断及处理

(一) 发生原因

1. **解剖因素**　颈段及上胸段食管与气管毗邻,食管借疏松结缔组织附着于气管膜部。食管与左主支气管相邻处是食管癌好发部位。气管膜部主要由弹性纤维构成,一旦破坏往往难以愈合。

2. **肿瘤侵犯**　由于食管无浆膜层,肿瘤组织在生长过程中穿透肌层后会进入疏松的食管外膜使气管与食管之间的间隙消失,在手术过程中,游离肿瘤与气管支气管之间的紧密粘连时易造成气管支气管膜部的损伤。

3. **手术因素**　①手术操作不规范,游离食管时不够精细,层次不清晰;②手术中电凝钩和超声刀对气管膜部的热辐射损伤;③吻合钉对气管膜部的摩擦作用。

4. **其他因素**　食管气管瘘常继发于吻合口瘘及管状胃瘘,胃液及脓性渗出液对气管膜部的侵蚀可引起食管气管瘘(图 17-3)。

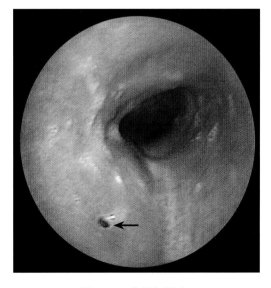

图 17-3　食管气管瘘

(二) 处理措施

1. 保守治疗　保守治疗包括行空肠造瘘术及内镜下放置十二指肠营养管。保守治疗适用于瘘口较小、体质较差或不愿行手术修补的患者,部分直径小于0.5cm的食管气管瘘可通过保守治疗治愈。内镜下放置十二指肠营养管除了可以保证患者全部的营养素供应之外,其对吻合口处支撑作用对预防吻合口狭窄有一定意义。

值得注意的是,对于瘘口较大、拟手术修补的病例,保守治疗可以使患者一般状况改善而降低手术风险。

2. 支架置入　随着介入技术的发展,可以通过带膜食管支架或气管支架遮盖瘘口,还有应用人工合成的丙烯酸酯胶促进瘘口愈合的食管支架,解除误吸风险及合并的食管狭窄,恢复进食。

支架置入创伤小、操作方便、患者容易耐受,但放置时会面临出血、疼痛、放置失败的情况。放置支架后会有异物感,并存在支架移位、滑脱风险等。此外,食管长期压迫可能引起黏膜缺血坏死,造成瘘口扩大或新的瘘口。因此,食管支架置入治疗食管气管瘘应慎用。

3. 手术治疗　食管气管瘘患者一般情况差、瘘口周围污染、水肿,直接对瘘口进行修补成功几率不大。对于瘘口较大、保守治疗不愈合的食管气管瘘可以进行二期手术修补。对于高位食管气管瘘,可以通过颈部小切口在瘘口周围将食管气管分开,对两侧瘘口进行分别修补,中间以带蒂肌瓣进一步加固。第四军医大学唐都医院李小飞等采用"双瓣式修补术"治疗食管气管瘘,手术成功率较高,值得借鉴。

四、胸腹腔内及颈部出血的诊断及处理

术中止血不完善、创面渗血未完全控制、原痉挛的小动脉断端舒张、血管骨骼化不全、凝血障碍、胸腔内负压作用等都是造成术后出血的原因。

中心静脉压和尿量是评估循环衰竭重要指标。术后活动性出血的患者常表现为心率加快、血压下降、尿量减少。动脉出血及较大的静脉出血患者可迅速出现循环障碍甚至休克。血细胞比容对快速失血病例诊断价值有限,而引流液血细胞比容对诊断有重要价值。

手术后从引流管每小时引流出血性积液量持续超过200ml,就应考虑有活动性出血。胸部X线片、超声检查可显示胸腔和腹腔积液,对判断胸腹腔凝固性积血有重要意义。

食管癌微创手术后活动性出血保守治疗效果不明显时,应当迅速再手术止血、清除凝血块,生理盐水冲洗体腔并妥善放置引流管。胸腔内活动性出血可经术中各手术切口胸腔镜探查,以钛夹封闭止血或电凝钩止血,明确的小动脉或静脉出血可施放Hem-o-lok结扎夹双重结扎止血。腹腔术野暴露相对困难,不易明确出血部位,对于术后活动性出血建议开腹探查,脾脏损伤出血必要时可行脾脏切除。

五、乳糜胸、乳糜腹及颈部乳糜漏的诊断及处理

微创食管手术多为颈、胸、腹三个术野，均有可能损伤胸导管，乳糜胸是最常见胸导管损伤并发症，乳糜腹、颈部乳糜漏尚未见文献报道。

(一) 发生原因

胸导管直径小，介于 2~5mm 之间，形态与周围软组织区别不显著；手术前禁食，胸导管充盈不显著，因此术中显露胸导管更加困难。胸导管一般为单干，亦有双干型或单干分叉型。胸导管在行程中与奇静脉、肋间静脉及腰静脉有侧支吻合。胸导管于第 5 胸椎处渐由右转移向左侧，斜经主动脉和食管后方达脊柱左前方，故第 5 胸椎平面以下损伤胸导管，常造成右侧乳糜胸，在此平面以上损伤则乳糜胸常出现在左侧。在主动脉弓后及弓上，胸导管与食管关系紧密，游离上胸段食管容易损伤胸导管。上胸段肿瘤，尤其病变较大、外侵或累及胸导管时，手术过程更易损伤胸导管。

颈部乳糜漏多见于行三野清扫的患者。左颈根部食管与胸导管靠近，颈段胸导管前邻左颈动脉鞘，清扫颈内静脉旁的淋巴组织易损伤。

(二) 诊断

乳糜胸多在术后 48 小时内出现，亦可在肠内营养开始后表现出来。胸导管侧支循环损伤所致乳糜胸特征是胸腔引流量多。胸导管主干损伤时，每天乳糜的丢失可达 2000~3000ml，大量乳糜液在胸膜腔内潴留可导致呼吸和循环功能严重紊乱。患者表现为心慌、胸闷、呼吸困难、脉率增快等症状，伴有胸管引流量增多、色淡并伴有脂质样漂浮物时即应该考虑乳糜胸可能。

诊断依据主要有：①术后胸腔引流量多，胸引量超过 600ml/24h，应高度怀疑乳糜胸可能。②若引流或胸穿抽出乳白色混浊胸腔积液，为证实是乳糜，可取胸液 5ml 行苏丹Ⅲ染色，因染色假阳性较多，诊断时需结合患者临床表现。

(三) 防治措施

1. **术前及术中预防**　胸导管收集运输肠道吸收的脂质营养液，为了在术中能及时暴露胸导管，可于手术前口服奶油等脂肪餐。上海市中山医院胸外科谭黎杰等报道，手术前口服纯牛奶，术中对胸导管暴露效果满意，可以减少胸导管损伤。

游离胸段食管时，可在颈根部食管带标记，游离颈段食管时紧贴食管壁钝性分离。在清扫颈内静脉角处淋巴结时，应仔细操作，每一束组织都应逐一进行结扎，结扎力度适当。颈部操作完成后仔细清洗术野，密切观察锁骨上窝颈静脉角处 5~10 分钟。

2. **保守治疗**　乳糜胸的常规治疗措施包括禁食或无脂饮食、静脉营养、纠正水、电解质平衡紊乱等。一般认为胸导管损伤的愈合机制是瘘口周围胸膜腔封闭而非胸导管本身的愈合，故充分引流后可注入粘连剂使胸腔封闭。常用的粘连剂包括：无菌滑石粉、红霉素和高渗葡萄糖混合液。

此外，生长抑素对胃肠道消化液分泌有广泛的抑制作用，使流经胸导管的乳糜液减少。奥曲肽为一种人工合成的八肽环状化合物，具有与天然内源性生长抑素类似的作用，但作用较强且持久，半衰期较天然抑素长 30 倍，有文献报道奥曲肽在

乳糜胸治疗中起到一定的作用。

3. 手术治疗 乳糜胸引流量多、保守治疗无效时,损伤部位多在胸导管主干,自行愈合可能性不大,应尽快手术治疗。术前脂肪餐,经微创手术原切口进胸,吸净胸腔内积液,暴露食管床,往往能发现胸导管瘘口处有乳白色液体流出(图17-4)。找到瘘口后,可于其下方用 Hem-o-lok 结扎。

如果找不到胸导管瘘口,可在横膈上 5cm 左右处的降主动脉和奇静脉之间解剖出胸导管,将胸导

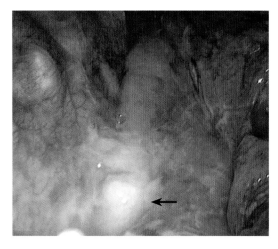

图 17-4 乳糜胸

管连同周围脂肪组织用粗丝线双重缝扎或 Hem-o-lok 结扎夹双重结扎。若胸导管解剖困难,亦可在膈肌上进行低位胸导管大块组织结扎。

六、术后心律失常的诊断及处理

食管癌患者多为中老年人,有的患者术前已患有糖尿病、冠心病等心血管疾病。麻醉和手术刺激、电解质紊乱、出凝血改变、胸胃压迫等因素易诱发心律失常、心肌梗死、肺动脉栓塞等心血管并发症。常见的心律失常有窦性心动过速、室上性心动过速等。

术中和术后预防缺氧、控制肺部感染可以有效减少心血管并发症的发生率,大部分心律失常的患者可通过内科治疗得到纠正。肺动脉栓塞等严重心血管意外,仍以预防为主,对存在静脉血栓高危因素的患者,术后可予低分子肝素抗凝治疗。术后明确的肺栓塞,可行介入溶栓治疗。

七、术后肺部感染的诊断及处理

食管癌患者常合并有慢性阻塞性肺疾病(COPD),许多患者长期吸烟等都是肺部感染的危险因素。手术时间较长、术侧的单肺通气、人工气胸、迷走神经肺支易受损伤等也是肺部感染的诱因。此外,肺部感染也常继发于吻合口瘘、食管气管瘘等并发症。通过查体、影像学检查和动脉血气分析等,肺部感染诊断多不困难。

肺部感染重在预防,其治疗包括:①积极处理吻合口瘘、食管气管瘘等诱因;②加强呼吸道管理,必要时可予纤支镜吸痰;③雾化治疗及有效使用抗生素;④严重的肺部感染可行肺部理疗。

八、喉返神经损伤的诊断及处理

喉返神经发自迷走神经干的胸段,随即向上返折至颈部,是喉部肌肉主要的运动神经,同时也是声门以下喉黏膜的感觉神经。左侧喉返的折返位置较低,绕过主动脉弓后折返至颈部。右喉返神经折返的位置略高,绕过右锁骨下动脉后向上折

返至颈部。喉返神经位于气管食管间沟内上行,与食管上段毗邻,清扫喉返神经链淋巴结过程中,电凝钩和超声刀的热辐射可直接损伤喉返神经。

单侧或双侧喉返神经损伤均有报道。单侧喉返神经损伤患者表现为声音嘶哑,部分患者术后可恢复或通过对侧代偿。双侧喉返神经损伤表现为双侧声带麻痹,很少有声音嘶哑,甚至只表现为误吸、呛咳。

喉返神经损伤以预防为主。在游离上段食管及清扫喉返神经链淋巴结时,应注意保护喉返神经。游离食管时,应尽量紧贴食管进行操作。尽量进行钝性分离。清扫淋巴结前,先以分离钳游离暴露双侧喉返神经,电凝钩和超声刀操作尽量远离神经。

第二节　食管癌微创术后中晚期并发症的诊断及处理

同传统开放食管癌术后并发症类似,食管癌微创手术在经过早期围术期后,也同样存在一些中晚期可能的并发症。这些并发症主要包括吻合口狭窄、反流、胃排空延迟以及腹泻等。与这些并发症相关的一些症状可能会影响患者术后的生存质量。一项关于食管术后症状的描述性研究显示,食管癌术前术后相比,其中同肿瘤相关的一些症状比如疼痛、咳嗽、气短、体重减轻等在手术后早期加重,在 1 年后恢复到基线水平;而一些食管本身相关的特异性症状,比如快速饱食感、胃胀气感、恶心以及腹泻等在手术后加重,在手术一年后并没有恢复到基线水平。总体来说,对于食管癌患者来说,食管癌本身相关的症状在手术治疗后一年逐渐缓解,但是食管本身特异性的一些症状在术后出现恶化并且 1 年后也没有恢复到基线水平。食管癌术后很多患者出现的上述症状,与消化道重建后上消化道的解剖及功能结构发生变化有直接的关系。这些中晚期并发症不同于早期并发症,其可能并不危及患者生命,但是,会极大程度上影响患者的生活,大大降级患者的生活质量。因此,对于一些可能发生的中晚期并发症,应当尽可能早期预防、早期发现并及时处理。

一、吻合口狭窄的诊断及处理

食管吻合口狭窄(anastomotic stricture)是指吻合口在未经扩张的情况下,直径小于 9mm,标准纤维胃镜不能通过。也有学者认为术后 6 个月内,只要进行过 1 次以上的食管扩张,就应该定义为吻合口狭窄。吻合口狭窄是食管癌术后最常见的中晚期并发症之一,发生率为 10%~31%,根据病因可以分为两大类:良性狭窄及恶性狭窄。良性吻合口狭窄是指由非肿瘤引起的吻合口狭窄;恶性吻合口狭窄是指由于吻合口肿瘤复发造成的吻合口狭窄。临床上最常见的是术后良性狭窄,而恶性狭窄由于涉及肿瘤复发的原因,其治疗方法同良性狭窄完全不同。在此,将分别介绍两种狭窄的病因、诊断及处理。

(一)良性吻合口狭窄

1. 良性吻合口狭窄的病因　良性吻合口狭窄大多发生于术后几个月内,引起吻合口狭窄的原因较多,大致可以分为吻合技术原因、吻合口愈合原因和吻合口组织瘢痕增生等。

吻合技术原因根据吻合方式不同原因不一。采用手工吻合时,其主要原因包括食管胃吻合时吻合口黏膜对拢不全或进针过深、组织翻入过多、结扎时缝线过紧造成组织损伤、吻合食管及胃时缝针间距不均等。随着医疗器械的不断发展,目前更多的医师及医疗中心接受了器械吻合。采用器械吻合时,根据所采用的器械不同,吻合口狭窄的发生率也不尽相同。目前,绝大多数临床研究发现:采用圆形吻合器吻合口狭窄发生率要高于手工吻合。其可能的原因归结于圆形吻合器和手工吻合时组织的吻合形式不同所致:圆形吻合器为内翻吻合,而手工吻合则为外翻吻合。为了减少圆形吻合器吻合口狭窄较高的发生率,同时保留器械吻合速度较快、吻合技术要求低等优点,近年来许多学者探索采用食管胃器械侧 - 侧吻合的方法,即所谓的“三角吻合”。这种吻合方法在一定程度上解决了术后吻合口狭窄的问题。首先,侧 - 侧吻合后吻合口的直径要明显大于圆形吻合器的端 - 端吻合;其次,由于吻合口瘢痕增生形成环形纤维收缩而造成的吻合口狭窄,在“三角吻合”时则不复存在,食管胃侧 - 侧吻合后形成的吻合口是一个前圆后三角的不规则形态,尽管术后吻合口仍会出现瘢痕增生但不会形成环形纤维收缩而引起吻合口狭窄。有学者比较了手工吻合、圆形吻合器吻合及食管胃侧 - 侧吻合三种方法吻合口的直径,结果显示食管胃侧 - 侧吻合的吻合口直径最大,手工吻合次之,而圆形吻合器的最小,同时食管胃侧 - 侧吻合后的患者术后吞咽困难的发生率最低。但是,这种食管胃侧 - 侧吻合的吻合方式也存在一定的局限性,由于吻合时需要比端 - 侧吻合游离更长的食管,因此,对于高位的食管癌,该方法适用性受到一定的限制。

除了上述吻合技术原因外,目前认为造成吻合口狭窄的最主要机制是食管胃黏膜对合及愈合不良。影响术后吻合口愈合的因素如前所述,包含了低营养状态、吻合口的缺血、感染、瘢痕体质等。患者的低营养状况往往降低组织的愈合能力,例如低蛋白血症或术中失血过多的患者,术后吻合口发生狭窄的几率可能增加。吻合口感染和吻合口瘘愈合后,炎症消退,修复的肉芽组织形成瘢痕组织,也会导致吻合口狭窄。瘢痕性体质是导致吻合口愈合狭窄的又一因素,但是这类瘢痕的形成进展缓慢,随着不断进食的内扩张作用,吻合口狭窄不太严重,狭窄出现的时间也较晚。

2. 良性吻合口狭窄的诊断　患者发生吻合口狭窄时,最主要的症状表现为吞咽困难。吞咽困难的轻重程度与吻合口狭窄程度密切相关。吻合口狭窄确诊及定量评估则依赖胃镜检查或者食管造影。吻合口狭窄程度可以根据症状、胃镜以及食管造影的程度进行综合分级,分为三度。轻度狭窄:患者能进半流质饮食,不能进普通食物,食管造影或内镜检查显示吻合口宽度在 0.5~0.7cm 之间;中度狭窄:患者进半流食困难,但可进流食,食管造影和内镜检查显示吻合口宽度为 0.3~0.5cm;重度狭窄:患者进流食困难或滴水不入,食管造影和内镜检查显示吻合口宽度小于 0.3cm(图 17-5)。这种分度的方法对于良性吻合口狭窄的治疗具有一定的指导作用。

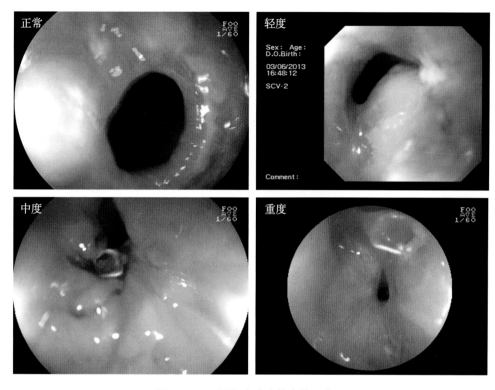

图 17-5　不同程度狭窄的内镜下表现

3. 良性吻合口狭窄的治疗　近年来,由于医疗器械的改进和技术的提高,吻合口狭窄的治疗方法较多,针对患者吻合口狭窄的不同情况,选择最适宜患者的治疗方法仍然是良性吻合口狭窄的治疗原则。良性吻合口狭窄的情况可以进一步进行分类,分为单纯性吻合口狭窄、复杂性吻合口狭窄以及顽固性吻合口狭窄。单纯性吻合口狭窄是指狭窄部位局限、狭窄段管腔呈直线性并能够顺利通过胃镜的狭窄。复杂性吻合口狭窄是指狭窄段管腔弯曲,胃镜不能通过,并且狭窄长度超过2cm。顽固性吻合口狭窄是指复杂性吻合口狭窄通过扩张治疗后仍不能进普食、在治疗后 2~4 周内复发或扩张次数超过 7~10 次的狭窄。这种根据吻合口狭窄程度进行分类的方法有助于选择不同的治疗方式。

（1）扩张治疗:目前扩张治疗仍是吻合口狭窄最主要的治疗方法,尤其适用于单纯性吻合口狭窄。目前临床上常用的吻合口狭窄扩张器有以下 3 种:球囊扩张器、沙氏扩张器(聚乙烯探条)和水银探子(Maloney 扩张器)。其中球囊扩张器和沙氏扩张器在临床上使用最为广泛。上述两种扩张器扩张的机制不同。球囊扩张器通过产生径向力达到扩张效果;而沙氏扩张器在通过狭窄段时除了主要依靠径向力达到扩张效果外,同时依靠产生的纵向力使得扩张力有所降低。但目前没有发现两种扩张器在扩张效果上存在明显差异。在临床应用中,球囊扩张器通常为一次性使用,而沙氏扩张器可反复使用。复杂性吻合口狭窄也可以采用扩张疗法,但治疗效果欠佳。食管吻合口狭窄扩张治疗的主要并发症包括穿孔、出血和菌血症。文献报道的扩张治疗后穿孔及出血的发生率为 0.3%,尤其是在复杂性吻合口狭窄扩张治疗中发生率上升。研究发现,在扩张时,每次所选择扩张器直径增加不超过3mm的情况下,穿孔的发生率明显下降。对于复杂性吻合口狭窄,导丝如果能够顺利通过狭窄段,扩张后吞咽困难的症状可以得到有效改善。对于导丝不能通过的患者,需要采取其他更加有效的方法。尽管扩张治疗简单易行,但是需要反复治疗,并且狭窄复发率较高是其很难避免的一个缺点。

(2) 手术治疗:对于扩张治疗无效的复杂性吻合口狭窄或顽固性吻合口狭窄,在排除吻合口肿瘤复发、患者身体能耐受的情况下,需要考虑二次手术治疗。手术尽量采取简单易行、对患者创伤较小的方法。常见的有:①颈部吻合口狭窄可采用狭窄部位纵切横缝术;②胸内吻合口狭窄段切除,行胸膜顶或颈部食管胃再吻合,但该方法对胃的长度有较高要求;③贲门癌术后食管胃端 - 侧吻合口狭窄,切除狭窄,行胃大弯与食管端 - 端吻合术,但不适用于已行食管胃侧 - 侧吻合术的患者;④自胃残端切缘进入胃腔,显露吻合口,切除环形瘢痕组织,食管胃黏膜对位缝合,再关闭胃切口。上述这些治疗吻合口狭窄的手术方法,效果较为确定,但是患者需要接受二次手术打击,手术风险的存在大大限制了其在吻合口狭窄治疗中的应用。近年来微波、食管支架等新技术的开展,二次手术已较少施行。

(3) 微波治疗:目前临床常用的微波治疗方法是经内镜微波组织凝固灼扩术,该方法属于体腔内辐射,是微波透热疗法。微波以波导形式传输,通过接触辐射器辐射给其所接触的组织,在其接触面上迅速产生较高的热量,其局部温度瞬间可达到200~300℃,在此高温下组织中的蛋白质凝固,部分组织发生坏死,脱落,从而达到治疗目的。经内镜微波组织凝固灼扩是微波在医学应用方面的新发展,波长12cm、频率2450MHz的电磁波发生器,接触型辐射器在很短的时间内可凝固较为广泛的范围,这非常有利于管腔狭窄的治疗。有学者研究发现,采用柱状辐射器灼扩,即使凝固到浆膜和周围组织,也不会穿孔。该方法对膜状吻合口狭窄治疗效果良好,但对管状瘢痕性狭窄效果较差。在微波治疗后可再联合扩张治疗,效果可能会更好。

(4) 病灶内类固醇注射疗法:该方法通常和扩张疗法联合治疗食管吻合口狭窄。一项临床研究发现,病灶内类固醇注射治疗法与扩张疗法联合治疗吻合口狭窄,可以延长每次扩张治疗的间隔时间并减少扩张次数。注射疗法不增加食管穿孔的发生率。该疗法可能的治疗机制是抑制了病变部位的炎症反应,进而抑制了胶原的形成。综合目前的文献资料,认为在进行扩张治疗前行病灶内类固醇注射疗法可以有效地降低治疗后狭窄复发的几率。但是目前就最佳注射方法、氟羟泼尼松龙注射频次及注射剂量而言,尚需要更多的临床试验来确定。

(5) 食管支架:目前临床上常使用自膨式支架治疗吻合口狭窄,其优势是具有扩张性,因此可使狭窄段管腔扩大并维持数周,并易于回收。自膨式支架主要的类型包括半覆膜自膨式金属支架、全覆膜自膨式金属支架、自膨式塑料支架及自膨式生物降解支架。半覆膜自膨式金属支架最大的缺点是增生组织可以通过支架的网孔生长并将支架覆盖,再次造成狭窄,难以回收,因此半覆膜自膨式金属支架在临床已很少使用。全覆膜自膨式金属支架可有效避免肉芽组织的覆盖,但是该支架易出现移位。自膨式塑料支架即 Polyflex 支架,为硅酮材料,被聚酯编织的单股线所包裹,具有易于回收、少有增生组织过度生长的优势。有临床研究发现,Polyflex支架置入后,80%的患者吞咽困难症状缓解,但该支架具有较高的移位率和支架回收后的再狭窄发生率。自膨式生物降解支架是由可被人体代谢的物质构成(多乳酸化合物,聚二噁烷酮),因此置入后无需回收。该支架无覆膜,肉芽组织生长后可固定支架,不易发生移位,在体内可以保持支架的完整性及扩张力长达6~8周,11~12周后开始逐步降解。有临床研究对13位置入生物降解支架的吻合口狭窄患者进行疗效观察,发现术后吞咽症状缓解时间最短的为7个月,最长达24个月。但临床使用中发现有新瘘口出现及肉芽组织过度生长的缺点。在应用食管支架治疗时,应当尤为注意的是食管支架导致的食管穿孔,根据我们单中心经验,一般的食管支架置入1年后,会出现不同程度的食管穿孔、胃穿孔或者食管、胃支气管、气管瘘。这些并发症的出现使得患者的治疗更为棘手。因此,对于良性的食管吻合口狭窄,食管支架的使用应当特别谨慎,需要仔细评估并对患者充分告知风险。

(二) 恶性吻合口狭窄

恶性吻合口狭窄通常是由于局部肿瘤复发所造成(图17-6)。病因明确,诊断主要依赖于胃镜或食管镜活检确诊。对于恶性吻合口狭窄的治疗,应当进行综合评估。如果患者身体状况较好、病变发现较早并且经过综合评估无远处转移、且病变可切除的情况下,可以考虑再次手术治疗,切除病变,采用残胃或者空肠、结肠进行消化道重建。对于大多数无

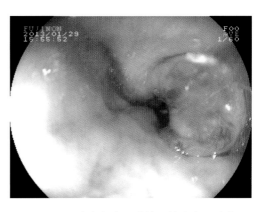

图 17-6 肿瘤复发导致的恶性吻合口狭窄

法进行再次手术切除的患者,可以考虑采取放疗联合扩张等方法进行;对于生命可以预期的患者,为了改善吞咽困难的症状,可以考虑行食管支架置入。

综上所述,我们将食管癌术后吻合口狭窄进行了分类,并介绍了几种治疗吻合口狭窄的方法,在临床中对病变的特点进行分析并选用合适的治疗方法是非常重要的。根据现有临床经验,以下列出了治疗吻合口狭窄,尤其是顽固性吻合口狭窄的四步治疗法,供胸外科医师参考。

1. 食管吻合口狭窄的第一步治疗为球囊或沙氏扩张器扩张,最好至16mm或18mm。推荐至少进行5次扩张到最大直径后再决定是否转为其他治疗。实践中推荐进行扩张频率为1周1次或1周2次。因间隔时间过长,狭窄段容易在下次扩张前恢复至扩张前直径,因而更难达到最大直径。

2. 由于一些顽固性吻合口狭窄患者需要多次的内镜操作,因此,患者的合作很重要。在考虑第二步之前,医师需要与患者就治疗计划进行详细的沟通,告知患者现有的治疗方法和预期结果。某些患者可能不愿进行多次的内镜操作,宁愿在一次或两次扩张后即选择支架置入或二次手术。在最大限度扩张后,顽固性食管吻合口狭窄的下一步治疗是联合扩张和病灶内类固醇注射。推荐病灶内至少4个

象限注射 0.5ml 氟羟泼尼松龙(40mg/ml)。建议扩张联合病灶内注射最多进行 3 次，临床观察发现超过 3 次的治疗效果无明显增加。对扩张不成功者随后可给予微波治疗。建议最多进行 3 次，现有临床资料显示 3 次治疗不增加相关并发症。

3. 当前述治疗方式仍不能达到足够的管腔直径或者在缓解一段时间后再次复发者，需考虑支架置入。Polyflex 支架首选用于中段食管的较长狭窄(>2~4cm)。在近端食管的吻合口狭窄或远端狭窄，推荐使用更柔韧的部分覆膜支架，移位的风险较低。目前对食管内支架的最佳长度尚未明确，其影响因素包括基础疾病、术后吻合口狭窄的发生时间以及狭窄的长度。对于支架移除后症状复发者，可植入第二根支架。对于置入半覆膜自膨式金属支架的患者，建议每 4 周胃镜检查一次，观察是否发生支架未覆膜部分包埋在食管黏膜内。如果出现，取出支架后置入另一根，最好是全覆膜支架。因为全覆膜自膨式金属支架和 Polyflex 支架同样具有增生组织过度生长的风险，推荐每 6 周胃镜检查 1 次。对于支架置入的患者，应当定期复查，及时发现可能出现瘘的情况，及时预防和治疗。

4. 一种替代治疗方法是教会患者使用 Maloney 扩张器进行自我扩张，如果患者操作熟练，自我探条扩张安全有效，但必须是对此无恐惧的患者。有些患者经所有努力均无法缓解，或不能耐受支架置入，或者没有耐心等待狭窄缓解，则需考虑手术治疗。

二、术后反流的诊断及处理

在接受食管癌切除术的患者中，有近 60%~80% 的患者在术后出现反流(图 17-7)。其临床症状主要表现为胃灼热、胸骨后疼痛、夜间误吸、夜间咳嗽、呃逆、呕吐等症状，尤其在仰卧位时上述症状加重。对于食管癌术后反流的诊断，主要依赖术后食管 pH 变化的监测。研究发现：站立时 66% 的患者出现反流，而仰卧位时所有患者均出现反流。27%~35% 的患者术后出现食管炎和柱状上皮化生(Barret食管)，存在未来可能发展为腺癌的风险。

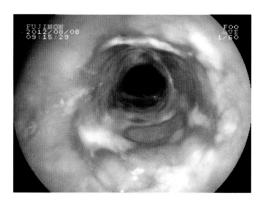

图 17-7　术后反流的内镜下表现

食管癌术后出现反流与手术有着十分密切的关系。正常生理状态下，食管下括约肌、His 角、膈肌角及膈食管韧带等共同构成了生理上的抗反流结构，而这些生理结构在手术中不可避免遭到损伤或破坏，这是术后出现反流的主要原因。吻合口位置的高低与术后反流也有一定的关系，主动脉弓下吻合较弓上吻合术后反流发生率高，原因可能是吻合口越低，胃受到腹腔正压的影响越大，因而反流越明显。不过，也有研究通过内镜检查及食管 pH 监测，发现术后反流程度与吻合口位置无明显关系。淋巴结清扫的范围引起的创伤也会导致反流的发生率不同。研究显示，三野清扫术后反流的发生率明显高于二野淋巴结清扫术后。此外,术后胃食管动力学改变(胃排空延迟)也与术后反流有关。

由于生理抗反流结构的破坏是食管癌术后反流形成的基础,食管癌手术又强调彻底手术切除及广泛淋巴结清扫,因此,术后出现反流几乎是不可避免。为了减轻术后反流,长期以来,很多外科医师强调在传统手术的基础上利用手术方式及技巧的改变力图降低术后反流的发生。在手工吻合较多的时代,产生了以"隧道式"食管胃吻合术、食管胃套叠吻合术等为代表的食管胃吻合方式,在临床上广泛应用,在一定程度上能够降低术后反流,但是随着外科技术的发展,大量吻合器的使用,使得反流再次成为临床上一个重要的并发症。其他试图通过手术部分恢复生理抗反流机制的方法包括:食管胃底固定术、食管胃底折叠术、肋间肌束重建食管下括约肌功能等手术方式。这些方法都在短期内一定程度上降低了术后反流的发生,但是尚缺乏长期的临床观察,而且上述手术术式比较复杂,限制了其在临床的广泛使用。

对于反流的治疗以预防为主。为减少反流的发生,首先,应告知患者采用恰当的体位。饭后避免采用俯卧位休息,睡眠时避免采用全俯卧位。其次,可以考虑药物治疗,常用的药物包括,质子泵抑制剂、促胃肠动力药和胃酸中和剂。质子泵抑制剂能够有效抑制胃酸分泌、减少食管与胃酸的接触及降低食管炎的发生率,但是如果食管黏膜已经受损,质子泵抑制剂并不能阻止柱状上皮化生的发生;促胃肠动力药虽然可以治疗胃排空延迟,但是对反流的治疗效果仍未确定。

对于一些顽固性反流,采用上述治疗方法无效且反流症状不断加重,或误吸反复出现,则需要考虑手术治疗。对于残胃位于胸骨后的患者,行 Roux-en-Y 胃空肠吻合术伴或不伴胃窦切除术。对于残胃位于脊柱旁食管床的患者,实施上述手术难度较大,风险较高,同时在手术中要避免损伤胃网膜右动脉。术后长期观察发现该术式临床效果较满意。对于一些复杂并且反流更加严重的患者,可能需要切除残胃,采用结肠或空肠重建消化道的手术方式。总之,再次手术的风险较高,需要根据患者的整体情况,充分考虑术后患者是否受益再做决定。

三、术后严重腹泻的诊断及处理

腹泻是食管癌术后较为常见的并发症之一,一般认为是功能性胃肠道疾病,其发病率在 20%~50% 之间。食管癌术后的腹泻症状通常在术后早期较重,随着术后时间的延长会出现一定程度的缓解,但是较少能够恢复到正常水平。通常的诊断标准为:患者有明确食管癌手术史;临床大便次数增多至超过 3 次 / 日,无脓血便;实验室便常规检查未见明显异常,大便潜血实验阴性。

对于食管癌术后发生的腹泻,病因并不明确。一般认为,腹泻发生同食管癌手术破坏了消化道的完整性,术中对迷走神经的损伤等有一定程度的关系。食管癌术后胃肠通常会发生解剖、形态、结构以及位置的变化,迷走神经的切断使得迷走神经在胃底部抑制促胃液素分泌的作用消失,从而反馈性地引起促胃液素分泌增加;而血清中升高的促胃液素又导致小肠吸收功能受到抑制,并且胃肠道运动增强,盐酸分泌过多,这些又进一步抑制了消化酶的活性,导致肠功能发生紊乱,从而形成腹泻。此外,食管癌术后肠道菌群异位也同腹泻的发生有关。食管癌术后常规的抗生素应用使得肠道部分菌群如双歧杆菌、乳酸杆菌等受到抑制,而某些抗药细菌如大肠埃希菌等大量繁殖,导致了菌群失调。其他因素包括术后营养不良导致的低蛋白血症、肠壁水肿等。这些综合作用导致了食管癌术后的腹泻。

对于食管癌术后的腹泻,早期一般主张尽早进食或者肠内营养,纠正低蛋白血症等。对于较为严重的腹泻,可以应用药物治疗,常见的药物包括盐酸小檗碱、益生菌微生态制剂等。特别需要指出的是,祖国传统医学在食管癌术后的腹泻治疗中具有一定的作用,研究显示中药如补脾益肠丸等能够有效治疗食管癌术后腹泻。

四、术后功能性胃排空障碍的诊断及处理

术后功能性胃排空障碍是指食管或者胃手术后,继发的不伴吻合口或输出空肠段等机械性梗阻因素引起的胃无力、排空延迟,经非手术治疗多可治愈的并发症。临床主要表现为上腹饱胀、嗳气、恶心、反酸、呕吐等(图 17-8)。可发生于术后早期或中晚期。

近年研究表明,胃排空延迟发生机制复杂,尚未完全阐明。不可否认的是,手术本身以及创伤等在术后胃排空延迟中占有重要作用,研究显示:同二野清扫相比,三野清扫术后更容易出现胃排空延迟。大多数学者认为以下机制与胃排空延迟的发生密切相

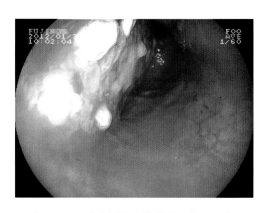

图 17-8　术后胃排空障碍的内镜下表现

关:①迷走神经损伤:迷走神经使胃基本电节律稳定于自然电节律,并对胃内存在的异位起搏点起抑制作用。切断迷走神经干后,提供了一种有利于异位起搏点存在的环境,进而造成术后正常胃电节律的紊乱,影响了胃肠道的运动功能。迷走神经切断后,减弱了胃窦部研磨食糜的蠕动性收缩,引起固定食物排空延迟;②胃完整性受到破坏:胃起搏点 Cajal 间质细胞数量减少,引起节律失常;胃窦与胃体间迷走-迷走反射弧中断,引起胃蠕动减弱或紊乱;③胃肠道激素分泌和调节功能受损;④胃肠道正常菌群失调;⑤交感神经系统激活;⑥其他因素。

胃排空延迟的临床诊断标准仍有争议,尚无统一标准。有学者提出诊断标准为:胃肠引流液大于 600ml/d,无机械性梗阻,残胃蠕动减弱或消失,排除全身性疾病引起的胃排空延迟,未应用影响平滑肌收缩的药物。

胃排空延迟诊断确立后,应立即禁食、胃肠减压和洗胃,可以迅速缓解症状。同时给予静脉营养支持、胃黏膜保护剂及胃酸抑制剂等对症治疗。促胃动力药,如甲氧氯普胺、多潘立酮、西沙必利等,可以在一定程度上纠正胃排空延迟。而经验显示,红霉素对于胃排空延迟的治疗也有一定的作用。在手术麻醉诱导开始前静脉滴注红霉素(1g/d),连续使用 10 天,随后改为同等剂量的口服,可有效治疗胃排空延迟。红霉素治疗维持时间尚未确定,但至少需要治疗 6~8 个月。有研究报道,

应用胃起搏器治疗胃排空延迟取得疗效,通过外科手术将起搏装置植于胃的浆膜下,试图通过点刺激使胃的慢波频率恢复正常,但是对于术后胃排空延迟的效果尚需要进一步研究。

如果通过上述治疗,胃排空延迟仍不能改善,可以考虑使用胃镜行胃幽门扩张治疗,该方法尤其适用于幽门痉挛的患者。内镜扩张治疗的有效率达 70%~90%,即使在已行幽门成形术的患者中也有治疗作用。至少两次幽门内镜扩张治疗失败后,可以考虑行幽门成形术,如仍不能改善,则需要行手术治疗,通常为胃空肠分流手术。目前对于内镜治疗失败后行手术治疗的最佳时间尚不清楚,需要临床研究进一步明确。

大量临床研究发现,食管癌术中另行幽门成形术并不明显降低术后胃排空延迟的发生率,反而增加了胆汁反流及倾倒综合征的发生率,因此通过幽门成形术预防术后胃排空延迟需要谨慎考虑。

五、术后伤口疼痛的诊断及处理

在食管癌手术中,术后疼痛是一直以来存在的并发症之一。在传统开放手术中,无论是采用左胸后外侧一切口、右胸腹部两切口还是三切口手术,手术切口均较大,术后疼痛较重。文献综述的研究显示:采用食管癌微创手术后,微创食管癌手术患者的术后疼痛明显减轻。

食管癌术后疼痛产生的机制主要有以下几点:①术中肋间神经、皮神经等存在损伤,导致切口疼痛;②术后引流管的刺激导致剧烈疼痛;③术后切口周围的炎症反应,释放炎症因子等,局部刺激神经,导致疼痛;④术后如果存在感染等并发症,会导致切口疼痛加剧;⑤术后损伤的神经修复过程中,没有完全修复导致的疼痛;⑥术后心理因素,部分患者由于对于疾病的恐惧、担心、害怕等导致术后疼痛的进一步加剧;⑦术后肿瘤复发转移导致的癌性疼痛。在此,我们只讨论术后手术相关的疼痛的处理,而心理因素或者术后肿瘤复发转移等导致的疼痛不在此进行讨论。

术后早期疼痛,通常会加重患者的恐惧、延长疾病恢复时间,因此,应当及时处理。食管癌术后早期疼痛常常同手术的创伤存在一定关系。除了术中尽量减少组织损伤,预防感染等可能加重疼痛的并发症等方法外,其他处理的方法包括可能的情况下尽早拔除引流管、局部采用冷冻、微波等进行肋间神经阻滞、传统的椎旁神经阻滞等。同时,应当给予一定的心理安慰,减少患者恐惧及紧张等。在上述治疗无效的情况下,可以考虑全身应用药物进行镇痛。

(李小飞)

参 考 文 献

1. 张志庸.协和胸外科学.北京:科学出版社,2004:672-731.

2. 徐惠绵.食管胃外科复杂手术操作要领与技巧.刘愉,译.北京:人民卫生出版社,2004:672-731.

3. Luketich JD,Pennathur A,Awais O,et al. Outcomes after minimally invasive esophagectomy:review

of over 1000 patients. Ann Surg,2012,256(1):95-103.

4. MA Cuesta,Biere SS,Henegouwen MIVB,et al. Minimally invasive versus open oesophagectomy for patients with oesophageal cancer:a multicentre,open-label,randomised controlled trial. Lancet, 2012,379:1887-1892.

5. 葛林虎,邵文龙,师晓天,等.胸腔镜辅助食管癌根治术中气管损伤的预防及处理(附 4 例报告).中国医药,2006,1(1):46-47.

6. Shen Y,Feng MX,Khan MA,et al. A Simple Method Minimizes Chylothorax after Minimally Invasive Esophagectomy. Am Coll Surg,2014,218:108-112.

7. Guo W,Zhao YP,Jiang YG,et al. Prevention of postoperative chylothorax with thoracic duct ligation during video-assisted thoracoscopic esophagectomy for cancer. Surg Endosc,2012,26:1332-1336.

8. Ben-David K,Sarosi GA,Cendan JC,et al:Decreasing morbidity and mortality in 100 consecutive minimally invasive esophagectomies.Surg Endosc,2012,26:162-167.

9. Ben-David K,Sarosi GA,Cendan JC,et al. Decreasing morbidity and mortality in 100 consecutive minimally invasive esophagectomies. Surg Endosc,2012,26(1):162-167.

10. 王兴邦.食管癌三切口手术喉返神经损伤的原因分析[J].安徽医学,2011,32(11):1843-1844.

11. 吴之弼.食管癌手术颈部切口避免喉返神经损伤临床观察.中国实用神经疾病杂志,2014, 17(15):122-123.

12. Donington JS. Functional conduit disorders after esophagectomy. Thorac Surg Clin,2006,16:53-62.

13. Raymond D. Complications of esophagectomy. Surg Clin North Am,2012,92(5):1299-1313.

14. Han Y,Liu K,Li X,et al. Repair of massive stent-induced tracheoesophageal fistula. J Thorac Cardiovasc Surg,2009,137(4):813-817.

15. Siersema PD. Treatment options for esophageal strictures. Nat Clin Pract Gastroenterol Hepatol, 2008,5(3):142-152.

16. Dua KS. Expandable stents for benign esophageal disease. Gastrointest Endosc Clin N Am,2011,21 (3):359-376.

17. Poghosyan T,Gaujoux S,Chirica M,et al. Functional disorders and quality of life after esophagectomy and gastric tube reconstruction for cancer. J Visc Surg,2011,148(5):e327-335.

18. D'Journo XB,Martin J,Ferraro P,et al. The esophageal remnant after gastric interposition. Dis Esophagus,2008,21(5):377-388.

19. van der Schaaf M,Johar A,Lagergren P,et al. Surgical prevention of reflux after esophagectomy for cancer. Ann Surg Oncol,2013,20(11):3655-3661.

20. Yamamoto M,Weber JM,Karl RC,et al. Minimally invasive surgery for esophageal cancer:review of the literature and institutional experience. Cancer Control,2013,20(2):130-137.

21. Fagevik Olsén M,Larsson M,Hammerlid E,et al. Physical function and quality of life after thoracoabdominal oesophageal resection. Results of a follow-up study. Dig Surg,2005,22(1-2): 63-68.

22. Viklund P,Wengström Y,Rouvelas I,et al. Quality of life and persisting symptoms after oesophageal cancer surgery. Eur J Cancer,2006,42(10):1407-1414.

23. Ginex P,Thom B,Jingeleski M,et al. Patterns of symptoms following surgery for esophageal cancer. Oncol Nurs Forum,2013,40(3):E101-107.

24. Li NL,Liu CC,Cheng SH,et al. Feasibility of combined paravertebral block and subcostal transversus abdominis plane block in postoperative pain control after minimally invasive esophagectomy. Acta Anaesthesiol Taiwan,2013,51(3):103-107.

25. 蒋志华,李峰,徐新华.补脾益肠丸治疗食管癌术后腹泻的临床研究.中国临床研究,2014,12(27):1506-1507.

26. 谢克难,刘晓,范松林,等.黄连素联合培菲康治疗食管术后腹泻临床疗效观察.医学理论与实践.2012;25(5):507-10.

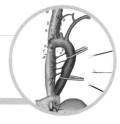

第十八章

食管癌病理分期及综合治疗原则

第一节　食管癌的组织学分类

食管肿瘤的组织学分类:根据 2000 年 WHO 的组织学分类,食管恶性肿瘤包括食管上皮来源的癌与非上皮组织来源的肉瘤两大类。

1. 癌

(1) 鳞状细胞癌

● 疣状(鳞状细胞)癌

● 基底鳞状细胞癌

● 梭状细胞(鳞状细胞)癌

(2) 腺癌

● 腺鳞癌

● 黏液表皮样癌

● 腺样囊性癌

(3) 小细胞癌

(4) 未分化癌

(5) 类癌

2. 非上皮性恶性肿瘤

● 平滑肌肉瘤

● 横纹肌肉瘤

● 恶性黑色素瘤

● 卡波西肉瘤

3. 其他肿瘤

第二节　食管癌病理分期

近年,随着食管癌诊疗水平不断提高,食管癌的预后因素也发生着变化,美国癌症联合会(American Joint Committee on Cancer,AJCC)第 7 版食管癌分期弥补了第 6 版的不足,更好的指导治疗和预测预后。第 7 版分期的主要改动在于:①提出了新的食管癌分段标准,加入食管胃交界及胃近端 5cm 发生的肿瘤;②T_1 和 T_4 定义的进一步细化;③N 分期按照淋巴结的数目划分;④M_{1a} 和 M_{1b} 的细分取消,合并为 M_1;⑤食管鳞癌和腺癌分别进行 TNM 分期;⑥根据肿瘤的 T、N、M、G 分类和位置进行 TNM 分期。

临床医师可通过对照食管癌分期表(表 18-1~ 表 18-3)对患者进行准确分期,为临床实践中制定合适的治疗方案提供依据。

表 18-1　美国癌症联合会(AJCC)第 7 版食管癌分期

临床分期 (治疗前)	分期定义	病理分期 (切除手术后)
	原发肿瘤(T)	
T_x	原发肿瘤无法评估	T_x
T_0	无原发肿瘤证据	T_0
T_{is}	重度不典型增生 *	T_{is}
T_1	肿瘤侵犯黏膜层、黏膜肌层或黏膜下层	T_1
T_{1a}	肿瘤侵犯黏膜层或黏膜肌层	T_{1a}
T_{1b}	肿瘤侵犯黏膜下层	T_{1b}
T_2	肿瘤侵犯固有肌层	T_2
T_3	肿瘤侵犯食管外膜层	T_3
T_4	肿瘤侵犯周围结构	T_4
T_{4a}	肿瘤侵犯胸膜、心包或膈肌,可手术切除	T_{4a}
T_{4b}	肿瘤侵犯其他结构如主动脉、椎体、气管等无法手术切除	T_{4b}
	* 高度不典型增生包括被诊断为原位癌的所有非浸润性上皮内增生。原位癌的诊断不再用于胃肠道任何地方的柱状上皮	
	区域淋巴结转移(N)	
N_x	区域淋巴结转移无法评估	N_x
N_0	无区域淋巴结转移	N_0
N_1	1~2 枚区域淋巴结转移	N_1
N_2	3~6 枚区域淋巴结转移	N_2
N_3	≥7 枚区域淋巴结转移	N_3
	远处转移(M)	
M_0	无远处转移(非病理诊断 M_0;用临床评估的 M 完成分期)	
M_1	远处转移	M_1

表 18-2　临床病理分期（鳞癌）●

亚组	T	N	M	分化	肿瘤位置
0	$T_{is}(HGD)$	N_0	M_0	1	any
I_A	T_1	N_0	M_0	1，X	any
I_B	T_1	N_0	M_0	2~3	any
	$T_{2~3}$	N_0	M_0	1，X	下段、X
II_A	$T_{2~3}$	N_0	M_0	1，X	上、中段
	$T_{2~3}$	N_0	M_0	2~3	下段、X
II_B	$T_{2~3}$	N_0	M_0	2~3	上、中段
	$T_{1~2}$	N_1	M_0	any	any
III_A	$T_{1~2}$	N_2	M_0	any	any
	T_3	N_1	M_0	any	any
	T_{4a}	N_0	M_0	any	any
III_B	T_3	N_2	M_0	any	any
III_C	T_{4a}	N_1	M_0	any	any
	T_{4b}	any	M_0	any	any
	any	N_3	M_0	any	any
IV	any	any	M_1	any	any

注：● 或者混合性组织学成分包括鳞状细胞成分或病理学诊断不明确者；

肿瘤位置的定义是肿瘤上缘（近端）在食管的位置；

any 为任意级别或任意位置；

X 未标记肿瘤部位

表 18-3　临床病理分期（腺癌）

亚组	T	N	M	分化
0	$T_{is}(HGD)$	N_0	M_0	1，X
I_A	T_1	N_0	M_0	1~2，X
I_B	T_1	N_0	M_0	3
	T_2	N_0	M_0	1~2，X
II_A	T_2	N_0	M_0	3
	T_3	N_0	M_0	any
II_B	T_3	N_0	M_0	any
	$T_{1~2}$	N_1	M_0	any
III_A	$T_{1~2}$	N_2	M_0	any
	T_3	N_1	M_0	any
	T_{4a}	N_0	M_0	any

续表

亚组	T	N	M	分化
Ⅲ_B	T_3	N_2	M_0	any
Ⅲ_C	T_{4a}	$N_{1\sim2}$	M_0	any
	T_{4b}	any	M_0	any
	any	N_3	M_0	any
Ⅳ	any	any	M_1	any

注：

1. 组织学分级（G）

分级体系	分级
2 分级体系	Ⅰ级或1
3 分级体系	Ⅱ级或2
4 分级体系	Ⅲ级或3
2、3 或 4 分级体系均不适用	Ⅳ级或4

2. 其他描述项

淋巴管（L）和静脉（V）浸润

淋巴管（L）和静脉（V）浸润已合并为脉管浸润（LVI）。美国病理家学会（CAP）登记表是 LVI 记录的首要参考资料，若没有这个登记表，则可以使用其他的参考资料，优先选择阳性结果作为参照

不存在脉管浸润 / 未证实

存在脉管浸润 / 已证实

不适用

未知 / 无法判定

3. 肿瘤残留（R）

治疗后无或有肿瘤残留。由于局部或区域病灶无法完全切除，一些接受手术切除或新辅助治疗的患者可能出现原发肿瘤部位的肿瘤残留

R_X 肿瘤残留无法评估

R_0 无肿瘤残留

R_1 微小肿瘤残留

R_2 大体肿瘤残留

第三节 食管癌综合治疗原则

在我国，手术是治疗食管癌的主要手段，但局部晚期食管癌患者的预后不尽如人意，Ⅱ_A~Ⅲ期的食管鳞癌单纯手术切除治疗的 5 年生存率仅为 20.64%~34.00%，多数在手术后 3 年内出现转移或局部复发。中、晚期食管癌单纯手术的不良预后促使医师们探索在治疗方案中加入放疗、化疗或放化疗。目前，术前放化疗、术前化疗、术后化疗、术后放疗在我国临床上都有开展，下面从循证医学的角度分别给予论述。

一、术前放化疗

新辅助放化疗有以下优点：①肿瘤血运完整，有利于保持靶病灶局部化疗药物强度和氧浓度；②术前患者耐受性较好，对比术后辅助治疗，术前新辅助治疗

更容易完成;③可降低肿瘤病期,提高 R₀ 切除率;④早期消灭亚临床远处转移灶;⑤减少术中肿瘤种植转移;⑥术前放化疗还具有互相增敏的协同作用;⑦可作为肿瘤对化疗药物体内敏感性的评价。多年的研究显示,病理完全缓解(pathologic complete response,PCR)率与安全性是影响和评价新辅助治疗疗效的两个关键因素。PCR 是最为确切的评价食管癌综合治疗预后的独立因子,PCR 患者的术后 5 年生存率可以提高到 40%~60%。目前的研究表明,术前放化疗的 PCR 率可以达到 20%~35%。安全性评价指标主要是放疗、化疗毒性与围术期死亡率,安全性的保证也是提高预后的关键。

2011 年 Sjoquist 等的 Meta 分析也比较了新辅助放化疗并手术与单纯手术的疗效,收集了从 1983 年到 2004 年的 12 个随机研究(n=1854),其中 7 个研究入组鳞癌患者,1 个研究入组腺癌,另外 5 个研究鳞癌、腺癌患者都入组。该文献结果表明,术前放化疗可降低死亡风险(HR 0.78;95% CI 0.70~0.88;P<0.0001),提高 2 年生存率 8.7%。进一步分层分析显示,术前放化疗既可降低腺癌患者的死亡风险(HR 0.75;95% CI 0.59~0.95;P=0.02),亦能降低鳞癌患者的死亡风险(HR 0.80;95% CI 0.68~0.93;P=0.004)。由此可见,对于食管鳞癌,该 Meta 分析选择 2 年生存率进行评价,如果应用 3 年或 5 年生存率,术前放化疗的优势可能更为明显。关于围术期死亡率,该文献对比单纯手术组与新辅助放化疗组之间的差异,结果显示新辅助放化疗并无增加患者的围术期死亡率。然而,该 Meta 分析的依据主要来源于 20 世纪 90 年代的临床研究,仅反映当时的诊治水平,普遍存在以下问题:术前分期不准确,缺乏食管超声内镜、胸腹 CT、PET/CT 等更加有效的分期手段;入组条件中未限制分期,化疗方案多为顺铂联合 5-Fu 等传统药物,放射技术多为常规照射,各研究之间放疗剂量各异;各研究之间手术方式不同,缺乏对区域淋巴结清扫的重视,可能对最终结果产生偏倚。目前从检查手段、化疗药物、放疗技术、外科技术都有很大的发展,亟待新的高质量的临床研究进一步明确术前放化疗的价值。

荷兰 2004 年启动的 CROSS 研究进一步证实了术前放化疗的疗效,该研究是对比术前放化疗并手术与单纯手术治疗食管癌和食管胃交界癌的 Ⅲ 期随机对照研究,该项目共随机入组 368 例 $T_{2-3}N_{0-1}M_0$ 期的患者,最终纳入分析 366 例,腺癌 275 例,鳞癌 84 例,大细胞癌 7 例,术前放化疗组采用紫杉醇 + 卡铂每周方案化疗,同期放疗,总剂量 41.4Gy。该研究结果显示,术前放化疗组的 PCR 率为 29%,R₀ 切除率为 92%,而单纯手术组的切除率为 69%,术前放化疗组的中位生存期明显长于单纯手术组(49.4 个月 vs. 24.0 个月),术前放化疗组的总生存优于单纯手术组(HR 0.657;95% CI 0.495~0.871;P=0.003)。两组患者的术后并发症发生率没有明显差异,最常见的是肺部并发症(试验组,46%;对照组,44%),吻合口瘘的发生率分别是:试验组与对照组分别是 22%、30%。两组患者的围术期死亡率也没有明显差异(试验组 6%,对照组 7%)。但该研究中大部分患者为腺癌,鳞癌患者仅占 23%,虽然亚组分析显示,术前放化疗也可以提高鳞癌患者的总生存,但该组鳞癌患者例数较少,统计效能不高。因此,目前美国 NCCN 指引,针对局部晚期食管腺癌,首选推荐术前放化疗,而对于局部晚期鳞癌,同时推荐术前放化疗与单纯手术。在食管鳞癌高发的中国,采用术前放化疗的食管癌患者仍为少数,主要也是因为缺乏高级别的循证医学证据,仍有待于进一步研究。

中山大学肿瘤防治中心自 2007 年开展Ⅲ期随机对照临床研究,合作中心包括上海交通大学附属胸科医院、上海复旦大学附属肿瘤医院、天津肿瘤医院、汕头大学附属肿瘤医院、浙江省肿瘤医院、浙江省台州医院和四川省肿瘤医院。入组Ⅱ$_B$、Ⅲ期胸段食管鳞癌患者,随机分组为试验组(术前放化疗组)与对照组(单纯手术组)。试验组术前放化疗方案:去甲长春碱联合顺铂化疗,同期采用常规分割放疗 2.0Gy/d,每周 5 次,总量 40Gy,放化疗结束 4~8 周后,施行经右胸食管癌切除、现代二野淋巴结清扫术;对照组患者直接接受相同术式。该项目 2011 年中期分析主要评价术前放化疗并手术的近期疗效与安全性,结果显示,已入组患者 123 例,试验组 54 例,对照组 69 例。术前放化疗并手术的近期疗效十分确切,术前放化疗的临床有效率(PR+CR)高达 90.7%,试验组的 R0 切除率高于对照组(96.0% vs. 85.5%,P=0.015),病理完全缓解率为 29.6%。术前放化疗对患者有明显的降期疗效。生存分析结果显示,术前放化疗有延长总生存与无瘤生存的趋势,随着该研究的进一步开展,有望取得阳性结果。此次中期分析结果也证实了术前放化疗方案的安全性,术前放化疗并没有增加试验组的围术期并发症发生率,全组患者均没有出现治疗期间死亡。中国学者往往十分关心术前放化疗会否增加手术的难度,实际上放化疗后放射野内软组织确实比较致密,但耐心分离,其正常解剖层次依然存在;同时,新辅助治疗后肿瘤退缩,有利于术中暴露与操作;放化疗后放射野微血管闭塞,减少了出血,解剖层次更加清楚,而且应尽可能让吻合口的位置处于放射野以外或边缘,以有利于吻合口愈合,减少吻合口漏的发生,已实践证明,术前放化疗后同样适合行食管微创切除术。

然而,术前放化疗在实施过程确有一定风险,主要是放化疗毒性的控制,放疗与化疗毒性的叠加,往往导致放化疗过程急性毒副作用的增大,偶有急性不良事件发生的增加,亦有报道围术期并发症增多,围术期死亡率增加,从而抵消了术前放化疗所带来的生存获益。美国康奈尔医学院的 Stiles 等的回顾性研究对比新辅助放化疗与新辅助化疗,共入组了 261 例食管癌患者,其中新辅助放化疗 62 例,新辅助化疗 199 例,结果显示,新辅助放化疗组的 PCR 率高于新辅助化疗组(30% vs. 6%),但两者的总生存差异没有统计学意义,而新辅助放化疗组的围术期死亡率高于新辅助化疗组(6% vs. 2%,P=0.06),术后 90 天内死亡率也高于新辅助化疗组(11% vs. 4%,P=0.03)。法国的Ⅲ期临床试验 FFCD9901,对比术前放化疗并手术与单纯手术对于Ⅰ/Ⅱ期食管癌的疗效,术前放化疗组采用 5-FU+ 顺铂每四周方案化疗,同期放疗,总剂量 45Gy。结果显示,术前放化疗组的围术期死亡率几乎是单纯手术组的 3 倍(11.1% vs. 3.4%,P=0.049),而且该研究入组病例缓慢,原计划3 年内入组 380 例患者,最终经历 9 年才入组了 195 例患者,最终两组的总生存差异没有统计学意义,其中放化疗毒性控制不当是重要的原因之一。

针对我国食管鳞癌高发的实际情况,由中国抗癌协会食管癌专业委员会 2011年编辑出版的《中国食管癌规范化诊治指南》中提出以下建议:治疗前临床分期为 $T_3N_0M_0$、T_{1-2} 伴淋巴结转移、T_{3-4} 伴或不伴淋巴结转移的可切除的胸段食管癌患者尤其是鳞癌患者,可采用术前放化疗,但如何在治疗前能预先识别患者的治疗效应,即实现个体化治疗,有待于分子生物学或相关基因的研究。

术前放化疗方案推荐:铂类(顺铂、奈达铂、草酸铂)、5-Fu/卡培他滨、长春瑞滨、紫杉醇/多西他赛,两药联合,3周重复一次,共两个疗程;同期进行放疗,放射剂量:CTV剂量40Gy(36~46Gy)。

术前放化疗中治疗相关的急性毒性来自照射区内部(如食管和胃黏膜,肺,心脏)和外部(如骨髓)快速分裂细胞的生物学效应。血液系统毒性是最常见的毒性,其主要是影响治疗的时限,基本上为可逆性毒性,同时应注意肺、食管、心脏的毒性。

因此,由中国抗癌协会食管癌专业委员会2011年编辑出版的《中国食管癌规范化诊治指南》,已把术前新辅助治疗提到重要的地位。

二、术前化疗

术前化疗副作用较小,在各种水平的治疗中心较易开展,而且对于边缘性可切除或难以 R_0 切除的局部晚期食管癌,术前化疗更加适合,有效率约40%~50%,可提高 R_0 切除率。

20世纪80年代开始应用以顺铂、5-Fu为基础的术前联合化疗方案,之后顺铂和5-Fu联合化疗方案成为治疗食管癌的标准方案,有效率约40%~58%。术前化疗一般为2~3个疗程,PCR率为2.5%~5%,术前化疗与手术之间的间歇期为2~4周。

2011年,Sjoquist等报道的Meta分析,收集了从1982年到1995年的10个随机研究(n=1981)比较新辅助化疗并手术与单纯手术的疗效,其中7个研究入组鳞癌患者,1个研究入组腺癌,另外2个研究入组鳞癌、腺癌患者。该Meta分析选择2年生存率进行评价,结果表明,术前化疗可降低死亡风险(HR 0.87;95% CI 0.79~0.96;P=0.005),进一步分层分析显示,术前化疗可降低腺癌患者的死亡风险(HR 0.83;95% CI 0.71~0.95;P=0.01),但未能降低鳞癌患者的死亡风险(HR 0.92;95% CI 0.81~1.04;P=0.18)。这提示术前化疗对于食管腺癌的患者疗效更为确切。关于围术期死亡率,该文献对比单纯手术组与新辅助化疗组之间的差异,结果显示新辅助化疗并无增加患者的围术期死亡率。术前化疗具有毒副作用较小,患者较易耐受,安全性较高的优点,在一般的治疗中心较易开展,但对比术前放化疗,其有效率与病理完全缓解率均较低,因此,近年来较少见术前化疗的Ⅲ期临床研究,更多的研究关注术前放化疗的疗效。

日本JCOG 9907研究结果显示,术前化疗组的5年生存率显著高于术后化疗组。而JCOG 9204研究则显示,术后化疗可改善有区域淋巴结转移患者的预后。因此,日本推荐术前顺铂+5-FU联合手术作为Ⅱ~Ⅲ期鳞癌患者的标准方案。进入20世纪90年代后期,随着紫杉醇、多西他赛、伊立替康、奈达铂等新一代化疗药物的开发应用,亦应用于食管癌的新辅助化疗。浙江省肿瘤医院毛伟敏等开展了白蛋白紫杉醇联合顺铂方案的新辅助化疗Ⅱ期临床试验,共入组35例食管鳞癌患者,术前接受2程新辅助化疗,术后再接受2程辅助化疗,结果显示30例患者获得 R_0 切除,4例患者获得病理完全缓解,3度以上中性粒细胞减少的发生率为11.4%,

3度以上呕吐的发生率为14.3%。西安交大第一附属医院的Yang Zhao等开展了对比新辅助化疗与围术期化疗的Ⅲ期临床试验,共入组346例患者,其中围术期化疗组175例,新辅助化疗组171例,化疗方案为紫杉醇+顺铂+5氟尿嘧啶,新辅助化疗组患者术前接受2程化疗,围术期化疗组患者术前和术后各接受2程化疗,结果显示,围术期化疗组的总生存优于新辅助化疗组(HR 0.79,95% CI 0.59~0.95,$P<0.001$;5年生存率38% vs 24%)。对比既往的研究,该研究中新辅助化疗组的5年生存率并未优于单纯手术的预后,提示新辅助化疗在食管鳞癌中的疗效并未确切。

日本在2012年启动了JCOG1109研究,比较新辅助化疗与新辅助放化疗对食管鳞癌的疗效。爱尔兰在2013年启动了ICORG 10-14研究,比较新辅助化疗与新辅助放化疗对食管腺癌和食管胃交界腺癌的疗效。这两个Ⅲ期临床研究的结果将更有助于优化我们的治疗选择。

近来有学者开始探索将术前化疗与术前放化疗相结合,希望通过PET检测肿瘤对化疗的敏感性,从而优化化疗方案来提高疗效。如刚启动的CALGB/Alliance trial研究(NCT01333033),入组局部晚期食管腺癌与食管胃交界腺癌。患者治疗前先用PET评价病灶,首先接受卡铂联合紫杉醇或mFOLFOX-6方案化疗两个疗程,之后再次用PET评价疗效,对于敏感的患者,则采用原化疗方案接受同期放化疗与手术,对于不敏感的患者,则改用另一化疗方案接受同期放化疗与手术,其主要研究目的在于提高不敏感患者亚组的PCR率。

三、术后化疗

术后辅助化疗的机制是消除根治性手术后残留在食管癌患者体内的微小转移灶,预防其局部复发与远处转移。既往研究多采用顺铂联合5-Fu的化疗方案,手术与化疗的间歇约为3~4周,疗程约为2~4程。

2012年毛伟敏等的Meta分析比较了手术并辅助化疗与单纯手术的疗效,收集了从1996年到2010年的9个随机研究,其中6个研究入组鳞癌患者,另外3个研究鳞癌、腺癌患者都入组。该文献结果表明,辅助化疗可延长患者的3年无进展生存(RR 1.225;95% CI 1.012~1.482;$P=0.037$),但并未提高患者的3年、5年生存率。Ando等的JCOG9204研究比较手术并两程PF方案辅助化疗与单纯手术的疗效,总共入组242例食管鳞癌患者,结果显示辅助化疗组的5年无瘤生存率高于单纯手术组(55% vs. 45%,$P=0.037$),而5年生存率两组差异无统计学意义(61% vs. 52%,$P=0.13$),进一步分层分析发现,术后辅助化疗无法使区域淋巴结阴性的食管癌患者生存获益;SS Zhang等的Meta分析显示辅助化疗组的5年生存率与单纯手术组组差异无统计学意义,进一步分层分析发现,术后辅助化疗使区域淋巴结阳性的食管癌患者生存获益。Ando等随后开展的JCOG9907研究比较新辅助化疗并手术与手术并辅助化疗的疗效,化疗方案均为两程PF方案,入组330例Ⅱ/Ⅲ期胸段食管鳞癌患者,结果显示,术前化疗组的5年生存率优于术后化疗组(55% vs. 43%;HR 0.73;95% CI 0.54~0.99;$P=0.04$)。

食管癌患者术后辅助化疗的耐受性较差,主要由于术后上消化道结构的改变,导致患者营养摄入吸收能力减弱,营养状态下降。近年来,辅助化疗的研究方向主要在于探索低毒性的化疗方案,以及选择高危的食管癌患者进行辅助化疗。中国医学科学院肿瘤医院的赫捷教授团队开展了对比术后辅助治疗与单纯手术在高危食管癌患者的疗效的回顾性研究,总共入组 349 例区域淋巴结转移的食管癌患者,均接受根治性手术切除,分为 3 组:单纯手术组 143 例;术后放疗组 154 例,仅接受术后单纯放疗;术后化疗组 52 例,接受紫衫类为主的化疗方案,其中 31 例(59.6%)接受了化疗后序贯放疗。结果显示,术后化疗组的 3 年生存率明显优于单纯手术组与术后放疗组(58.9% vs 47.7% vs 44.0%)。结果提示,区域淋巴结转移的患者可能从辅助化疗中获益。但该研究为回顾性分析,且术后化疗组中大部分患者接受了放疗,所以辅助化疗的疗效有待于Ⅲ期临床研究进一步明确。

四、术后放疗

术后辅助放疗作为局部治疗的手段,其选择与作用受到食管癌手术方式,尤其是区域淋巴结清扫方式的影响。20 世纪末,我国食管癌手术方式大多数采取经左胸入路的 Sweet 手术,仅对胸上段食管癌采用经右胸入路的 McKeown 手术。Sweet 手术的纵隔淋巴结清扫区域局限于气管隆嵴以下,而当时的 McKeown 手术的淋巴结清扫区域仅比 Sweet 手术多切除了胸上段食管旁淋巴结,尚未重视对双侧喉返神经旁淋巴结的清扫。而喉返神经旁淋巴结的转移率高达 30%~35%,因此当时局部区域淋巴结复发是食管癌术后的主要失败模式,许多学者寄望于术后辅助放疗能控制局部复发,延长生存。医科院肿瘤医院肖泽芬等的回顾性分析对比单纯手术与手术联合放疗的疗效,总共入组了从 1986~1997 年接受根治性切除术的 549 例食管鳞癌患者,其中单纯手术组为 275 例,术后放疗组为 274 例。胸上段食管癌患者为 82 例(14.9%),接受 McKeown 手术,其余患者主要接受 Sweet 手术。辅助放疗在术后 3~4 周开始,总剂量为 50~60Gy。结果显示,对于淋巴结阴性的患者,单纯手术组与术后放疗组患者的 5 年生存率差异没有统计学意义(53.3% vs. 51.4%,P=0.7526),而术后放疗组的胸内复发率与锁上淋巴结复发率均低于单纯手术组(13.3% vs. 27.8%,P=0.006;0.9% vs. 7.1%,P=0.7526);对于淋巴结阳性的患者,术后放疗组的 5 年生存率优于单纯手术组(34.1% vs 17.6%,P=0.0378),术后放疗组的胸内复发率与锁上淋巴结复发率均低于单纯手术组(21.5% vs. 35.9%,P=0.012;4.6% vs. 19.7%,P<0.005)。该研究的结论显示,术后辅助放疗可以延长区域淋巴结转移食管癌患者的生存,并减少胸内复发与锁骨上淋巴结复发。

近年来,同行们越来越重视区域淋巴结的彻底清扫,推崇现代胸腹二野淋巴结清扫,尤其是对上纵隔淋巴结的清扫,不仅有利于实现准确分期,而且有利于取得根治性切除。手术主流方式逐渐由经左胸入路的 Sweet 手术转变为经右胸入路的 McKeown 手术或 Ivor Lewis 手术,手术中尤其重视对双侧喉返神经旁、隆突下、膈上、贲门旁、胃左动脉旁淋巴结的清扫,更加强调淋巴结软组织的完整切除与对重要解剖结构的骨骼化显露。随着食管癌现代二野淋巴结清扫淋巴结术式的推广,食管癌术后局部复发的发生率明显降低,但由于该术式学习曲线较长,且学习过程中必然面临术后并发症发生率有所增加的困难,该术式在全国各地各级医院开展的程度差别较大,对于未行彻底区域淋巴结清扫的局部晚期食管癌患者,术后辅助放疗十分必要。Chen 等回顾性分析了福建省肿瘤医院 1715 例食管癌患者,均接受食管癌切除与三野淋巴结清扫术,其中 1277 例接受单纯手术,438 例接受手术并辅助放疗,放疗总剂量为 50Gy,常规分割 25 次。结果显示:两组患者的总生存差异没有统计学意义。但亚组分析研究发现,在合并不良预后因素(包括:3 个以上区域淋巴结转移、Ⅲ/Ⅳ期、肿瘤巨大或深度浸润)的患者之中,辅助放疗组的预后优于单纯手术组。这提示,对于高危患者,辅助放疗可能改善其预后,但有待于前瞻性随机对照研究进一步探索。

毛伟敏等的 Meta 分析比较了手术并辅助放疗与单纯手术的疗效,收集了从 2003 年到 2010 年的 7 个对照研究,其中 5 个研究入组鳞癌患者,另外 2 个研究鳞癌、腺癌患者都入组。该文献结果显示,辅助放疗组的 3 年死亡风险高于单纯手术组(RR 0.935;95% CI 0.879~0.994;P=0.033),两组的 5 年生存率差异没有统计学意义(RR 0.998;95% CI 0.821~1.188;P=0.897)。目前大多数有关辅助放疗的研究为回顾性分析,毛伟敏等开展了对比术前放化疗与术后放化疗的Ⅱ期临床研究,共入组 42 例食管癌患者,其中术前放化疗组 23 例,术后放化疗组 19 例,化疗方案为紫杉醇联合卡铂,同期放疗,总剂量 50.4Gy,结果显示,新辅助治疗组的 18 个月无瘤生存率优于辅助治疗组(78.7% vs. 63.6%)。期待其进一步深入研究。另外,对于术后放疗靶区的范围没有统一的认识。需要胸外科、放疗科医师密切沟通,根据手术方式、原发肿瘤部位和淋巴结转移个数设计术后放疗靶区,减少不必要的照射,避免因术后过大体积照射带来的毒性而限制治疗的顺利进行。

总之,目前食管癌的综合治疗模式方法繁多,各种模式均有应用,临床的应用价值尚需高级别的证据进一步论证,从目前的证据说明,术前放化疗是最有望提高食管癌患者的预后,是最有前景的治疗模式,但如何在治疗前能预先识别患者的治疗效应,即实现个体化治疗,有待于分子生物学或相关基因水平的研究。

(傅剑华)

参 考 文 献

1. Siegel RL,Miller KD,Jemal A. Cancer statistics,2015. CA:a cancer journal for clinicians,2015,65:5-29.

2. Szanto I,Voros A,Gonda G. Siewert-Stein classification of adenocarcinoma of the esophagogastric junction. Magyar sebeszet,2001,54:144-149.

3. American Joint Committee on Cancer. American Joint Committee on Cancer(AJCC)TNM Classification of Carcinoma of the Esophagus and Esophagogastric Junction. 7th ed. New York:Springer,2010.

4. Sjoquist KM,Burmeister BH,Smithers BM. Survival after neoadjuvant chemotherapy or chemoradiotherapy for resectable oesophageal carcinoma:an updated meta-analysis. The Lancet Oncology,2011,12:681-692.

5. van Hagen P,Hulshof MC,van Lanschot JJ. Preoperative chemoradiotherapy for esophageal or

junctional cancer. The New England journal of medicine,2012,366:2074-2084.

6. Hong Yang JF,Mengzhong Liu. A phase Ⅲ clinical trial of neoadjuvant chemoradiotherapy followed by surgery versus surgery alone for locally advanced squamous cell carcinoma of the esophagus. J Clin Oncol,2014,32:5s.

7. 杨弘,傅剑华,刘孟忠,等.术前放化疗并手术与单纯手术治疗局部晚期食管鳞癌的多中心随机对照临床研究.中华医学杂志,2012,92:1028-1033.

8. Brendon Matthew Stiles AN,Subroto Paul. Preoperative chemoradiation versus preoperative chemotherapy alone for esophageal cancer:Higher response rates but equivalent survival. J Clin Oncol,2014,32:5s.

9. Mariette C,Dahan L,Mornex F. Surgery alone versus chemoradiotherapy followed by surgery for stage Ⅰ and Ⅱ esophageal cancer:final analysis of randomized controlled phase Ⅲ trial FFCD 9901. J Clin Oncol,2014,32:2416-2422.

10. 中国抗癌协会食管癌专业委员会.食管癌规范化诊治指南.北京:中国协和医科大学出版社,2011.

11. Ando N,Kato H,Igaki H. A randomized trial comparing postoperative adjuvant chemotherapy with cisplatin and 5-fluorouracil versus preoperative chemotherapy for localized advanced squamous cell carcinoma of the thoracic esophagus (JCOG9907). Annals of surgical oncology,2012,19:68-74.

12. Ando N,Iizuka T,Ide H. Surgery plus chemotherapy compared with surgery alone for localized squamous cell carcinoma of the thoracic esophagus:a Japan Clinical Oncology Group Study--JCOG9204. J Clin Oncol,2003,21:4592-4596.

13. 毛伟敏,程蕾.食管癌术后辅助治疗的 Meta 分析.肿瘤学杂志,2012,18(2):94-99.

14. Lyu X,Huang J,Mao Y. Adjuvant chemotherapy after esophagectomy:is there a role in the treatment of the lymph node positive thoracic esophageal squamous cell carcinoma? Journal of surgical oncology,2014,110:864-868.

15. Xiao ZF,Yang ZY,Miao YJ. Influence of number of metastatic lymph nodes on survival of curative resected thoracic esophageal cancer patients and value of radiotherapy:report of 549 cases. International journal of radiation oncology,biology,physics,2005,62:82-90.

16. Chen J,Zhu J,Pan J. Postoperative radiotherapy improved survival of poor prognostic squamous cell carcinoma esophagus. The Annals of Thoracic Surgery,2010,90:435-442.

17. Zheng B,Zheng W,Zhu Y. Role of adjuvant chemoradiotherapy in treatment of resectable esophageal carcinoma:a meta-analysis. Chinese medical journal,2013,126(6):1178-1182.

18. Gwynne S,Wijnhoven B P,Hulshof M. Role of chemoradiotherapy in oesophageal cancer-adjuvant and neoadjuvant therapy. Clin Oncol(R Coll Radiol),2014,26(9):522-532.

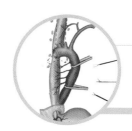

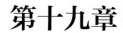

第十九章

食管癌患者术后随访及处理

第一节 随 访

食管癌患者手术后的远期生存情况对于判断手术的效果十分重要。即使经过根治性的手术治疗后，依然有 50% 左右的患者出现复发，转移或者再发癌，还有少数患者出现异时性多原发癌，这些情况如果能够及早发现，就能够早期临床干预，达到提高生活质量，延长生存期的目的。因此，食管癌患者术后出院时应向患者及家属交代定期复查的目的及意义。

一、随访的频率

目前，所有的指南都缺乏确定的、标准的随访方案。许多关于随访频率的文章往往是一些回顾性行根治性手术切除后生存率的临床研究的一部分。包括乳腺癌，肺癌，结直肠癌等在内，有随机对照试验研究比较了术后随访与否的效果，除一篇Meta 分析报道因可以早期发现异源性癌有益生存外，没有数据表明随访可以使患者有生存的收益。

食管癌术后近一半患者术后 1 年复发，复发后中位生存时间为 7 个月。瘤体侵犯深度及阳性淋巴结数是 R_0 切除患者术后预测复发的主要因素，伴有淋巴结转移阳性及残端阳性的患者生存率较低。但目前，没有任何证据表明现存的关于随访的文献或共识对以上因素有较多关注。

基于以上事实，建议在第一年内每3~4个月随访1次，第二年每半年随访一次，然后每年随访 1 次。特殊情况可以缩短间隔时间。

二、随访的方式、内容

有指南建议随访应是包括患者、手术医师、肿瘤科医师、放疗科医师、护理专家和营养师在内的涉及多学科小组的协作。临床护理专家在随访中的作用越来越重要，他们可以减少医师的工作量，使其有更多的精力应对需要进一步处理的患者。

随访的方式包括门诊复查、电话联系、信访及电子邮件。其中门诊是出院后与患者取得联系的最好方式。特别是对于近期出院的患者,医师不但能够确切的了解患者术后的情况和检查结果,还可以向患者提供继续治疗意见和康复指导,以及心理治疗,有利于患者的恢复和提高生存质量。有些患者为避免医院就诊的心理压力而选择社区等初级医疗单位,随着社区医疗网的发展,这些单位将为随访工作提供便利条件和可靠结果。

随访的内容包括患者的进食情况,如饮食性质、食量和进食次数等;体重变化和体力状况,生活能否自理,劳动恢复情况;自我感觉和有无不适。

此外,还包括以下一些检查项目。血生化,血常规用于评估肝肾功能和营养状况;消化道造影检查吻合口是否通畅及狭窄程度;检查胸胃排空功能的核素检查及评价胃食管反流程度的食管 24 小时 pH 监测并不是常规检查。胃镜检查建议半年或者一年检查一次,检查是否有吻合口复发和残胃癌的发生。颈部,胸腹部 CT 建议半年或一年检查一次。有些医疗中心监测癌胚抗原作为肿瘤标记物监测肿瘤是否复发。但研究表明,CEA 对食管腺癌的敏感性为 19%~39%,特异性 89%。对于国内以鳞癌为主要病理类型的食管癌,CEA 的监测并不作为常规必要的检查。

因为 PET-CT 在诊断复发和远处转移上敏感性和特异性较高,越来越多地被应用在随访中。但目前没有证据表明 PET-CT 应该应用在食管癌术后随访中。对于无临床症状但已有转移的患者,PET-CT 有其独特优势,但据此难以说明 PET-CT 是随诊的最佳选择。

对出院后死亡的病例应当作为随访的重要内容。尽量了解死亡的原因,并按照以下情况统计:死于肿瘤的扩散转移和复发;死于第 2、3 等原发肿瘤和名称;死于非恶性肿瘤的原因,如心脑血管疾病,呼吸系统疾病,外伤等;死因不明。

三、随访后统计评估及生活质量评估

1. 复发转移发生率　用于评价不同治疗方法和不同分期的远期结果。

2. 生存率　根据不同年限计算累计生存率,方法为寿命法或者 Keplan-Meier 法。我国沿用多年术后生存率的计算方法为百分法,失访按死亡计算,这一方法有一定弊端,不能反映肿瘤生存的动态变化。

3. 生活质量　又称生存质量或生命质量,目前没有关于生活质量的公认的定义。一般认为肿瘤患者生活质量包括躯体功能,情绪或者心理功能,社会职能,疾病本人及其治疗引起的症状和体征。其他有经济状况,社会人际关系和精神健康等。

生活质量评估在食管癌研究中和其他肿瘤一样,十分重要。它可以记录食管癌术后患者的各种不适,进而采取适当的治疗方法;有利于各种抗肿瘤药物,止吐药以及镇痛药的选择和评价;评价食管癌术后患者的生存状态,结合临床,指导改进治疗方法,提高疗效。但临床上几乎所有的研究仅包括复发率,死亡率以及生存期等客观指标,即硬指标,而缺乏生存质量这一主观指标,即软指标。

国外的文献报道,对于术后随访的争论是它并没有导致患者真正的生存质量的收益。患者术后转移或复发的早期诊断不但不能延长生命,而且由于患者了解不可避免的死亡而增加的焦虑感,使生活质量明显下降。临床医师对生活质量的关注注重于生存,而患者更注重于对于丧失生活能力的恐惧和经济负担。虽然在随访后,因为临床检查的阴性结果而减轻,但在随访前,约 30% 的患者伴有短期的焦虑症状。多数患者认为随访的阴性结果可以改善生活质量。即使由于复发或转移,没有合适的治疗方法,患者也认为这样可以使自己合理安排时间来处理家庭和工作事务。

我国的食管癌发病率居世界前列,有大量的食管癌术后患者。随着社会经济文明的发展和生活水平的提高,人们不仅要求生存时间的延长,更要求生活质量的提高,这就要求我们不仅要求提高治疗的质量,更重视食管癌术后生活质量的研究。但是,临床上关于食管癌术后生活质量评估的报告较少,现有的关于术后上消化道功能的研究,例如胃食管反流,24 小时 pH 监测及食管测压等,以及评价不同手术对于生活质量的影响,均属于生活质量客观指标的研究,对于食管癌术后患者生存状态的研究,还缺乏一些生存质量软指标的测定。

虽然生活质量评价已成为肿瘤临床研究的重要目标,但制定一个合适的,普遍适用的生活质量测定量表有许多方法学上的困难。目前我国对食管癌生活质量评估表都是基于对国外表格(表 19-1 和表 19-2)的照搬,由于生活质量与经济,文化和教育背景有很大关系,所以直接照搬国外量表并不完全适合我国的国情。因此,结合我国的国情,参考国外的比较成熟的量表,通过临床医师和统计学家的协作,制定具有我国特色的生活质量评价表,迫在眉睫。

表 19-1　Karnofsky 评分表(KPS,百分法)

100	正常,无症状及体征,无疾病证据
90	能正常活动,但有轻微症状及体征
80	勉强可以进行正常活动,有某些症状或体征
70	生活可自理,但不能维持正常活动或工作
60	有时需要人扶持,但大多数时间可自理,不能从事正常工作
50	需要一定的帮助和狐狸,以及给予药物治疗
40	生活不能自理,需要特别照顾及治疗
30	生活严重不能自理,有住院指征,尚不到病重阶段
20	病重,完全失去自理能力,需住院给予积极支持治疗
10	病危,濒临死亡
0	死亡

表 19-2　Zubrod-ECOG-WHO(ECOG,5 分法)

0	正常活动
1	症状轻,生活自理,能从事轻体力活动
2	能耐受肿瘤的症状,生活自理,但白天卧床时间小于 50%
3	肿瘤的症状严重,白天卧床时间大于 50%,但还能起床站立,部分生活自理
4	病重,卧床不起
5	死亡

第二节　随访结果处理

一、吻合口狭窄

食管癌术后吻合口狭窄包括良性狭窄和癌性狭窄,在此我们仅讨论良性狭窄。良性吻合口狭窄是食管癌术后吻合口局部出现的瘢痕性收缩。其发生率文献报道不一,诊断标准不同。

(一) 病因

食管癌患者术后吻合口狭窄的发生和以下因素有关:①吻合口食管胃黏膜以及肌层切缘不起,对合和缝合不严,愈合过程中,瘢痕收缩牵拉,而且由于瘢痕是环状,因此环状瘢痕收缩造成吻合口狭窄。②吻合口周围炎症、吻合口瘘愈合后,炎症消退,肉芽组织形成瘢痕后收缩形成吻合口狭窄。③患者为瘢痕体质,但这种狭窄形成的进展缓慢,由于进食的内扩张作用,吻合口狭窄不太严重,狭窄出现的时间也比较晚。④术后由于反流性食管炎引起纤维瘢痕收缩形成吻合口狭窄。⑤术后长期进流食或者半流食,使吻合口未得到扩张形成挛缩。

(二) 诊断和分级

吻合口狭窄常在食管癌术后 1 个月后发生,也可发生在术后 1~2 年,常常和患者瘢痕体质有关。患者术后即出现的进食不顺常和吻合口水肿有关。如术后再次出现进行性的进食噎感,应与癌复发相鉴别,钡餐造影和胃镜检查可明确诊断(图 19-1~ 图 19-3)。

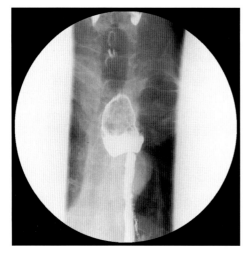

图 19-1　术后吻合口狭窄

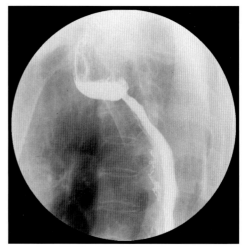

图 19-2　术后吻合口狭窄

吻合口狭窄分级没有统一的标准,其诊断一般根据患者所进食物性状和通畅程度来定。但即使钡餐造影吻合口口径相同,不同的患者的感觉也不相同,因此不能以单纯的钡餐造影结果来诊断,主要参考患者的进食情况后的自我感受。严嘉顺把吻合口狭窄分为三度。

一度:能进半流食,不能进普食,钡餐或胃镜检查示吻合口宽度在 0.5~0.7cm。

二度:进半流食困难,但可进流食,钡餐或胃镜检查示吻合口宽度在 0.3~0.5cm。

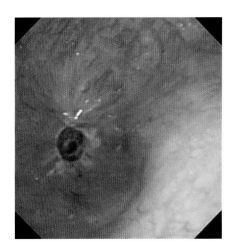

图 19-3　术后吻合口狭窄

三度:进流食困难或滴水不进,钡餐或胃镜检查示吻合口宽度在 <0.3 或者成盲孔。

此外,还有 Stooler 分级:

一级:能进软食;二级:仅能进半流食;三级:仅能进流食;四级:完全不能进食,唾液亦不能下咽。

(三) 治疗

食管癌患者术后吻合口狭窄,有多种治疗方法如探条扩张治疗、金属支架治疗、球囊导管扩张术、手术治疗、激光治疗及食管腔内冷冻治疗。

1. 手术治疗　吻合口重度狭窄经扩张无效,在除外癌复发所致的狭窄后,如患者身体条件能够耐受二次手术者,可行手术治疗。特别胸腔镜下食管癌切除,食管胃颈部吻合术后,可行吻合口纵切横缝术。但手术治疗损伤大,风险高,痛苦大。绝大部分患者难以接受再次手术治疗。

2. 探条扩张治疗　内镜下硅胶探条扩张术是解除食管癌术后吻合口狭窄的理想疗法。多选用 Sacary-Gillard 探条扩张器,适用于扩张口宽度在 0.2cm 以上的狭窄。方法是在内镜的直接窥视下,从活检孔放入一钢制导丝,前段为保险弹簧,通过吻合口后进入胃内作为导引,测量狭窄处距离门齿的距离,保留导线在原位,然后撤出内镜,沿导丝下入探条,达狭窄处进行扩张,根据狭窄的程度,由直径0.5cm 逐渐增大,最大直径可达 1.5cm。由于有导丝控制,虽然盲目扩张,也不易导致食管穿孔,并且易于掌握。

与手术或食管支架置入术相比,内镜下探条扩张治疗食管癌术后吻合口狭窄安全,有利于减轻患者痛苦等优点。探条扩张的原理为清理扩张狭窄环周的纤维组织或者其他增生组织,引起狭窄部一处或者几处的劈裂,局部扩张,使管腔扩大。

探条扩张术治疗食管癌术后吻合口良性狭窄时应注意:术前患者应该禁食水使食管清洁,使手术视野清晰;扩张时动作轻柔,不粗暴,扩张充分但不过分,逐渐更换探条,越级选择要慎重;扩张时感阻力增大时,宜将扩张速度放缓。对患者的血压,心率,胸痛,体温等变化要密切观察。减少食管黏膜撕裂,吻合口穿孔和出血等并发症的发生。

由于瘢痕收缩,因此需要每周扩张1次,数次扩张之后方可巩固疗效(图19-4)。

3. 食管金属支架治疗　食管支架置入术自从1983年Frimberger首先报道用金属支架治疗食管狭窄获得成功以来,食管支架置入术越来越被临床所重视。除颈部吻合口狭窄外均可进行治疗,以扩张失败者或者严重瘢痕狭窄者效果好。操作过程一般为:经内镜活检孔道将导丝插入通过狭窄段,测量狭窄段距离门齿的距离,拔出内镜保留导丝,在支架置入器上作狭窄处的标志,再将支架系统沿导丝送入狭窄段上方,重新置入内镜,直视下将支架标记

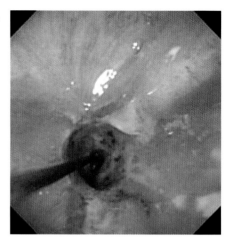

图19-4　术后吻合口瘢痕收缩扩张

送入狭窄部位,退出外套即可释放支架,可见支架呈喇叭口状扩张。术后一周内行食管钡餐造影,了解支架位置和膨胀情况。

放入支架后,由于肉芽组织增生经支架网眼向内生长,可再次发生狭窄。故吻合口现在应尽量避免使用不覆膜的裸支架。

除此三种治疗方法以外,当然还有例如电化学治疗、食管腔内冷冻治疗及激光治疗等,但应用不多。

二、胃食管反流

食管胃吻合术后有相当多的患者诉反酸、胃灼热等症状,更多的患者诉在平卧位或者右侧卧位时有"苦水"溢入口腔。提示为十二指肠-胃-食管-口腔反流,有造成误吸和呼吸道感染的危险。胃镜检查发现,100%患者有不同程度的反流,手术后食管黏膜有异常改变者占90.2%。

(一) 检查和诊断

1. 内镜检查　通过内镜检查可直接观察食管验证情况,并取黏膜活检,是诊断胃食管反流病最准确的方法。

Savary-Miller分级及内镜表现:Ⅰ级:贲门上方一处或多处非融合性的黏膜损害,红斑或不伴有渗出及表浅糜烂;Ⅱ级:融合性糜烂,渗出性病变,但未完全累及食管一周;Ⅲ级:融合性糜烂、渗出病变,已经完全累及食管一周,导致食管壁炎性浸润,但未引起狭窄;Ⅳ:黏膜糜烂发展为溃疡、纤维化、狭窄、食管缩短伴Barrett食管等。

我国反流性食管炎内镜诊断分级:0级,正常(可有组织学改变);Ⅰa级,点状或条状发红、糜烂<2处;Ⅰb级,点状或条状发红、糜烂≥2处;Ⅱ级,有条状发红、糜烂,并有融合,但并非全周性,融合<75%;Ⅲ级,病变广泛,发红、糜烂融合呈全周性,融合≥75%。

2. 24小时食管pH监测　食管pH测定是将一个微型腔内pH传感器直接送入食管内,然后由体外记录装置记录pH变化。24小时食管pH监测是诊断胃食

管反流病的金标准。其意义在于证实反流存在与否。它能够详细显示酸反流、昼夜酸反流规律、酸反流与症状的关系以及患者对治疗的反应,使治疗个体化。

此外,还包括钡餐检查,食管胆汁反流测定,食管测压,标准酸滴注试验,食管酸清除试验和食管闪烁扫描等。

(二) 治疗

反流性食管炎:没有症状的Ⅰ度,不治疗;大于等于Ⅱ度,间断服用抑酸药与胃动力药。当然术后半卧位尤为重要,为了避免反流,可能需要终身半卧位。

三、食管癌术后复发

食管癌术后复发包括局部复发,区域复发和远处转移。局部与区域复发的中位生存期为 7 个月,远处转移的中位生存期为 5 个月。

(一) 病因

1. 可能和第一次手术切除的范围不够造成残留。

2. 残留食管内有多原发癌灶,癌旁病变,或者残留食管及切缘,胸胃术后再发癌。

3. 第一次手术时肿瘤外侵或淋巴结转移而手术清扫不彻底,造成原瘤床复发癌。此类患者术后无瘤期较短,多在 1 年左右复发。

4. 新生原发癌 患者虽然已作食管癌根治性切除,但是致癌诱发因素没有完全清除,如吻合口存在的中度胆汁反流,长期慢性炎症及食物的机械刺激等消极因素,可重新诱发演变成癌肿。或吻合口周围存在癌前病变,术后在促癌因素影响下异常分化,最终导致吻合口处肿瘤的再次产生。此类患者术后无瘤期较长,多在几年以上。

5. 转移癌 转移的原因除瘤体本身的淋巴或血行途径外,偶有临床上没有按肿瘤治疗的"无瘤"手术原则操作,造成肿瘤细胞的种植播散和转移。

(二) 临床表现

主要表现为吞咽困难的再次恶化,吞咽疼痛,食物反流,进行性消瘦,贫血。有时伴有呕吐,反酸,黑便及上腹部不适,胸骨后疼痛,声嘶,有时只能进少量流食,甚至梗阻。大部分患者表现营养不良,甚至恶病质表现。

(三) 诊断

钡餐造影,胃镜,CT 等是诊断食管癌术后复发常用检查。

1. **钡餐造影** 常表现为吻合口毛糙,僵硬,吻合口狭窄,周围黏膜增粗,紊乱以致破坏,中断。

2. **胃镜检查** 可以是吻合口正常,有的表现为黏膜增粗,水肿的吻合口炎的表现,典型的表现为吻合口黏膜新生物,质脆,易出血。

(四) 治疗

对于远处转移的病例,以化疗,中药治疗和免疫生物治疗为主。

对于腔镜下食管胃颈部吻合局部复发的病例,食管癌术后复发的治疗常以放疗、化疗、光化学治疗以及支架治疗等为主。

对于腔镜下胸腔内吻合局部复发的病例,除上述方法外,还有的患者有再次手术的机会。但应该掌握下列原则：①首次手术为根治性切除，分期不宜太晚，以不晚于Ⅱa期为好。②肿瘤的分化程度较好(高、中分化)，不能是恶性程度较高的病理类型如未分化癌、黏液腺癌、印戒细胞癌等。③B超、CT或MRI检查无重要脏器及大血管受侵，无局部淋巴结转移以及胸腹腔转移。④心肺肝肾功能检查都在正常范围之内。⑤年龄宜选择在65岁以下。手术的方法有：残胃代食管，结肠代食管，空肠代食管。

(刘俊峰)

参 考 文 献

1. 王建平,陈仲庚,林文娟,等.中国癌症患者生活质量的测定 EORTC QLQ-C30 在中国的试用.心理学报,2000,32(4):438-442.

2. 赵建波,李彦豪,陈勇,等.癌症患者生活质量评估的现状和展望.中国肿瘤,2002,11(6):321-323.

3. 安丰山,黄金球,陈少湖,等.食管癌患者不同治疗方式生活质量纵向研究.中华胸心血管外科杂志,2004,20(3):151-154.

4. Reynolds JV,Mclaughlin R,Moore J,et al. Prospective evaluation of quality of life in patients with localized oesophageal cancer treated by multimodality therapy or surgery alone. Br Surg,2006,93(9):1084-1090.

5. Vikulund P,Lindblad M,Lagergren J. Influence of surgery related factors on quality of life after esophageal or cardia cancer resection. World Surg,2005,29(7):841-848.

6. Blazeby JM,Conroy T,Hammerlid E,et al. Clinical and psychometric calidation of an EORTC questionnairc module,the EORTC QLQ-OES18,to assess quality of life in patient with oesophageal cancer. Eur cancer,2003,39(10):1384-1394.

7. 中华医学会消化内镜学分会.反流性食管炎诊断及治疗指南(2003年).中华消化内镜杂志,2004,21(4):221.

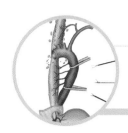

第二十章

食管癌机器人手术

随着机器人手术系统在临床各科的广泛应用,机器人手术系统亦开始运用于食管癌手术治疗。本章将简要介绍机器人手术系统及机器人食管癌手术方法,并分析其优劣性。

20世纪90年代,电脑辅助外科手术系统(computer-assisted surgical,CAS)在美国获得批准,又称为机器人手术系统。该项技术从此便不断深化,直至达芬奇手术系统(Intuitive Surgical Inc,CA,美国)面世并成为目前唯一商业用途的机器人手术系统。达芬奇手术系统是目前最先进的机器人手术辅助系统,是新一代微创外科技术的代表,其借助智能化机械臂辅助及高清3D显像系统等设备,实现了外科手术微创化、功能化、智能化和数字化。达芬奇手术系统于2000年7月被FDA批准用于临床。达芬奇机器人系统提供了一个三维立体、十倍放大的手术视野,为实施复杂手术提供了安全性与精确性保障。该系统有3个独立的组成部分:①患者平车,具有内镜接口的机械臂,平车底座上安装的3~4条机械臂可用于控制手术器械;②一体化控制台,为外科医师操作台与机械臂之间提供联系;③符合人体工程学的外科医师操作控制台,可以滤除操作者的手部震颤,恢复自然的手眼协调轴,并为镜下操作手术器械提供更大自由度。达芬奇系统的大部分内镜器械(EndoWrist)可以模拟正常的手腕动作,其动作自由度高达7个。这些优点使得在狭小的空间中可以完成精准的操作。

目前,在全世界范围内达芬奇手术系统已开始广泛应用于各个学科。我国于2006年引进第一台达芬奇手术系统,至2015年4月大陆地区已安装了36台。

达芬奇手术系统应用于治疗食管癌已有大约十年的历史。Dharan最早部分应用CAS达芬奇系统经右胸游离食管,后来这项技术分别被Bodner等和Giulianotti等报道使用。第一例全机器人系统食管癌手术治疗报告于2002年,Melvin等使用达芬奇系统为1名53岁的患者完成胸段食管切除和胃体游离,然后以改良Ivor Lewis术式完成食管胃吻合。2003年,Horgan等报道了1例CATS辅助下经膈肌裂孔食管切除术,同时正式命名该手术方式为机器人辅助经膈肌裂孔食管切除术(RATE)。

随着对更广泛清扫淋巴结必要性的认识增加,2003年7月Kernstine等报道了二阶段McKeown术与三野淋巴结清扫的手术方式。该手术分两个阶段进行,在第一阶段,患者呈半俯卧位,右胸壁作 5 个操作孔用于分离食管及伴随淋巴结,同时切除伴随胸导管。第二阶段,患者改用单腔气管插管,取平卧位,腹部作 6 处操作孔,游离胃作成管状胃,清扫腹腔干、脾动脉和脾门淋巴结,然后,左颈做切口,吻合器实施食管胃颈部吻合。从此,这种方法逐渐成为全机器人系统食管癌手术的常用术式。

第一节　胸部过程

胸部操作部分,患者麻醉与开放手术相同,予左侧双腔气管导管,常规建立 CO_2 人工气胸。

一、体位与切口

体位可有两种选择:①患者 90° 左侧卧位,机器人置于患者头端,助手位于患者腹侧,洗手护士位于患者背侧。直径 10mm 的摄像孔在腋中线第 7 肋间,两个直径 8mm 的孔分别位于腋前线稍前第 6 肋间和腋后线稍后第 6 肋间作为机械臂操作孔,腋前线第 8 肋间作为一助辅助操作孔,主要用于常规腔镜器械辅助操作,如吸引、牵拉暴露等(图 20-1)。②患者左侧卧位,45° 侧俯卧,此体位与目前腔镜食管癌手术较常采用的体位相同,优势明确。机器人置于患者的背侧,助手和洗手护士在患者的腹侧,直径 10mm 的摄像孔在第 6 肋间腋后线后侧,两个直径 8mm 的孔分别在第 4 肋间肩胛骨边缘的前方和第 8 肋间肩胛线的后方。另外,分别在腋后线后方的第 5 和第 7 肋间作两个辅助孔,用于常规腔镜器械辅助操作(图 20-2)。

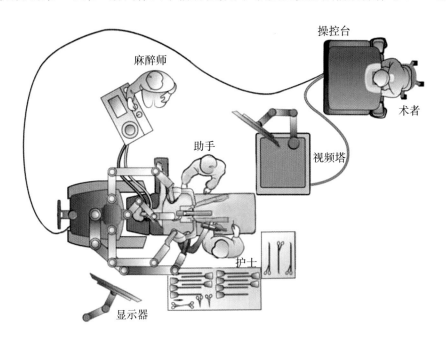

图 20-1　侧卧位胸部切口分布

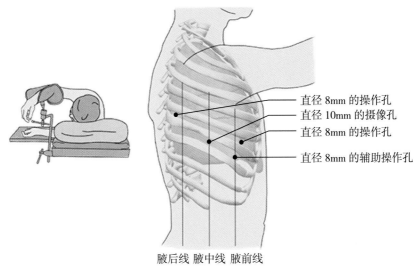

直径 8mm 的操作孔
直径 10mm 的摄像孔
直径 8mm 的操作孔
直径 8mm 的辅助操作孔

腋后线 腋中线 腋前线

图 20-1(续)

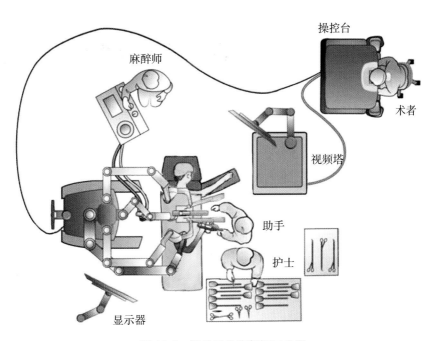

麻醉师

操控台

术者

视频塔

助手

护士

显示器

图 20-2 侧俯卧位胸部切口位置

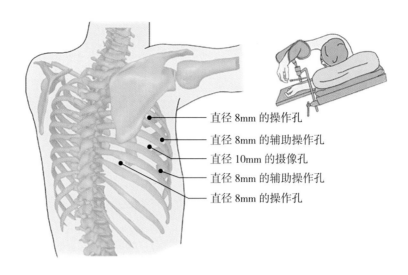

直径 8mm 的操作孔
直径 8mm 的辅助操作孔
直径 10mm 的摄像孔
直径 8mm 的辅助操作孔
直径 8mm 的操作孔

图 20-2（续）

二、手术操作

1. 切开食管表面纵隔胸膜至奇静脉水平,分离奇静脉(图 20-3)。

2. 予腔内切割吻合器或血管夹处理切断(图 20-4)。

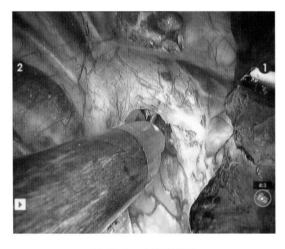

图 20-3　分离奇静脉

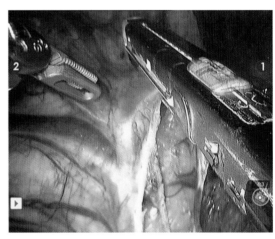

图 20-4　切断奇静脉

3. 切开奇静脉上方纵隔胸膜达胸廓入口处,清扫右喉返神经旁及气管旁淋巴结(图 20-5)。

4. 分离下段食管,套带牵引(图 20-6)。

5. 从横膈到胸廓入口游离整个胸段食管及周围淋巴结(图 20-7)。

6. 最后清扫隆突下淋巴结和左喉返神经链淋巴结等。置入胸腔引流,胸部操作结束,患者改仰卧位(图 20-8)。

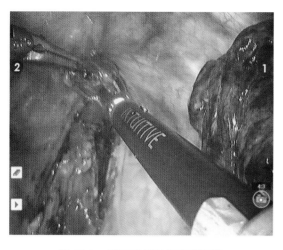

图 20-5　清扫喉返神经旁淋巴结

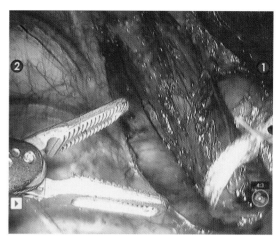

图 20-6　食管套带牵引

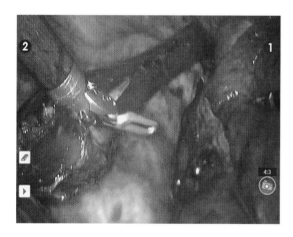

图 20-7　游离全部胸段食管

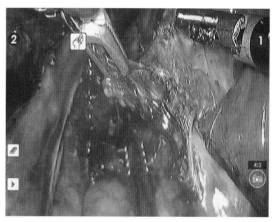

图 20-8　清扫隆突下淋巴结

第二节　腹部过程

一、体位与切口

患者取仰卧位,机器人置于患者头侧,一助在患者左侧,洗手护士在患者右侧。直径 10mm 的摄像孔位于脐上缘,脐两侧稍上方分别置直径 8mm 的孔作为 1、2 号机械臂操作孔,右腋前线肋缘下戳孔作为 3 号机械臂操作孔,左下腹戳孔作为一助辅助操作孔(图 20-9)。

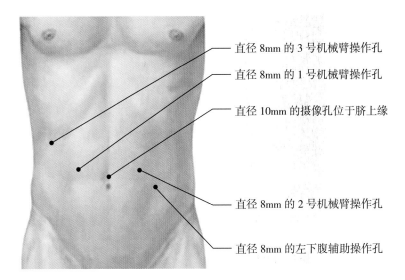

直径 8mm 的 3 号机械臂操作孔

直径 8mm 的 1 号机械臂操作孔

直径 10mm 的摄像孔位于脐上缘

直径 8mm 的 2 号机械臂操作孔

直径 8mm 的左下腹辅助操作孔

图 20-9　腹部切口分布

二、手术操作

1. 建立人工气腹,超声刀解剖胃大弯侧,切断胃短血管(图 20-10 和图 20-11)。

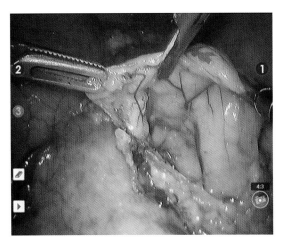

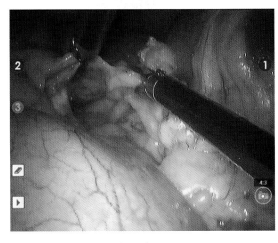

图 20-10　游离胃大弯侧

图 20-11　切断胃短血管

2. 切开小网膜,分离胃左血管,根部血管夹处理后切断,切除局部淋巴结,充分游离全胃并打开食管裂孔(图 20-12 和图 20-13)。

3. 其后管状胃的制作有两种方法:①左颈胸锁乳突肌前缘切口,横断食管,直视下将食管及其周围淋巴结拉入至腹腔。在脐上(剑突下)做一小切口,在切口保护下将食管和胃拉出体外,在腹腔外,用直线切割吻合器制作管状胃,回纳腹腔,备拉至左颈。②在腔镜监视下,直接用腔内直线切割吻合器制作管状胃,然后将管状胃头端与食管段残胃缝吊两针,备拉至左颈(图 20-14 和图 20-15)。

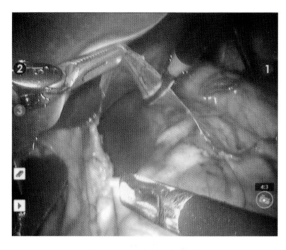

图 20-12　切开小网膜

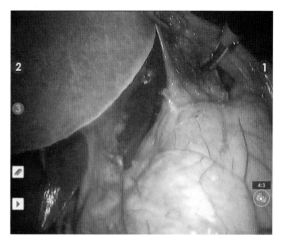

图 20-13　分离胃左血管,切除胃左血管旁淋巴结

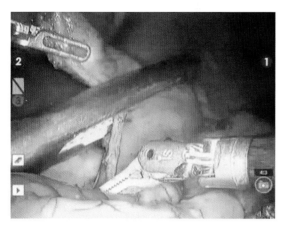

图 20-14　腔内直线切割吻合器制作管状胃

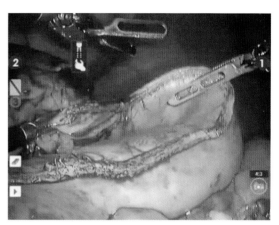

图 20-15　管状胃残端待缝合加固

第三节　颈 部 过 程

　　取左颈胸锁乳突肌前缘切口,吻合器或手工吻合颈部食管与管状胃。机器人食管癌手术也存在优劣性。常规腔镜微创手术尚存在一些局限性,例如二维视觉、手眼协调干扰及操作活动自由度下降。达芬奇手术系统正是为克服标准微创手术的缺点而设计的,但是它的缺点也比较明显,最主要的技术缺陷是无触觉反馈,缺乏力反馈,外科医师只能利用视觉线索(如组织的变形和发白等)以决定器械的力量。另外,昂贵的达芬奇手术系统装备、器械消耗和维护费用,也并非大多数患者所能承受。器械的消毒、定位、装配套管较为费时,需要整个手术团队积累经验。

　　在食管癌的治疗方面,常规腔镜食管癌微创手术飞速发展。达芬奇手术系统和传统腔镜技术各自特点明显,达芬奇手术系统学习曲线短,其高清晰的三维视野有助于在狭小的纵隔内进行食管的游离，同时机械臂的手术器械比普通腔镜器械长，而且有 7 个活动自由度，可以较容易地到达纵隔深处进行操作。2010 年 Moudgill 等回顾性对比分析 11 例机器人辅助食管手术和 24 例微创食管手术病例的手术时间、失血量等临床资料，认为机器人辅助食管手术安全有效，可以替代微创食管手术，但目前优势尚不明显。

微创是未来外科手术的发展趋势，达芬奇机器人技术作为微创技术的较高阶段，体现了对治疗疾病微创化、无创化的不懈追求。当然，目前尚缺乏达芬奇手术系统用于食管癌手术治疗的大样本量、早晚各期均衡分布人群的长期整体存活资料，但是，我们相信，在经验积累的条件下，进一步缩短手术时间、降低肺部和整体并发症发生率等目标值得预期，随着达芬奇手术系统的不断改进，技术、功能的不断提高和完善，手术操作将更臻完美，达芬奇手术系统在食管癌的手术治疗方面将发挥更大的作用。

（王　群）

参 考 文 献

1. Ruurda JP, van Vroonhoven TJ, Broeders IA. Robot-assisted surgical systems: a new era in laparoscopic surgery. Ann R Coll Surg Engl, 2002, 84: 223-226.

2. Camarillo DB, Krummel TM, et al. Robotic technology in surgery: past, present, and future. Am J Surg, 2004, 188: 2S-15S.

3. Bodner J, Wykypiel H, Wetscher G, et al. First experiences with the da Vinci trade mark operating robot in thoracic surgery. Eur J Cardiothorac Surg, 2004, 25: 844-851.

4. Giulianotti PC, Coratti A, Angelini M, et al. Robotics in general surgery: personal experience in a large community hospital. Arch Surg, 2003, 138: 777-784.

5. Melvin WS, Needleman BJ, Krause KR, et al. Computer-enhanced robotic telesurgery: initial experience in foregut surgery. Surg Endosc, 2002, 16: 1790-1792.

6. Horgan S, Berger RA, Elli EF, et al. Robotic-assisted minimally invasive transhiatal esophagectomy. Am Surg, 2003, 69: 624-626.

7. Kernstine KH, DeArmond DT, Karimi M, et al. The robotic two-stage three-field esophagolymphadenectomy. J Thorac Cardiovasc Surg, 2004, 127: 1847-1849.

8. 范虹, 蒋伟, 袁云锋, 等. 达芬奇机器人辅助食管癌根治术 2 例报告. 复旦学报, 2010, 37(4): 502-503.

9. Boone J, Draaisma WA, Schipper ME, et al. Robot-assisted thoracoscopic esophagectomy for a giant upper esophageal leiomyoma. Dis Esophagus, 2008, 21(1): 90-93.

10. Ruurda JP, van Vroonhoven TJ, Broeders IA. Robot-assisted surgical systems: a new era in laparoscopic surgery. Ann R Coll Surg Engl, 2002, 84: 223-226.

11. Camarillo DB, Krummel TM, Salisbury JK Jr. Robotic technology in surgery: past, present, and future. Am J Surg, 2004, 188: 2S-15S.

12. Moudgill N, Sharma P, Rosato E, et al. Safety and efficacy of robotic assisted minimally invasive esophagectomy. J Am Coll Surgeons (Suppl), 2010, 211(3): S39.

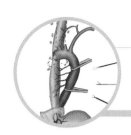

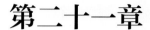

第二十一章

食管癌微创外科手术技术发展——
回顾与展望

一、胸腔镜的发展历史

任何一门学科或技术的兴起都离不开这两种因素:社会需要和生产力水平。胸腔镜外科亦如此。19世纪末和20世纪初是肺结核病猖獗的时期,有效治疗肺结核病是当时社会对医学界的迫切要求。1882年Kock最早认识了结核分枝杆菌,同年意大利医师Forlanini发现伴有自发性气胸或大量胸腔积液的结核空洞可以塌陷或愈合,他便做了第一例人工气胸治疗肺结核空洞并获得成功,从而挽救了不少危重结核患者。但有些患者因为存在胸腔粘连而无法形成人工气胸,这部分肺结核患者的治疗仍是胸外科医师需要面对的难题。随着1901年Kelling报道了用膀胱镜检查狗腹膜腔的腹腔镜检查技术,加之先前出现的人工气胸技术,所有这些都为传统胸腔镜的应用乃至现代电视胸腔镜的迅速发展奠定了强有力的理论和技术基础。在借鉴了膀胱镜检查技术后,Stockholm大学医学教授Jacobaeus于1910年采用内镜技术完成了首例人体胸腔镜检查,用电烙器在胸腔镜直视下分离胸腔粘连,并相对直观的观察了患者整个胸腔的情况,解决了肺结核空洞患者的胸膜粘连问题。并随后在德国的Munich Jaumal上介绍了他的手术方法,从而兴起了一种新技术——胸腔镜手术。这项技术一经应用,立即对人工气胸萎陷疗法治疗肺结核给予了巨大支持。经过10年的临床应用及技术改进,此技术发展成为成熟的手术学科,并迅速推广,先是在欧美大陆,然后是亚洲、美洲、非洲,风靡全世界。至20世纪50年代左右,传统胸腔镜外科一直是用来施行肺松解术治疗肺结核的首选方法,挽救了大量的肺结核病患者的生命,并形成了胸腔镜技术的第一个黄金时代。随着抗结核药特别是链霉素的发明,使传统胸腔镜外科受到很大冲击,这一时期的整个胸腔镜水平处于停滞或倒退阶段,胸腔镜只是用来进行胸膜或肺表面疾病的诊断性检查。而治疗性胸腔镜外科技术则基本上遭到了废弃。直到1986年人们首次将微型内镜摄像机与腹腔镜连接,使电视腹腔镜技术获得了很大成功,才又重新唤起了那些执着追求胸腔镜技术的胸外科医师的信心。他们借用电视腹腔镜技术并结合高技术内镜手术器械,尤其是内镜切割缝合器(Endo-GIA),改进了传统胸腔镜器械,也丰富了胸腔镜的使用空间。由最初的仅仅尝试进行一些简单的胸膜及肺表面病变的治疗,到现在的独立或辅助治疗包括胸膜、肺、食管、纵隔、心包、脊柱等多种疾病的诊治工作,开始了胸腔镜外科的第二次全盛时期,即与传统胸腔镜手术区别的现代胸腔镜外科。现代胸腔镜外科不仅从传统的诊断技术为主转变为以治疗为主要目的的外科技术,而且现代胸腔镜外科本身更具有创伤小、术后痛苦轻、并发症少、恢复快及术后近期及远期效果均很可靠等优点,尤其是微创切口更兼顾了患者美容要求,故越来越受到胸外科医师及患者的欢迎。随后逐步出现用电视胸腔镜治疗肺大疱和恶性胸腔积液,还有胸腔镜肺叶切除术,胸腺切除术,食管平滑肌瘤切除术、食管癌切除术、支气管肺动脉成形术、气管重建术等高难度胸腔镜手术,现今胸腔镜手术的应用更为广泛。世界范围内已经成立了胸腔镜外科协作组、胸腔镜医师组织,并召开了世界胸腔镜外科学术研讨会。现在各国已经普遍具备了培养胸腔镜外科医师的条件和完善的制度,越来越多的胸外科医师无论从理论上还是实践技能上都掌握了这项古老的新技术,从而使现代胸腔镜外科实现了飞速的发展。这些都对世界胸腔镜外科的发展有着深远的影响。

二、食管腔镜的发展历史

食管癌在我国是一种常见的高发肿瘤,并且发病率有明显的地区差异性。食管癌根治手术是食管癌的首选和主要治疗手段。随着外科技术进步和水平的提高,国内外食管癌手术治疗的总体死亡率已降低至 3%~5%,切除率为 94%,五年生存率提高到 31.4%~40% 左右。但是,传统开放食管癌手术也有手术切口长、创伤大、术后恢复慢、并发症较高的缺陷。为了克服这些缺陷,早在 20 世纪 90 年代已有将微创外科技术应用于食管切除手术的尝试。1992 年 Cushieri 等首次进行了胸腔镜切除食管,开腹游离胃制作管状胃并行颈部吻合术。腹腔镜用于食管癌手术始于 De 等在 1995 年报道用腹腔镜经膈肌裂孔行全食管切除术。此后 Lukitech 等在 1998 年报道联合使用胸腔镜和腹腔镜完成食管切除手术。但由于食管癌手术复杂,步骤繁琐,而且设备条件限制,这类手术在安全性、手术效果以及是否符合肿瘤外科治疗原则等方面受到较多的质疑,在 2002 年以前此类手术例数在国内外报道的均较少。近十年来随着微创设备和技术的进步,一些医疗中心又开始使用胸腔镜或腹腔镜辅助的小切口、各种形式的手辅助、胸腹腔镜、机器人辅助进行食管癌切除手术。一些较为大宗的病例报道也证实了食管癌微创手术较好的安全性和临床效果,推动了食管癌微创(minimally invasive cancer esophagectomy,MIE)技术的开展和应用。

三、MIE 的手术方式

MIE 的优势主要有以下三点:①能保持患者胸壁及腹壁的完整性,减少创伤加快患者恢复;②腔镜的放大效应使解剖层次更清晰,对于开胸手术不易保全的血管神经,更加容易辨认并加以保全;③腔镜下术野几无死角,更能保证手术的切除质量。

与传统食管切除术一样,MIE 分为经纵隔和经胸腔两类。经纵隔食管切除指不用开胸而是经纵隔或者颈部进行食管游离。经胸食管切除又可细分为:胸腔镜结合开腹术的食管切除术;腹腔镜和开胸食管切除术;胸腔镜联合腹腔镜的食管切除术。

(一) 经纵隔食管癌切除术

经纵隔食管癌切除适合于早期食管癌并且肺功能不全不能耐受开胸术的病例。除了经典的食管拔脱术以外,1990 年有 Buess 报道使用纵隔镜行食管癌切除,由于克服了食管拔脱盲目操作的缺点,有效地避免了出血、喉返神经及胸导管损伤等并发症。在纵隔镜下可以清楚观察到纵隔内器官及食管周围肿大淋巴结,术后肺炎、呼吸功能不全及喉返神经损伤均少于食管拔脱术。Parker M 等通过颈部单 Trocar 通过人工纵隔气肿完成腔镜下胸段食管游离,并且避免了喉返神经和支气管、血管损伤,证明经纵隔不开胸、不单肺通气下食管切除是可行的。徐正浪等认为经纵隔镜手术对食管旁淋巴结的清扫不存在很大的困难,但不能清扫隆突下及肺叶韧带组淋巴结,因此术前必须经 CT 或食管内镜超声检查,将周围气管浸润及隆突下、肺下韧带等的淋巴结转移除外。

(二) 胸腔镜辅助下食管癌切除术

胸腔镜辅助下食管癌切除术是早期开展较多的术式,采用小切口或者常规大切口。虽然不算严格意义的微创手术,但由于腔镜下视野放大作用,便于精细操作,比常规手术更安全。尤其小切口辅助胸腔镜食管切除术具有开放术式和微创术式相结合的特点,其有着术者所熟悉的三维视觉和手感信息可沿用开放手术的手法和习惯,同时也具有相对创伤小的特点。与传统开放手术相比小切口辅助胸腔镜食管切除术对胸壁破坏小,减轻术后疼痛,减少对呼吸功能的影响。同时因腔镜视野放大提高了手术的精确度,有利于对双侧喉返神经旁淋巴结的清扫,同时减少对迷走神经、气管膜部、支气管动脉以及胸导管的损伤,此方法已被不少学者采用。Thomson 等通过对 165 例胸腔镜辅助下食管癌手术和 56 例开放性食管癌手术的随访,认为在远处转移率上无统计学差异,而在局部复发率上腔镜组低于开放组。Lata 等研究了 14 例用胸腔镜辅助的食管癌手术,发现手术时间较开放手术有所延长,但术中出血明显减少,胸部淋巴结清扫数目多于开放手术,而且住院期间并发症特别是呼吸系统并发症明显降低。此方法在一定程度上减少了常规开胸手术带来的创伤,但仍需一小切口不是真正意义上的胸腔镜下手术。

(三) 手辅助胸腔镜下食管切除术

为在胸腔镜下操作更加简便、直观、安全,有学者采用了手辅助胸腔镜下食管切除术(hand video-assisted thoracoscopic surgery, HVATS)。该方法是指使用胸腔镜的同时,通过开腹经膈肌裂孔插入手指进行辅助操作。日本学者 Okushiba 及国内杜贾军等报道了此种方法。他们认为纯腔镜手术难度较大,不利于缩短手术时间。用手通过膈肌裂孔辅助胸腔镜的胸内操作,能够达到常规开胸手术相同的效果,对食管旁淋巴结清扫和开胸手术相比无差异,对隆突下淋巴结的清扫优于开胸手术,而且手术时间短、创伤小、出血少、疼痛轻、恢复快、并发症少,令人满意。作为一种既保留传统手术术者的"手感",又发挥腔镜术野放大优点的术式,HVATS 比单纯 VATS 手术时间缩短,又便于肿瘤的探查和游离,即使轻度外侵的 T_3 期肿瘤也可以采用,该术式适合于大多数胸外科医师的手术习惯,对于完全腔镜下操作不熟练的术者有一定的价值。但在理论上此方法有可能加重膈肌和纵隔的损伤,同时手术体位需照顾到胸部和腹部同时操作对胸内淋巴结清扫亦带来不便。

(四) 胸腔镜下食管癌切除术

纯胸腔镜手术是指不辅助任何小切口仅凭胸腔镜下通过 3~4 个 Trocar 操作孔进行食管游离及胸部淋巴结清扫。此方法对机体创伤更小术后恢复快,但对术者要求较高,要求术者对胸部解剖结构非常熟悉,且有丰富的开放性食管癌手术经验。大部分学者认为此方法安全可行。Higashino 等报道了 243 例纯胸腔镜下食管切除患者,认为与开放手术相比总手术时间、胸部操作时间及切除淋巴结数目相同,但手术失血少于开放手术。随访后发现胸腔镜下食管癌术后近期生活质量较开放手术高,术后肺部并发症和喉返神经损伤发生率较开放手术低。Ninomiya 等对 132 例胸腔镜下食管癌根治术的手术时间、出血量、术后并发症、淋巴结清扫数目等进行了分析,认为胸腔镜下食管癌根治术是安全有效的。Zhang 等回顾性分析了 147 例胸腔镜下食管切除并行纵隔淋巴结清扫,也认为其是安全可行的。Takemura 等认为如无明显颈部淋巴结转移,胸腔镜下食管癌根治术并行二野淋巴结清扫是安全合适的。甚至有学者认为胸腔镜下食管癌根治术安全性比开放手术更高。另外对于游离食管时的体位,部分学者认为俯卧位是最佳方式,也有学者认为左侧卧位与俯卧位对手术效果影响不大。

(五) 胸腹腔镜食管癌根治术

近年来随着腔镜操作技术的提高和腔镜设备器材的提升,全腔镜食管癌切除术逐步发展。胸腹腔镜食管癌手术一般采用经右胸、上腹部食管切除及胸内吻合的 Ivor-Lewis 术式或者右胸上腹食管切除及左颈吻合的 McKeown 术式。此种方法既能减少开胸带来的创伤又能将开腹创伤降至最低,具有视野清楚、无主动脉弓阻挡、便于胸腹腔淋巴结的彻底和规范的清扫的特点。但对术者的技术要求较高,不但要求术者熟悉开胸开腹的传统术,还要求有胸腔镜和腹腔镜的技能和经验,故只有少数有条件的大医院开展。从目前的报道来看多数学者认为联合胸腹腔镜下食管癌根治术是安全可行,不但加快了术后恢复而且减少术后并发症。Pham 等比较了 44 例联合胸腹腔镜食管切除术和 46 例传统 Ivor-Lewis 手术,手术时间略有延长,但术中出血量明显减少和术后切口感染并发症的发生率明显下降。Merritt 回顾性研究了 15 例联合胸腹腔镜下 Ivor-Lewis 手术,认为此术式是安全可行的。但也有学者对此术式的安全性提出质疑,有报道指出联合胸腹腔镜下食管癌根治术虽然减少了功能性创伤,但是包括吻合口瘘及喉返神经损伤等在内的技术性并发症发生率升高。此外有报道显示腔镜下手术远期生存率不低于传统 Ivor-Lewis 手术,Nguyen 等回顾性分析 38 例联合胸腹腔镜食管癌手术 3 年生存率为 57%。Martin 等通过对 36 例食管癌患者实施联合胸腹腔镜下食管切除术,并随访了 30 个月,4 年生存率为 44%。腔镜下手术是安全的,远期生存率也令人满意,当前的研究结果令人鼓舞,远期疗效有待大样本的前瞻性研究。全腔镜下手术的另一个好处是术后生命质量的提高,有学者对联合胸腹腔镜下食管癌根治术后生命质量进行了对比研究,发现联合胸腹腔镜下食管癌术后患者生命质量明显提高。

（六）机器人辅助微创技术

机器人技术近年来也不断应用于微创外科领域。此种手术使用的达芬奇外科手术系统采用一种电脑辅助外科系统（computer-assisted surgical，CAS）的技术，具有三维立体图像、10~20 倍率放大的手术视野及 7 个自由度的内腕（Endo Wrist），实现了手术的高度灵巧性和稳定性，克服了 VATS 手术二维视觉、手眼协调干扰以及操作自由度受限的缺陷。Kernstine 等于 2004 年报道第 1 例机器人手术系统辅助的包含了胸部淋巴结清扫的食管癌根治食管胃颈部吻合术。近年来国内一些医学中心也开展了达芬奇手术系统辅助的胸外科手术，包括胸腺切除、肺叶切除、食管癌根治术等。机器人手术系统除具有 VATS 手术出血少、创伤小、恢复快、并发症少、住院时间短等优点以外，还可进行更高难度的精细手术操作。但由于机器人MIE 手术缺少精细有力的反馈，缺乏大宗病例的中远期疗效统计分析以及这项技术配套器械有限，设备使用费用高昂，人员需专门培训等原因，机器人 MIE 尚处于发展初期阶段。

四、MIE 的手术体位

对于 MIE 胸部的操作，大部分研究者采用左侧 90° 卧位，Martin 等和 Palanivelu 等采用俯卧位，国内大多数医师采用左侧卧位，谭黎杰等报道尝试用侧俯卧行胸段食管操作，取得良好效果。此两种手术体位各有利弊。左侧卧位符合外科医师手术习惯且利于术中中转开胸，但需牵拉肺叶暴露后纵隔。俯卧位时，肺组织由于重力作用自然下垂，不需牵拉；且手术野不易积血，食管暴露更好；Palanivelu 等采取俯卧位的方式与 Luketich 等采用的侧卧位的方式相比，肺部并发症较少（肺炎：1.54% vs. 7.6%，ARDS：0.77% vs. 5%）。Palanivelu 等采用双侧肺间断通气，这些因素都显著降低了术后肺部并发症的发生率。但是俯卧位操作需要外科医师适应新的体位，而且改为开放手术时需变换体位，费时费力，这也是选择俯卧位时需考虑的缺点。复旦大学附属肿瘤医院近期尝试采取左侧 150° 前倾体位游离胸段食管，手术顺利，操作方便，其兼顾了侧卧位和俯卧位的优点，食管显露良好，符合医师体位习惯且利于术中中转开胸。但手术时间、术后并发症等方面是否有优势，有待进一步研究。

五、MIE 的淋巴结清扫及消化道重建

淋巴结转移是食管癌转移的主要方式，也是食管癌预后的重要影响因素之一。对于食管癌原发病灶的切除，国内同行部分采用左胸术式；对于淋巴结的清扫，是二野或者三野清扫，国内外学者也一直存在争议。国际食管疾病协会（ISDE）将清扫范围规范为标准、扩大、全纵隔清扫（现代二野）及三野清扫四种类型。而对于胸段食管癌的转移高发淋巴结组群为颈胸交界部的喉返神经链淋巴结以及上中下段食管旁淋巴结，向下则主要集中于贲门 - 胃左动脉 - 腹腔动脉链淋巴结。食管多病灶癌发生率高达 18.8%~31%，同时由于食管黏膜下层内的淋巴管为纵向走行，而横向引流至食管旁淋巴结的淋巴管则起源于固有肌层，两者间很少交通，故而侵及黏膜下层的早期食管癌淋巴结转移很少位于肿瘤病灶近旁，相反更易出现在颈

胸交界部的喉返神经旁淋巴结和胃食管交界部的贲门胃左动脉旁淋巴结,因此无论食管癌 T 分期如何,淋巴结清扫的重点均在于上述两个部位。MIE 手术因此也要求注重淋巴结的全纵隔甚至二野三野清扫。相关研究也证实全纵隔的二野清扫或三野清扫术后五年生存率达到 40%~50%,且局部复发率低于 20%,要显著好于传统术式。

对于消化道重建,MIE 手术中采用管状胃代食管是目前国内外学者的共识。管状胃的优点是:减少胃酸分泌腺体,降低反流性食管炎发生率,管状胃排空快,较少出现胃潴留和胸胃综合征,同时可彻底清扫小弯侧淋巴结。目前常用的方法是在腹腔操作部分最后将胃通过小切口提出体外,用切割缝合器完成管状胃制作,在完全腹腔镜游离完毕胃以后,也可以采用腔镜下直线缝合器管状胃制作。直线切割缝合器证明是制作管状胃的简便安全的工具,文献报道其术后胸胃并发症无明显增高。进一步的实践说明,管状胃的宽度如果过窄虽然不容易造成食物潴留,但吻合口血供较差,易于发生吻合口瘘,王群等人认为管状胃宽度以 6cm 左右较为适宜。另外,在制作管状胃时要避免损伤网膜右血管,同时胃残端应该加强缝合避免管状胃瘘。

六、MIE 的手术适应证及禁忌证

食管癌腔镜外科起初适应证很窄,主要用于高级别上皮内瘤变和早期食管癌的治疗。但近年随着内镜设备发展和器械的改进以及手术操作技术的成熟,适应证也逐渐扩大。一般来说,大多数能在传统下切除的食管癌患者都能进行 MIE,因此,MIE 的适应证与开放手术基本相同。传统开放手术的禁忌证往往也是 MIE 的禁忌证。由于 MIE 大部分需行单肺通气,因此有严重心肺功能障碍而不能耐受者为禁忌证;由于食管周围解剖结构异常或周围组织紧密粘连,于腔镜下探查确实无法完整剥离肿瘤和淋巴组织者亦为禁忌证。过去认为接受新辅助放化疗的食管癌患者是 MIE 的禁忌证,原因是经放化疗后,尤其是放疗,使得食管周围组织广泛粘连,从而导致肿瘤和淋巴组织难以在腔镜下被完整剥离和清除。但是,国外已有研究显示,称新辅助放化疗后进行 MIE 是安全和有效的。Bizekis 等报道 50 例患者,其中 25 例(50%)接受术前化疗或放疗的食管癌患者成功接受了 MIE 治疗,全组术后病死率为 6%(3/50)。David 等报道了 58 例食管 MIE 患者,其中 41 例接受术前放化疗,17 例未接受术前放化疗,结果两组患者的术中出血量和术后并发症发生率没有明显差异.因此,术前放化疗已不再是 MIE 的绝对禁忌证。

七、MIE 的安全性及疗效

多数学者认为 MIE 手术具有出血少、切口小、术后疼痛轻、创伤小、恢复快、术后肺部并发症少、住院时间短等优势。但是也有一些同期 MIE 与传统开放手术的对照研究的文献对以上结论也存在异议。Nguyen 认为 MIE 在失血量、ICU 监护时间和住院时间方面较传统开放手术有优势,但在吻合口瘘及呼吸系统等并发症发生率上并无差别。Bresadola 对照研究了 14 例经纵隔开放和腹腔镜手术病例,在并发症发生率、死亡率、输血量和 ICU 监护时间上均无差别。目前一般公认的是

MIE 手术出血较少,住院时间较短,但手术时间可能较常规开放手术稍长。早期由于腔镜技术水平和设备器械等方面的限制,胸腔镜食管癌切除在手术的安全性以及是否符合肿瘤外科原则等方面一直饱受质疑。腔镜食管癌手术的常见并发症如吻合口瘘、乳糜胸、喉返神经损伤、肺部感染等的发生率也与常规手术相似。G. Decker 回顾分析的大宗各种式的 MIE 病例,存在 4.7%~7% 的中转开胸比例以及 2.4%~4.6% 的死亡率,其中经纵隔的 THE 术式死亡率和中转开放手术的比例最高。虽然 MIE 食管癌切除术的安全性和是否符合根治性原则,依术者经验及观念不同而未达成普遍共识,但微创技术在食管癌切除术方面的使用是值得推广的,特别是在一些有选择的病例中更有优势。

目前尚缺乏大宗的 MIE 手术与常规手术生存率同期比较的报道,现有的报道 VATS 食管癌 3 年生存率可能达到 45.4% 以上,5 年生存率则在 40% 以上。但一般认为 VATS 食管癌手术和常规食管癌手术后生存率方面没有明显差异,一些生存率方面的差异主要是因为接受 VATS 食管癌手术的患者一般是较为早期的患者。可以预见,随着 MIE 技术水平的提高,MIE 的手术效果和安全性也会不断提高。MIE 术后的短期总体生存质量也要高于常规开放手术,但目前缺乏远期生存质量的研究。

八、MIE 的局限及展望

胸腔镜仍然有其缺点。首先,其屏幕显示的是 2D 画面,缺乏立体感觉,使手术操作上的难度加大,并影响一些精细动作的完成;因此要熟练掌握腔镜下的操作技术和技巧,需要一个练习的过程。事实上 VATS 食管根治术的学习曲线和其他手术并无太大差异。日本的 Ninomiya 通过一个 32 例的实际腔镜学习过程的研究后认为,在有经验医师指导下的 VATS 食管手术操作组的手术时间、手术并发症、出血量及淋巴结清扫数均比无指导组存在明显差异。如何选择合适的手术适应证,如何合理的使用并提高 MIE 技术水平,是胸外科医师需要认真思考和面对的问题。

其次,随着患者要求的不断提高,手术切口也越来越小,一定程度上将影响手术器械在胸腔里的操作,使胸腔内的某个操作区域存在死角。达芬奇机器人的出现,可能将解决以上问题。其手术系统可以提供一个三维视觉的影像,机械臂控制的摄像系统也较人手更为稳定,使手术医师准确辨别解剖结构,进行准确操作;其所用的器械,更能超越人手活动的极限,准确到达任意手术区,连续完成人类无法完成的超精密动作而不易产生失误。2005 年,Bodner 等首次报道了 6 例达芬奇系统下胸腔镜食管手术,包括 4 例食管癌、1 例食管平滑肌瘤及 1 例前肠囊肿,效果满意。2006 年,Van Hillegersberg 等报道了 21 例达芬奇机器人食管癌手术,其中 18 例顺利完成手术,胸部操作中位时间为 180 分钟,胸部中位出血量 400ml,中位清扫淋巴结数 20 枚,16 例患者达到 R_0 切除,胸部相关并发症的发生率为 48%。Kim 等发现,随着手术技术的成熟,手术例数的增多,机器人辅助食管癌手术的手术时间可进一步缩短,出血量进一步减少,清扫的淋巴结数目增多,是一种安全可行的手术方式。

综上所述,MIE 与传统开放手术相比,不仅切除范围及淋巴结清扫范围相仿,而且不影响患者的长期生存,有减少术后并发症的趋势,能加快术后康复,改善生活质量,是食管外科的发展方向,是一个安全可行的手术方式,值得临床上大力推广应用。

(戎铁华)

参 考 文 献

1. Jacobaeus HC. Ueber die Moglichkeit die zystoskopie bei unter-suchung seroser hohlungen anzuwenden. Munchen Med Wochen-schr, 1910, 57: 2090.

2. 王文凭,陈龙奇. 食管癌外科治疗的现状与展望. 中国胸心血管外科临床杂志, 2011, 18 (1): 58-65.

3. 邵令方,高宗人,卫功铨,等. 食管癌和贲门癌的外科治疗. 中华外科杂志, 2001, 39 (1): 44-46.

4. Vrouenraets BC, Lanschot JJBV. Extent of surgical resection for esophageal and gastroesophageal junction adenocarcinomas. Surg Oncol Clin N Am, 2006, 15 (4): 781-791.

5. Cuschieri A, Shimi S, Banting S. Endoscopic oesophagectomy through a right thoracoscopic approach. J R Coll Surg Edinb, 1992, 37 (1): 7-11.

6. De Paula AL, Hashiba K, Ferreira EA, et al. Laparoscopic transmittal esophagectomy with esophagogastropiasty. Surg Laparosc Endorse, 1995, 5 (1): 1-5.

7. Leukemic JD, Nguyen NT, Wiesel T, et al. Minimally invasive approach to esophagectomy. JSLS, 1998, 2 (3): 243-247.

8. Parker MP, Shaddix KK. Transcervical videoscopic esophageal dissection in minimally invasive esophagectomy. Surgical Endoscopy, 2011, 25 (3): 941-942.

9. 徐正浪,谭黎杰. 影像监视经纵隔镜食管癌切除术 10 例报道. 上海医科大学学报, 1999, 26 (3): 227-228.

10. Thomson IG, Smithers BM, Gotley DC, et al. Thoracoscopic-assisted esophagectomy for esophageal cancer: analysis of patterns and prognostic factors for recurrence. Ann Surg, 2010, 252 (2): 281-291.

11. Lata AL, Oaks T, Levine EA, et al. Initial institutional experience with thoracoscopic assisted esophagectomy. Ann Surg, 2010, 76 (7): 735-740.

12. Okushiba S, Ohno K, Itoh K. Hand assisted endoscopic esophagectomy for esophageal cancer. Surg Today, 2003, 33 (2): 158-161.

13. 杜贾军,孟龙,陈景寒. 胸腔镜辅助经膈肌食管癌切除胃食管胸内吻合术. 中华胸心血管外科杂志, 2005, 21 (4): 250-251.

14. 杜贾军,孟龙,陈景寒. 胸段食管癌的微创手术治疗(附 145 例报告). 山东医药, 2005, 45 (27): 9-10.

15. 杜贾军,孟龙,陈景寒,等. 手辅助电视胸腔镜食管癌切除胃食管胸内吻合术(附 15 例报告). 山东医药, 2004, 44 (27): 1-3.

16. Higashino M, Takemura M. Indication and limitation of endoscopic surgical procedure for esophageal cancer. Gan To Kagaku Ryoho, 2004, 31: 1481-1484.

17. Wang HFM, Tan LWQ. Comparison of the short-term quality of life in patients with esophageal cancer. Dis Esophagus, 2010, 23 (5): 408-414

18. Ninomiya I, Osugi H, Fujimura T, et al. Results of video-assisted thoracoscopic surgery for

esophageal cancer during the induction period. Gen Thorac Cardiovasc Surg,2008,56(3):119-125.

19. Takemura M,Hori T,Fujiwara Y,et al. Clinical outcomes of thoracoscopic-assisted esophagectomy for esophageal cancer. Anticancer Res,2013,33(2):601-608.

20. Pham TH,Perry KA,Dolan JP,et al. Comparison of perioperative outcomes after combined thoracoscopic-laparoscopic esophagectomy and open Ivorr Lewis esophagectomy. Am J Surg,2010, 199(5):594-598.

21. Merritt RE. Initial experience of total thoracoscopic and laparoscopic Ivor Lewis e sophagectomy. J Laparoendosc Adv Surg Tech A,2012,22(3):214-219.

22. Nguyen NT,Roberts P,Follette DM,et al. Thoracoscopic and laparoscopic esophagectomy for benign and malignant disease:lessons learned from 46 consecutive procedures. J Am Coll Surg, 2003,197:902-913.

23. Martin DJ,Bessell JR,Chew A,et al. Thoracoscopic and laparoscopic esophagectomy. Initial experiences and outcome. Surg Endosc,2009,19:1597-1601.

24. Ruurda JP,van VTJ,Broeders IA. Robot-assisted surgical systems:a new era in laparoscopic surgery. Ann R Coll Surg Engl,2002,84(4):223-226.

25. Kernstine KH,DeArmond DT,Karimi M,et al. The robotic,2-stage,3-field esophagolymphadenectomy. J Thorac Cardiovasc Surg,2004,127(6):1847-1849.

26. 易俊,董国华,许飚,等. 达芬奇 -S 外科手术辅助系统在普胸外科的应用. 医学研究生学报, 2011,24(7):696-699.

27. Mizobuchi S,Kato H,Tachimori Y,et al. Multiple primary carcinoma of the oesophagus. Surg Oncol,1993,2(4):249-253.

28. 方文涛,陈文虎. 食管癌手术治疗原则和淋巴结清扫. 中国癌症杂志,2011,21(7):522-527.

29. Lerut TE,de Leyn P,Coosemans W,et al. Advanced esophageal carcinoma. World J Surg,1994,18 (3):379-387.

30. Tachimori Y,Kato H,Watanabe H,et al. Difference between carcinoma of the lower esophagus and the cardia. World J Surg,1996,20(4):507-511.

31. 陈树群,伍传新,陈为才. 管状胃在食管癌切除术中的临床应用(附 69 例报告). 中国综合临床,2005,21(4):347-348.

32. Wahl W,Junginger T,Bottger T. [Surgical stapler technique for gastric tube formation and anastomosis after esophageal resection]. Langenbecks Arch Chir,1992,377(2):107-111.

33. 陈保富,朱成楚,张波,等. 管状胃在食管癌微创手术中的临床应用. 实用医学杂志,2011,27 (11):1997-1999.

34. 冯明祥,王群,谭黎杰,等. 管状胃在微创食管外科中的应用. 中国胸心血管外科临床杂志, 2010,17(2):92-95.

35. 朱征,童继春,毛小亮,等. 微创与开放手术治疗食管癌的临床对照研究. 南京医科大学学报 (自然科学版),2011,31(12):1837-1840.

36. 杜贾军,陈景寒. 电视胸腔镜辅助下食管癌切除术与常规开胸手术对比研究(附 45 例报告). 中国内镜杂志,2004,10(02):8-11.

37. Verhage RJ,Hazebroek EJ,Boone J,et al. Minimally invasive surgery compared to open procedures in esophagectomy for cancer:a systematic review of the literature. Minerva Chir,2009,64(2):135-146.

38. Nguyen NT,Follette DM,Wolfe BM,et al. Comparison of minimally invasive esophagectomy with transthoracic and transhiatal esophagectomy. Arch Surg,2000,135(8):920-925.

39. Bresadola V,Terrosu G,Cojutti A,et al. Laparoscopic versus open gastroplasty in esophagectomy for

esophageal cancer: a comparative study. Surg Laparosc Endosc Percutan Tech, 2006, 16(2): 63-67.

40. Udagawa H, Ueno M, Kinoshita Y. Rationale for video-assisted radical esophagectomy. Gen Thorac Cardiovasc Surg, 2009, 57(3): 127-131.

41. Parameswaran R, Veeramootoo D, Krishnadas R, et al. Comparative experience of open and minimally invasive esophagogastric resection. World J Surg, 2009, 33(9): 1868-1875.

42. Tan LJ, Wang Q, Feng MX, et al. [Video-assisted thoracoscopic esophagectomy in esophageal carcinoma]. Zhonghua Wei Chang Wai Ke Za Zhi, 2008, 11(1): 24-27.

43. Braghetto I, Csendes A, Cardemil G, et al. Open transthoracic or transhiatal esophagectomy versus minimally invasive esophagectomy in terms of morbidity, mortality and survival. Surg Endosc, 2006, 20(11): 1681-1686.

44. Ninomiya I, Osugi H, Tomizawa N, et al. Learning of thoracoscopic radical esophagectomy: how can the learning curve be made short and flat. Dis Esophagus, 2010, 23(8): 618-626.

45. Osugi H, Takemura M, Higashino M, et al. Learning curve of video-assisted thoracoscopic esophagectomy and extensive lymphadenectomy for squamous cell cancer of the thoracic esophagus and results. Surg Endosc, 2003, 17(3): 515-519.

46. Bodner JC, Zitt M, Ott H, et al. Robotic-assisted thoracoscopic surgery (RATS) for benign and malignant esophageal tumors. Ann Thorac Surg, 2005, 80: 1202-1206.

47. van Hillegersberg R, Boone J, Draaisma WA, et al. First experience with robot-assisted thoracoscopic esophagolymphadenectomy for esophageal cancer. Surg Endosc, 2006, 20: 1435-1439.

48. Kim DJ, Hyung WJ, Lee CY, et al. Thoracoscopic esophagectomy for esophageal cancer: feasibility and safety of robotic assistance in the prone position. J Thorac Cardiovasc Surg, 2010, 139: 53-59e51.

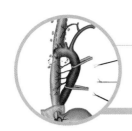

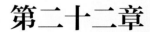

第二十二章

食管癌微创外科手术关键技术总结

第一节　食管微创外科手术关键技术要点

一、适宜病例选择和微创手术效果

如前相关章节所诉,食管癌胸腹腔镜微创外科手术的适应证包括:①病变为 $T_{1b\sim3}N_{0\sim1}M_0$,病变长度 <5cm,CT 和超声内镜显示病变无明显外侵且可完全切除者。②局部晚期病例($T_{3\sim4a}N_{0\sim2}M_0$)经术前化疗或放疗或放化疗后降期者。③心肺功能达到肺叶切除标准者,即 $FEV_1 \geqslant 1.20L$,$FEV_1\% \geqslant 40.0\%$,$DL_{CO}\% \geqslant 40.0\%$。

中国医学科学院肿瘤医院于 2014 年报道了 176 例食管癌微创切除术的临床研究,术后 AJCC 分期(2009)Ⅰ期 53 例,占 30.1%,Ⅱ期 67 例,占 38.1%,Ⅲ期 56 例,占 31.8%。其中Ⅱ期以上病变占了 70%,Ⅲ期占了接近 1/3,说明对于分期 $cT_3N_1M_0$ 以下的食管癌病例,微创手术是安全可行的。此外,中国医学科学院肿瘤医院 2014 年还报道了新辅助治疗后的食管癌微创切除术与开放切除术的临床病例对照研究:两组的切除率、术中淋巴结清扫的个数及术后并发症发生率均无明显差别,证明微创手术对于接受新辅助治疗后食管癌患者的近期疗效与传统开放手术相当。2015 年,医科院肿瘤医院又总结了 445 例接受微创三切口手术的食管癌病例,其中胸腹全腔镜三切口(total minimally invasive McKeown esophagectomy,total MIME)手术 375 例,胸腔镜或腹腔镜微创三切口(hybrid minimally invasive McKeown esophagectomy,hybrid MIME)手术 70 例,同期开放三切口手术 103 例作为对照。结果发现三组间的近期效果如术后并发症发生率、住院病死率和住院时间均无显著差别,而 total MIME 组的术中出血量显著少于 hybrid MIME 组和开放三切口组。

荷兰的多中心研究提示微创 Ivor Lewis 入路的术后并发症发生率低于开放 Ivor Lewis 入路(NCT00937456),但是目前尚无微创三切口和开放三切口术后近期和远期效果随机对照研究结果的报道。为此,医科院肿瘤医院组织了国内 13 家医学中心的多中心随机对照研究(NCT02355249),旨在比较微创三切口和开放三切口治疗胸中上段食管鳞癌的近期和远期效果,该研究于2015年启动,预计2018年结束入组。

有报道高体重指数(BMI>25)患者行开放食管癌切除术后并发症发生率高于正常体重指数(BMI<25)的患者。近年研究发现,微创食管癌切除的患者,体重指数对于近期效果没有显著影响,和常规开放食管癌切除相比,微创手术对于高体重指数的食管癌患者具有一定的优势。对于心肺功能较差的食管癌患者微创手术也更适宜。

二、体位与切口选择

(一) 体位的选择

对于食管癌微创手术胸部的操作,主要有两种体位:左侧卧位和俯卧位,均各有利弊。左侧卧位的优点是符合外科医师手术习惯,适宜刚接触微创食管外科的医师,更易于需要时中转开胸;缺点是需要右肺萎陷,暴露食管欠佳,术后肺部并发症较多。俯卧位的优点是游离食管时不需肺萎陷,不需牵拉肺,术野不易积血,食管暴露更好,术后肺部并发症发生率低;缺点是术中出血等原因由俯卧位改为开放手术时需重新变换体位,费时费力且安全性差。因此,需要具备相当微创外科手术经验的医师进行操作。上海复旦大学附属中山医院报道的侧腹卧位较好地解决了以上问题,值得国内同道借鉴。

腹腔镜则多取头高脚低位,术中可根据需要左右摇床以便于更好的显露和操作。

(二) 切口的选择

胸腔镜及腹腔镜切口的选择对于病变的暴露、游离、切除、淋巴结清扫以及食管胃吻合等关键步骤顺利安全完成均具有举足轻重的作用。近年来受胸腔镜单孔肺手术技术快速发展之影响,有学者报道了单操作孔切除食管癌的个案经验,但尚属探索阶段,需要进一步进行大宗病例的研究。

1. **胸腔镜切口** 胸腔镜食管游离多采用四孔法(图22-1),包括观察孔(1个)、操作孔(1个)、副操作孔(2个)。腋前线第7肋间作为观察孔(10mm);肩胛下角线第8或第9肋间作为副操作孔(10mm);腋前线或腋中线第3肋间作为主操作孔(5mm);肩胛下角线第5肋间作为另一个副操作孔(5mm)。对于较早期病例,中国医学科学院肿瘤医院也尝试了三孔法,显露、游离食管和淋巴结清扫也较为满意。

2. **腹腔镜切口** 腹腔镜胃游离常用五孔法(图22-2),包括观察孔(1个)、主操作孔(1个)、副操作孔(1个)、辅助暴露孔(2个)。于脐旁左约2cm行约10mm切口作为腔镜观察孔;剑突下行约5~10mm切口作为辅助暴露孔(牵拉肝脏);右侧锁骨中线及脐上2cm行10mm切口作为主操作孔;右腋前线靠前与肋弓交点下方行5mm切口作为副操作孔;左锁骨中线及脐上3cm行5mm切口作为辅助暴露孔。该切口的优点在于主刀始终在同一个主操作孔及副操作孔内操作,简化了操作流程,使手术操作及配合更加简洁流畅。

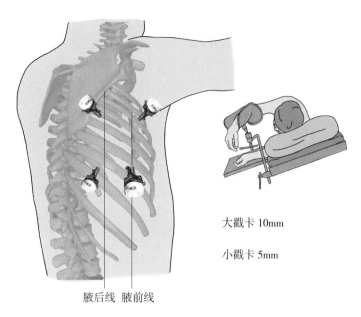

大戳卡 10mm

小戳卡 5mm

腋后线　腋前线

图 22-1　胸腔镜切口

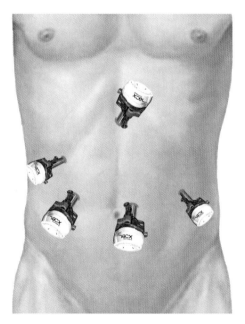

大戳卡 10mm

小戳卡 5mm

图 22-2　腹腔镜切口

三、左右喉返神经链淋巴结的清扫与神经保护

　　淋巴结的转移和复发是影响食管癌患者术后生存最常见的因素之一。对于开放食管癌切除术,右侧开胸较左侧开胸清除胸部淋巴结更彻底、更安全,尤其是对于清扫双侧气管食管沟和喉返神经旁的淋巴结。国内外文献和我们的经验显示,

与开放食管癌手术相比,食管癌微创切除术清扫胸腔淋巴结,特别是双侧气管食管沟和喉返神经旁的淋巴结显露更清晰,因而清扫更彻底。术中清扫淋巴结时需要注意的是:在双侧喉返神经附近清扫淋巴结时,尽量少用电勾和超声刀等能量器械,多以剪刀锐性和钝性分离为宜。

四、胃左淋巴结清扫与胃左血管处理

胃左淋巴结清扫的具体技术如前所述,需要注意的是,在结扎胃左血管时,一般一并清扫腹腔淋巴结,包括胃左血管旁、肝总动脉旁和腹腔干旁淋巴结,清扫淋巴结后腹腔干的标志是出现 "Mercedes-Benz" 征,即腹腔干三支分支血管在淋巴结清扫后骨骼化,类似于奔驰车标。此外,彻底清扫胃左血管旁淋巴结,也有利于结扎胃左血管。胃左动脉区的游离应当小心谨慎,防止胃左血管损伤出血,避免盲目钳夹或离断胃左血管,所有操作均应在充分显露后进行。

五、脾动脉旁淋巴结清扫与胃短血管处理

处理胃大弯,到达脾后,需要贴近胃壁处理胃短血管,否则可能损伤脾门血管,造成被动性脾切除。此外,游离过程中应避免暴力牵拉血管及脾脏,防止脾脏撕裂出血。也可经胃小弯把近膈肌胃后壁上提以显露脾门,离断胃短血管。

六、管状胃制作与颈部吻合

(一) 管状胃的制作

管状胃的制作可在全腔镜下进行,也可将胃拉出腹腔外开放下制作管状胃。制作管状胃的方法前面已有论述。要注意的是:①胃及网膜血管弓的保护;②管状胃切缘距胃大弯边缘约 3~5cm 为好,适宜的管状胃可以延长管状胃长度,改善吻合口张力及血供,降低吻合口并发症;③为了降低术后胸胃并发症,建议对管状胃切缘进行加固后浆肌层再连续包埋缝合,即所谓的浆膜化。

由于开放下管状胃制作更为安全可靠,而且节省时间,目前大多采用腹腔外制作管状胃。需要注意的是:不能为盲目追求所谓的"微创",制作胃管也一味采用腹腔镜下操作,必须始终牢记微创手术的要义是"既微创又安全"。

(二) 颈部吻合

颈部吻合分为手工吻合和器械吻合。

手工吻合方法是传统的吻合方法,优点在于:①手工吻合不需要特殊器械,费用明显低于器械吻合;②在有些特殊情况如器械吻合失误或失败、残留食管过短、食管壁过于肥厚等难以用吻合器完成吻合时,手工吻合就显得非常重要。因此,手工吻合是每位胸外科医师必须掌握的基本技能。吻合时要保证食管和胃切缘尤其是切缘黏膜的对合良好、缝合针距和打结张力均匀一致,所以需要术者相当数量病例的经验积累。

吻合器有用于端 - 侧吻合的管状吻合器和用于侧 - 侧吻合的直线切割吻合器,器械吻合的优点在于:①操作简单、方便,减少了术中暴露及污染的机会;②相对于手工吻合更易掌握。但使用吻合器需要术者根据食管的口径选择合适的型号,术

视频14　管状胃制作与颈部手工吻合

中避免夹入邻近组织,把握好吻合器松紧程度,拧得过松易造成吻合口出血,过紧则可致食管胃黏膜肌层断裂,导致吻合口狭窄。为了减少吻合口狭窄,有术者采取全器械或半手工半器械行食管胃侧-侧吻合。特别值得注意的是,使用管形吻合器吻合,管状胃拉到颈部后长度要足够。

七、手术医师、麻醉师与器械护士的团队协作

食管癌微创手术的团队协作尤为重要,对于保障术中的手术安全,减少术后并发症的发生都有重要的意义。

1. 麻醉双腔气管插管的选择　食管癌微创手术通常选择右侧胸腔镜入路。左侧双腔支气管插管(DLT)一方面比右侧DLT容易插入和对位;另一方面,右侧DLT支气管端会影响气管支气管旁淋巴结的清扫。因此食管癌微创手术麻醉时支气管导管应选择左侧DLT。随着麻醉技术和微创手术技术的日益成熟,目前多采用单腔管气管插管加术中人工气胸的方式,以便于显露气管、左右主支气管和解剖清扫左右喉返神经链淋巴结。

2. 术中麻醉的管理　不恰当的单肺通气(one-lung ventilation,OLV)设置可引起术后肺部并发症,其机制可能是低氧血症、氧化应激及牵张性肺损伤等多重打击造成的。近年来,多个指南建议在OLV期间应用6~8ml/kg理想体重的小潮气量,既可以满足OLV时身体的氧供需平衡,又可以避免大潮气量造成的肺损伤。

3. 手术室的配合　手术室应该成立腔镜微创护理小组,专门负责腔镜护士培训与术中配合。由于食管癌微创手术腔镜器械及仪器设备多,要求护士熟练掌握器械的装卸和设备的调节,专人清洗消毒灭菌和术前器械准备。参加手术人员要有无瘤观念,掌握无瘤操作技术。术中器械的摆放和使用应区别肿瘤区和正常组织区,不能混用。术中接触过肿瘤的各种器械或夹过肿瘤附近的血管钳、剪刀等,不可重复使用于正常组织,用后最好放在弯盘内,与未接触肿瘤的器械分开放,也便于术后消毒处理。

第二节　食管癌微创外科关键技术的规范化与质量控制要点

一、食管癌微创外科关键技术的规范化与个体化

食管癌微创外科关键技术要点繁多,任何一环的失误都可能会影响手术安全和术后患者的康复。因此,同食管癌开放手术一样,食管癌微创手术的适应证必须严格把握,技术务求规范化(图22-3)。食管癌微创外科手术的规范化大致可以分为术前评估的规范化、分期治疗的规范化、适宜病例选择和外科手术技术的规范化等几方面。而在规范化的同时也要充分考虑每个病例手术的个体化。规范化是为了确保手术的安全性和根治性,个体化是为了提高每例手术的技术性和艺术性。两者兼顾才能使患者术后近期和远期获益最大化。

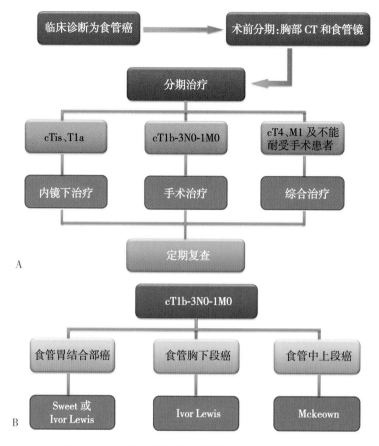

图 22-3 食管癌微创外科关键技术的规范化流程
A.分期治疗;B.外科治疗

　　而规范化和个体化治疗的重要体现是分期治疗。对于 Tis 和部分 T_1(仅侵犯黏膜)的食管癌,内镜下切除可以获得与开胸相似的长期生存率,而手术创伤大幅度减少。但是临床上也遇到这样的问题,切除食管癌病变后术后病理提示肿瘤侵犯黏膜下层,对于此种临床情况,建议进一步行微创胸腔镜下食管切除。对于早期没有淋巴结转移的病变,可直接行食管癌微创手术。对于胸部中上段食管癌,如果术前 CT 检查没有发现上纵隔肿大淋巴结,但是病变切除后需行食管胃颈部吻合的患者,既往行开放三切口或者左颈左胸两切口手术,近年来多以 total MIME 或 hybrid MIME 为主。中国医学科学院肿瘤医院总结了近年来 361 例 total MIME 患者的临床资料,并与同期行左颈左胸二切口手术的 115 例食管癌患者进行对比。经过倾向评分配比(propensity score matching)后发现:total MIME 组患者术中出血量少,而左颈左胸二切口组手术时间短、手术费用少,但是两组之间的术后并发症发生率、住院病死率和 3 年生存率无显著差别。提示对于没有明显上纵隔淋巴结肿大,需要颈部食管胃吻合的中上段食管癌,total MIME 和左颈左胸二切口都是可以选择的手术入路。对于 T_2 以上或有淋巴结转移的病变,处理尚存争议。NCCN 推荐对于临床 T_2 以上的食管癌进行术前放化疗的新辅助治疗。但是根据 Zahoor 等和我国学者的经验：对于食管癌术后淋巴结转移的患者，术后辅助治疗和术前新辅助治疗两种治疗方式食管癌的生存率相近。直接手术好处在于可以更好地进行病理分期，而新辅助治疗后有报道提示增加了食管癌围术期的并发症发生率和病死率。因此，对于分期为 $cT_{1-3}N_{0-1}M_0$ 可切除的食管癌，可以参照中国抗癌协会食管癌专业委员会制定的《食管癌规范化诊治指南》(第 2 版)，建议患者直接手术，根据术后病理情况补充放疗或化疗。如果肿瘤巨大可以考虑新辅助治疗后再行手术。针对 NCCN 关于新辅助治疗的建议，鼓励在有条件的医疗中心积极开展术前新辅助治疗的临床试验，以总结出适合国人的食管癌综合治疗方案。

二、食管癌微创外科关键技术的质量控制要点

食管癌微创外科关键技术的质量控制要点涵盖了术前、术中和术后几个方面。

1. 术前分期　目前临床上手术前主要根据 CT 和内镜检查进行术前分期，这是术前可切除性评估最重要的内容。NCCN 食管癌诊治指南推荐 PET 检查，在经济条件和医疗条件允许的情况下，可以作为一种选择，但是目前尚不推荐作为常规检查。

2. 手术方案的合理选择　参考规范化流程以充分体现分期治疗的原则。

手术方案必须要根据病变部位、分期和手术者的手术娴熟程度来决定。而对各种入路和手术方式优劣的充分认知则是选择手术方案的基础。对于食管胃连接部癌，行左开胸一切口病变切除食管胃弓下吻合即可。而对于胸中上段食管癌，微创 Ivor Lewis 或 McKeown 方式要优于开放 Ivor Lewis 或 McKeown 方式。对于食管胸下段癌，中国医学科学院肿瘤医院回顾性总结了 2009~2015 年的资料发现：采用左胸一切口(Sweet 入路)术式，其近期效果和 3 年生存率与开放或微创 Ivor Lewis 入路相似，但总费用显著降低。因此，对于食管胸下段癌右上纵隔术前评估没有淋巴结转移的病例，左胸一切口手术仍有保留价值而且性价比较好。

近年来，有颈部入路应用纵隔镜或胸腔镜加腹腔镜切除早期食管癌的报道。先用纵隔镜或胸腔镜分离颈段和胸段食管，同时清扫颈部和纵隔淋巴结，然后应用腹腔镜游离胃，最后在颈部行食管胃吻合。该术式与古老的经裂孔术式原理相近，对于淋巴结清扫的彻底性和手术安全性仍是值得进一步研究的问题。

国内外多家医学中心近年相继报道了食管癌达芬奇机器人手术安全可行。但其最主要的技术缺陷是无触觉反馈，缺乏力反馈，外科医师只能利用视觉线索(如组织的变形和发白等)以决定器械的力量。另外，该手术系统装备昂贵，维护费用高，器械的消毒、定位、装配套管等较为费时。因此，目前其技术优势尚不明显，而新一代单孔智能机器人系统有望克服以上不足，值得期待。

3. 中转开胸的比例　目前报道中转开胸的比例为 4.5% 左右。如果中转开胸的比例过高，提示尚处于学习曲线的初期，微创手术技术亟待提高。

4. 术中淋巴结清扫个数和站数　尽管近年来小样本的研究发现淋巴结清扫个数不能转化为生存方面的益处，但是大样本(n=4627)资料的研究发现：对于

pT_1、pT_2 和 pT_3 病变,术中清扫的淋巴结个数至少为 10 个、20 个和 30 个。清扫淋巴结还可以准确进行分期、判断预后,决定后续综合治疗方式。

5. 术后并发症发生率　尤其应关注肺部并发症、吻合口相关并发症及术后病死率等。并发症发生率和病死率体现了适应证把握、术前准备、手术技术及术后管理和食管癌围术期护理等多方面的科室综合实力与水平。

第三节　食管癌微创外科关键技术的规范化培训与应用推广

一、食管癌微创外科关键技术的规范化培训要求

实施食管癌微创外科手术应遵循循序渐进的原则。首先是病例的选择方面。在刚接触胸腔镜的初期,由于经验不足,技术不成熟,宜选择偏早期病例为妥($T_{1b\sim2}N_0M_0$)或病变长度较短的 T_3N_0 病例较合适。当积累一定程度的胸腔镜操作经验和掌握一定的胸腔镜操作技术后可以逐步放宽手术指征和扩大病例选择范围($T_{1b\sim3}N_{0\sim1}M_0$)。其次是手术技术方面。在开始可以采用胸腔镜游离食管合并开腹手术,即杂交微创食管癌切除术。待胸腔镜技术熟练后,再行胸腹腔镜食管癌切除术,即过渡到全腔镜食管癌切除术阶段。

关于食管癌微创手术的学习曲线,多数报道高年资胸外科医生至少 15 例以上才能基本掌握,需 30~40 例才能熟练掌握,无论胸腔镜还是腹腔镜均是如此。但是,这些都要建立在常规开放食管癌切除技术业已熟练的基础上。因此,对于专业的食管癌外科医师的培训,首先需要至少 30~40 例开放食管癌切除的经验,然后需要 30~40 例胸腹腔镜食管癌切除的训练才能达到合格的程度。而对于年食管癌手术量 500 台以上大的医学中心的高年资胸外科专业医师而言,掌握该手术技术的时间可能显著缩短。医科院肿瘤医院关于全腔镜三切口食管癌切除术(total MIME)的研究显示:在手术量大的食管癌中心,经过 12 例即可掌握 total MIME 这项技术。因此,地市级医院选派骨干医生到食管癌微创技术实力强的医学中心进修培训不失为明智的选择。

二、食管癌微创外科关键技术的分级准入与应用推广

食管癌微创外科关键技术的分级准入应与开放食管癌手术一样严格。开放食管癌切除属于 3~4 级手术,如食管癌切除食管胃弓下吻合术为 3 级手术,而食管癌切除食管胃弓上吻合或颈部吻合属 4 级手术。对于高年主治医师,在担任一定数量的一助后,可以在上级医师带领下逐步开展食管癌切除食管胃弓下吻合术,一般需要 15 例左右能完全掌握。进入副主任医师阶段,可以进行食管癌开放切除弓上吻合的手术,和食管癌开放切除颈部吻合的手术,每种手术的数量均应在 15 例以上。对于食管癌微创手术也应遵循相同的规律和要求。对于手术量(high volume)大的医院,高年主治医师可能已经开始了微创食管癌切除的实践,但是一定需要更

高年资的医师严格把关。

食管癌开放和微创手术目前仍是普胸外科最复杂的高风险手术之一,术后并发症发生率和病死率仍较高。微创食管癌切除术已经被大量研究证明有改善近期效果、降低围术期并发症尤其是肺部并发症发生率的趋势。因此,推广食管癌微创外科技术,有助于降低术后并发症的发生率、减少住院时间、提高床位周转率、减少住院费用,最终造福食管癌患者。但在食管癌微创技术的推广普及过程中,一定要加强关键技术环节的规范化培训,严把手术分级准入和质量控制关,强调微创手术规范化与个体化的有机统一。

中国食管癌微创外科技术和综合治疗的发展在精准医学时代背景下面临着新的历史机遇和挑战,应进一步加强全国食管癌组织标本库、病例数据库建设与资源共享,针对食管癌微创外科和综合治疗的难点和热点问题,积极开展普胸外科医生主导的多中心临床前瞻性随机对照研究,以期在国际上赢得一个食管癌大国应有的更高的学术地位和更多的话语权。

(赫 捷 牟巨伟)

参 考 文 献

1. Mu J, Yuan Z, Zhang B, et al. Comparative study of minimally invasive versus open esophagectomy for esophageal cancer in a single cancer center. Chin Med J (Engl), 2014, 127 (4):747-752.

2. 律方,谭锋维,高树庚,等. 胸腹腔镜联合微创手术在新辅助治疗食管癌中的应用分析. 癌症进展, 2014, 12 (3):301-304.

3. Healy LA, Ryan AM, Gopinath B, et al. Impact of obesity on outcomes in the management of localized adenocarcinoma of the esophagus and esophagogastric junction. J Thorac Cardiovasc Surg, 2007, 134 (5):1284-1291.

4. Kilic A, Schuchert M J, Pennathur A, et al. Impact of obesity on perioperative outcomes of minimally invasive esophagectomy. Ann Thorac Surg, 2009, 87 (2):412-415.

5. 谭黎杰,王群,冯明祥,等. 一种新的食管切除法——俯卧位胸腔镜食管切除术(附8例报告). 中国临床医学, 2009, 5:720-721.

6. Guo W, Ma L, Zhang Y, et al. Totally minimally invasive Ivor-Lewis esophagectomy with single-utility incision video-assisted thoracoscopic surgery for treatment of mid-lower esophageal cancer. Dis Esophagus, 2016, 29 (2):139-145

7. 毛友生,赫捷,董静思,等. 胸段食管癌左右胸入路清扫淋巴结的结果比较. 中华肿瘤杂志, 2012, 34 (4):296-300.

8. Cuesta MA, Scheepers JJG, Oosterhuis W, et al. Thoracoscopic esophageal resection for cancer in prone decubitus position:operative technique//Puntambekar S, Cuesta MA. Atlas of minimally invasive surgery in esophageal carcinoma. New York:Springer, 2010:149-169.

9. Shen Y, Zhong M, Wu W, et al. The impact of tidal volume on pulmonary complications following minimally invasive esophagectomy:a randomized and controlled study. J Thorac Cardiovasc Surg, 2013, 146 (5):1267-1274.

10. 吴思燕, 常后婵, 戴红霞, 等. 侧俯卧位三孔法胸腔镜下微创食管癌切除术的护理配合. 护士进修杂志, 2012, 27 (19): 1799-1780.

11. 黄旭华, 杨佩丽. 胸、腹腔镜联合食管癌手术的术中配合. 中国微创外科杂志, 2013, 13 (8): 766-767.

12. Ajani JA, D'Amico TA, Almhanna K, et al. Esophageal and esophagogastric junction cancers. JNCCN, 2015, 13 (2): 194-227.

13. Zahoor H, Luketich JD, Levy RM, et al. A propensity-matched analysis comparing survival after primary minimally invasive esophagectomy followed by adjuvant therapy to neoadjuvant therapy for esophagogastric adenocarcinoma. J Thorac Cardiovasc Surg, 2015, 149 (2): 538-547.

14. 赫捷. 食管癌规范化诊治指南. 第 2 版. 北京: 中国协和医科大学出版社, 2013.

15. Van Vliet EP, Heijenbrok-Kal MH, Hunink MG, et al. Staging investigations for oesophageal cancer: a meta-analysis. Br J Cancer, 2008, 98 (3): 547-557.

16. Choi J, Kim SG, Kim JS, et al. Comparison of endoscopic ultrasonography (EUS), positron emission tomography (PET), and computed tomography (CT) in the preoperative locoregional staging of resectable esophageal cancer. Surg Endosc, 2010, 24 (6): 1380-1386.

17. Luketich JD, Pennathur A, Franchetti Y, et al. Minimally invasive esophagectomy: results of a prospective phase II multicenter trial-the eastern cooperative oncology group (E2202) study. Ann Surg, 2015, 261 (4): 702-707.

18. Van der Schaaf M, Johar A, Wijnhoven B, et al. Extent of lymph node removal during esophageal cancer surgery and survival. J Natl Cancer Inst, 2015, 107 (5): djv043 doi: 10.1093/jnci/djv043.

19. Rizk NP, Ishwaran H, Rice TW, et al. Optimum lymphadenectomy for esophageal cancer. Ann Surg, 2010, 251 (1): 46-50.

20. 谢绚, 傅剑华, 王军业, 等. 腔镜微创食管癌切除术的学习过程分析. 中华微创外科杂志, 2012, 15 (9): 918-921.

21. Tapias LF, Morse CR. Minimally invasive ivor lewis esophagectomy: description of a learning curve. J Am Coll Surg, 2014, 218 (6): 1130-1140.

22. Mu JW, Chen GY, Sun KL, et al. Application of video-assisted thoracic surgery in the standard operation for thoracic tumors. Cancer Biol Med, 2013, 10 (1): 28-35.

23. 赵怀峰, 梁立强. 制订手术准入标准, 实行手术分级管理. 中国医院, 2003, 7 (2): 36-41.

24. Birkmeyer JD, Siewers AE, Finlayson EVA, et al. Hospital volume and surgical mortality in the United States. N Engl J Med, 2002, 346 (15): 1128-1137.

25. Wang H, Shen Y, Feng M, et al. Outcomes, quality of life, and survival after esophagectomy for squamous cell carcinoma: A propensity score-matched comparison of operative approaches. J Thorac Cardiovasc Surg, 2015, 149 (4): 1006-1015.e4.

26. Mu JW, Gao SG, Xue Q, et al. Updated experiences with minimally invasive McKeown esophagectomy for esophageal cancer. World J Gastroenterol, 2015, 21 (45): 12873.

27. Mu J, Gao S, Mao Y, et al. Open three-stage transthoracic oesophagectomy versus minimally invasive thoraco-laparoscopic oesophagectomy for oesophageal cancer: protocol for a multicentre prospective, open and parallel, randomised controlled trial. BMJ open, 2015, 5 (11): e008328.

28. Wang QY, Li JP, Zhang L, et al. Mediastinoscopic esophagectomy for patients with early esophageal cancer. J Thorac Dis, 2015, 7 (7): 1235.

29. Puntambekar S, Kenawadekar R, Kumar S, et al. Robotic transthoracic esophagectomy. BMC surgery, 2015, 15 (1):1.

30. NCCN Clinical Practice Guidelines in Oncology Esophageal and Esophagogastric Junction Cancers. 2016 V2

31. 中华人民共和国国家卫生和计划生育委员会 2013-06-05. 医疗机构手术分级管理办法(试行). http://www.nhfpc.gov.cn/zwgkzt/glgf/201306/def185b8d52e48918cf7e12e43e956d6.shtml.

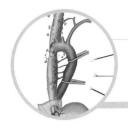

索　引